アディクション看護学

編著 松下年子・日下修一

メヂカルフレンド社

■編集

| 松下　年子 | 横浜市立大学大学院医学研究科 |
| 日下　修一 | 聖徳大学看護学部 |

■執筆者（執筆順）

松下　年子	横浜市立大学大学院医学研究科
深間内文彦	榎本クリニック
荻野　　雅	武蔵野大学看護学部
森　　千鶴	筑波大学大学院人間総合科学研究科
日下　修一	聖徳大学看護学部
大澤　　栄	東京家政大学看護学部
辻脇　邦彦	東都医療大学ヒューマンケア学部
刀根　洋子	和洋女子大学看護学部
米山奈奈子	秋田大学大学院医学系研究科
森　真喜子	国立看護大学校看護学部
小林　美子	東都医療大学幕張ヒューマンケア学部
加藤　眞三	慶應義塾大学看護医療学部
石野　徳子	健康科学大学看護学部
鈴木　良平	成増厚生病院付属東京アルコール医療総合センター
安田美弥子	前東邦大学大学院医学研究科
関　さと子	さいたま赤十字病院看護部
寶田　　穂	武庫川女子大学看護学部
近藤　千春	藤田医科大学保健衛生学部
日下　和代	共立女子大学看護学部
河口　朝子	長崎県立大学看護栄養学部
村松　　仁	群馬パース大学保健科学部
堀　みゆき	前帝京平成大学ヒューマンケア学部
髙田　昌代	神戸市看護大学
友田　尋子	甲南女子大学看護リハビリテーション学部
堤　千鶴子	目白大学看護学部
田中　留伊	東京医療保健大学東が丘看護学部
天賀谷　隆	獨協医科大学看護学部
吉岡　　隆	こころの相談室「リカバリー」
五十嵐愛子	文京学院大学保健医療技術学部
岡本　隆寛	順天堂大学医療看護学部

序

　近年増加傾向にあるアディクション問題を背景に，今回，看護基礎教育におけるアディクション看護学導入の意図をもって，アディクション看護の教科書づくりに取り組んだ．とどまることのないアディクションの蔓延に対して，看護として今，何ができるのかを提言する意味もあった．これまでも依存症やアディクション，またアディクション看護に関する書籍はあったが，本書の特徴は，医療人や看護職を目指す学生に，アディクションの本質と実態，そしてそれに対する支援や看護のあり方の基本を学んでもらえるよう配慮した点である．とはいえ，現役の援助職者や看護職者が参照するにも十分たえうる内容となっている．

　アディクション看護が，看護という「他者との関係性やかかわりを通じての営み」，また「他者を支援するということ」の本質を象徴していること，アディクションからの回復をどのように定義するかが，人の健康をどのようにとらえ，ひいては人のQOL（生活の質）や幸福，生き方，存在のあり方をいかにとらえて人が人を支援するのか，という課題にもつながっていることを述べた．また，アディクションという社会が生み出した病理に対して，依存症者やその関係者のみならず，社会や国民も一緒になってその責任を担い，取り組んでいく必要性についてもふれた．アディクションが社会や医療，看護に投じた課題，あるいは示唆することをどのように解釈し，吟味し，様々な立場にある人がいかにそれらを自分の問題としてとらえ，対処，連携するかが問われていると考える．

　病や障害の有無，生き方の得手不得手にかかわらず，おおよその人は自ら成長し，回復する力を有している．その力の発露を妨げないこと，発露を待ち，自らの成長と回復を守りぬく物理的・人的環境を整えること，さらに，その人の回復過程に添うこと，この3点が，看護にとって最も優先すべき事項であり，基盤であろう．アディクションがこれまでの疾患モデルにはあてはまらない，やっかいな（対処困難な）病だからこそ，医療者をはじめとする援助職者の力量が試されているといえる．看護も同様である．看護職者の意のままにならないからこそ，看護職者は看護の本質に立ち返り，看護ができることとできないこと，看護が果たすべきこととそうでないことを見極めざるを得ない．つまり，いやがおうでも上述した3つの看護のあり方，看護の基本に戻ることが強いられる．対象の力を信じて，看ながらも待つこと，環境を整えること，添うこと，これらは対象の自立を促すための配慮であり，ケアである．具体が見えづらいゆえになおさら，看護職者の力量が問われるのである．

　以上，読者の皆様には，アディクション看護を学ぶことを通じて，看護そのものの本質についても再考いただければ幸いである．また，アディクション（看護）を他者の問題としてとらえるのみならず，自らの問題や課題として引き寄せ，振り返ってい

ただきたい．それが，アディクション看護のさらなる発展につながるものと信じている．なお，アディクション看護学が掲げている看護のエッセンスは，他の看護学領域にも応用することが可能である．精神看護学のみならず基礎看護学，成人看護学，母性看護学，小児看護学，老年看護学，在宅看護学，地域看護学，さらに家族看護学，災害看護学，救急看護学など，いかなる看護の立場からも看護の対象が人であるかぎり，アディクション看護が強調する依存と自立の解釈，対象との関係性や距離のとり方，システム論的理解とそれに基づいたアプローチ法などを，有効活用できるはずである．このような看護の専門性に資する知恵を網羅的に記した本書が，看護学生のみならず多くの方に読んでいただけることを願っている．

　最後に，本書の企画から発刊まで，メヂカルフレンド社の佐々木満氏には多大な尽力をいただいた．ここに厚く御礼申し上げる．

2011年8月
松下年子，日下修一

目 次

第Ⅰ章　アディクションとは　　1

1　アディクションと依存症（松下年子） …………………………………… 2
　　1. アディクションの定義　2
　　2. 依存症とは　2
　　3. 依存症と社会　8
　　4. 依存症と医学モデル　14
　　5. 社会病理としての依存症　20
　　6. 依存症者，家族にとっての依存症の意味　21

2　依存症に関連した諸理論（松下年子） ………………………………… 25
　　1. 正の強化と負の強化　26
　　2. 認知的不協和理論　27
　　3. システムズアプローチ理論　28
　　4. 世代間連鎖　29
　　5. 認知のゆがみ（認知行動療法）　30
　　6. 内発的・外発的動機づけ理論　31
　　7. ハームリダクション　32
　　8. 健康生成論　32
　　9. エンパワメント理論　33

3　依存症からの回復とその意味（松下年子） …………………………… 35
　　1. 回復の定義　35
　　2. 障害と依存症　39
　　3. 慢性疾患としての依存症　40
　　4. 依存症の病みの軌跡　41
　　5. 依存症のライフコース研究　44
　　6. 依存症からの回復モデル　46
　　7. 回復による変化とケア　47
　　8. 先行研究が示す依存症からの回復　54
　　9. 回復とQOL　56
　　10. 回復の妨げ　57

4　セルフヘルプグループの役割（松下年子） …………………………… 61
　　1. セルフヘルプグループとは　61

2. 日本のセルフヘルプグループ（患者会）の歴史と類型　62
　3. AAと断酒会　64
　4. セルフヘルプグループと専門職者の関係　65
　5. 依存症の中間施設およびセルフヘルプグループの課題　66

第Ⅱ章　アディクション看護とは　71

1　アディクションと看護（松下年子）……………………………………… **72**
　1. アディクション看護の本質　72
　2. 共依存と看護　73
　3. 依存症とチームアプローチ　75
　4. 看護職者にとってのアディクション看護の意義　75
　5. 看護職者だからできること　76
　6. アディクション看護の可能性：海外文献より　77
　7. セルフヘルプグループとの協働のあり方：看護の限界　78

2　アディクション看護学教育の意味（松下年子）………………………… **82**
　1. 看護学生がアディクション看護を学ぶ意義　82
　2. アディクション看護の課題　89
　3. アディクション看護の専門性の発展　90

第Ⅲ章　看護組織とアディクション　95

1　看護管理におけるアディクション問題（日下修一）…………………… **96**
　1. 看護組織とは　96
　2. 人的資源の管理　98
　3. 病院文化，病棟文化　99
　4. 看護管理とアディクション問題　99

**2　アディクション問題を抱えた患者・家族，看護職者への
　　看護管理者のかかわり方**（日下修一）……………………………………… **104**
　1. アディクション問題を抱えた人へのかかわり方　104
　2. アディクション問題を抱えた看護職者へのかかわり方　105

3 院内暴力問題に対する看護管理者の対応（日下修一）･････････ **111**
    1．院内暴力とは　111
    2．暴力とアディクション　112
    3．パワーハラスメントとアディクション　113
    4．患者が暴力を振るった場合の対処　114

第Ⅳ章　母性・ジェンダーとアディクション　119

1 母性とは何か（刀根洋子）･････････････････････････････････ **120**
    1．母性とは　120
    2．母性イメージ　123
    3．ジェンダーとしての母性という視点　123
    4．看護ケアにおける母性　125

2 ジェンダーとアディクション（刀根洋子）･････････････････････ **128**
    1．女性の生涯発達とアディクション問題　128
    2．医学モデルや看護モデルではないアディクションアプローチ　129
    3．アディクション問題を抱えた学生の実習体験：ケアすることの意味　133

第Ⅴ章　暴力とアディクション　135

1 暴力の構造（米山奈奈子）････････････････････････････････ **136**
    1．暴力の類型　138
    2．権力（パワー）と支配（コントロール）　142
    3．自立と依存　143
    4．生き延びる手段としてのアディクション　144

2 ドメスティックバイオレンス（DV）と虐待，暴力（米山奈奈子）･････ **146**
    1．ドメスティックバイオレンス（DV）とデーティングバイオレンス（デートDV）　146
    2．児童虐待　149
    3．インターネットといじめ　150
    4．高齢者虐待　151
    5．医療現場での暴力　152
    6．災害時の暴力とアディクション　155

目次

第VI章 地域におけるアディクション看護　161

1　在宅看護とアディクション問題（日下修一）……………………………… 162
  1. 在宅看護・介護におけるアルコール依存症者　162
  2. 在宅での高齢者虐待　164
  3. 共依存家族に対する在宅看護　166
  4. 在宅看護に求められるアディクションへの取り組み　167

2　学校保健活動とアディクション看護（日下修一）…………………………… 168
  1. 養護教諭とは　168
  2. 養護教諭とアディクション　169
  3. アディクションと養護教諭活動　173

3　司法とアディクション問題（日下修一）……………………………………… 176
  1. 司法とアディクション　176
  2. 医療観察法とは　176
  3. アディクション看護と医療観察法病棟　179
  4. 司法看護とアディクション看護　180
  5. ドメスティックバイオレンス(DV)，児童虐待と司法　180

第VII章 アディクション看護の実際　183

1　アルコール依存症 ……………………………………………………………… 184
  ①病態や身体合併症を中心に（加藤眞三）　184
  1. 飲酒後のアルコールの体内動態　184
  2. アルコールによる急性障害　185
  3. 慢性アルコール中毒の身体症状と治療　187
  ②内科病棟と精神科病棟での看護（石野徳子）　192
  1. 内科病棟でのアルコール依存症者の看護　192
  2. 精神科病棟でのアルコール依存症者の看護　193
  ③アルコール依存症専門病棟での看護（鈴木良平）　198
  1. 入院時の治療契約　198
  2. アルコール依存症社会復帰プログラム　199
  3. アルコール離脱症状の評価と管理　201

4．せん妄症状出現時の評価　　204
　　5．隔離時の看護　　204
　　6．離脱時における家族対応のポイント　　206
　　7．事例紹介　　207
　④救急センターでの看護（安田美弥子，関さと子）　211
　　1．事例の紹介　　211
　　2．救急センターでのアルコール依存症の看護　　212

2　薬物依存症 ……………………………………………………………… **215**
　①薬物依存症とその看護（寳田 穂）　215
　　1．薬物乱用と薬物依存症　　216
　　2．薬物依存症と治療　　219
　　3．薬物依存症者への看護　　223
　②ダルクと看護の連携（近藤千春）　225
　　1．ダルクとは　　225
　　2．ダルクの活動の特徴　　227
　　3．新たな援助モデルとしてのダルク　　228
　　4．ダルクと医療との連携に必要な視点　　229
　　5．薬物依存者への援助で看護職者に求められる視点　　232

3　ニコチン依存症（日下和代）……………………………………………… **233**
　　1．ニコチン依存症とは　　233
　　2．ニコチン依存症の問題点　　233
　　3．禁煙指導法　　234
　　4．ストレスと喫煙の関係　　236
　　5．妊産婦のニコチン依存　　236

4　摂食障害（村松 仁）……………………………………………………… **240**
　　1．摂食障害とは　　240
　　2．摂食障害を抱えた人の心理と家族・環境背景　　243
　　3．治療過程における家族力動と看護　　244
　　4．パーソナリティ障害や感情障害を併せもつ摂食障害を抱えた人の看護　　248

5　ドメスティックバイオレンス（DV）（髙田昌代）…………………… **252**
　　1．ドメスティックバイオレンス（DV）が顕在化してきた背景　　252
　　2．社会病理学的観点　　253

3. 精神医学的観点　253
   4. DVに対する看護職者のかかわり　258

6　児童虐待（友田尋子）　**265**
   1. 児童虐待と病理　265
   2. 児童虐待の早期発見・介入・看護　270
   3. 児童相談所などの専門諸機関との連携　274
   4. 児童虐待防止に向けて　275

7　高齢者虐待（堤　千鶴子）　**279**
   1. 高齢者虐待の背景　279
   2. 高齢者虐待とは　280
   3. 在宅での高齢者虐待　282
   4. 施設内での高齢者虐待　285

8　性依存症（吉岡　隆）　**294**
   1. 性依存症とは　294
   2. 治療プログラム　297
   3. 依存症からの回復とは　301

9　ギャンブル依存症（五十嵐愛子）　**303**
   1. ギャンブル依存症とは　304
   2. 日本および諸外国のギャンブルの状況　305
   3. ギャンブル依存症の治療と経過，看護　306
   4. 援助職者の姿勢　309
   5. ギャンブル依存症とモグラたたき現象　310
   6. 早期介入方法と回復支援　310

10　自傷行為（岡本隆寛）　**313**
   1. 自傷行為とは　313
   2. 自傷行為と自殺未遂　315
   3. 自傷行為に関連した精神疾患　316
   4. 自傷行為を引き起こす要因　318
   5. 自傷行為への看護　321

Column

- 脳科学からみたアディクション（深間内文彦）……………………… 68
- アディクション看護と倫理的態度（荻野 雅）……………………… 80
- 精神看護学におけるアディクション看護の位置づけ（森 千鶴）……… 92
- 動機づけ面接とアディクション看護（大澤 栄）…………………… 102
- アディクションと診療報酬（辻脇邦彦）…………………………… 116
- アディクションとパーソナリティ障害（森 真喜子）……………… 158
- インターネット社会とアディクション（小林美子）……………… 174
- 認知症患者のニコチン依存（河口朝子）…………………………… 238
- 水中毒とアディクション（堀 みゆき）……………………………… 250
- 薬物犯罪と看護（田中留伊）………………………………………… 290
- アディクションとスティグマ（天賀谷 隆）………………………… 292

索　引 ………………………………………………………………… 327

第I章

アディクションとは

1 アディクションと依存症

1. アディクションの定義

　アディクション（addiction）とは，日本語で嗜癖のことをいい，その意味は「あるものを特に好き好む癖」「ある特定の物質・行動・人間関係を特に好む性向」である．嗜好との違いは，好きの程度の相違というよりもむしろ好んだ結果の是非であり，嗜癖の場合は嗜好と異なり，自他にとって望ましくない事態を招く場合をいう．なお，医学モデルでは嗜癖を「依存症」という言葉を用いて説明し，「疾患」の枠組みをもってそれぞれの嗜癖を定義している．本節では，医学モデルに基づき，「依存症」という用語をもってアディクションの概要とその本質を説明する．

2. 依存症とは

　依存症とは「喪失の病」であり，「家族の病」であり，「生き方の病」である．「喪失の病」にはまず，依存症は自己制御を失った「コントロール不全の病」であるという意味がある．次に，依存症になることで本人は徐々に心身を蝕まれ，職場の人や友人，家族との信頼関係を失い，仕事を失い，家庭を失い，夢を失い，最後には命を失うという意味がある．

　また「家族の病」とは，本人の問題行動に家族が振り回されるという意味と，そもそも家族自体が病んでおり，その結果として本人が問題行動を呈しているという意味がある．後者の場合，その家族とは本人も含んだところの家族であるが，大切なのは，家族のうちのだれかが悪者に特定されるわけではないということである．家族というシステムそのものが機能不全に陥っているという解釈である（そのような家族を「機能不全家族」ともいう）．

　最後に「生き方の病」とは，たとえばアルコール依存症であれば，アルコールへの

1 アディクションと依存症

のめり込みさえなければすべての問題が解決するというのではなく，その人が生き方の問題や生きづらさをもっているからこそ，アルコールに依存するという意味である．根っこにあるのは，依存という形で顕在化する心性，つまり依存性そのものである．そして「家族の病」と「生き方の病」の両者を包含した視点からは，依存症は「関係性の病」ということもできる．

1) 依存症の発生機序とその結果

依存症の発生機序は，もともと「快」の体験（正の強化）が最初にあり，その結果，快をもたらす物質摂取や行為が繰り返されるようになり，次第にその摂取量や行動頻度が高じていくというものである．同等量の快体験を得るためにより多くの刺激を求めるようになり（耐性ができ），ますます依存対象にはまることになり，そのうちに物質摂取や行為を自分でコントロールできなくなる（コントロールの喪失）．最後には，快どころかむしろ不快な体験であるにもかかわらず，物質摂取や行為をしないではいられない状況に至る．その理由は，摂取しないことにより，または行動しないことにより，さらに苦しい状態に陥るからである（離脱症状の出現）．そのために，どうにかしてその物質を摂取しようと，その行為をとろうと血眼にならざるをえない（渇望）．

したがって，依存症とは「快体験が動機づけとなって誘発された行動を繰り返すうちに，不適切な事態を招くようになり，それにもかかわらずそれをコントロールないし中止できなくなった状態」と定義することができる．その機序の中核的要素が，耐性と離脱症状（それゆえの渇望）である．客観的には，繰り返される行動（依存対象へののめり込み）と，その結果としての望ましからぬ事態の2つが現象として認められる．世界保健機関（WHO）がICD-10（国際疾病分類第10版）で定義した「依存症候群」[1]の詳細を表Ⅰ-1に示す．ここでは，物質摂取ないし物質使用への依存を想定している．

表Ⅰ-1　依存症候群の診断ガイドライン（ICD-10）

依存の確定診断は，通常過去1年間のある期間，次の項目の3つ以上がともに存在した場合にのみくだすべきである

a. 物質を摂取したいという強い欲望あるいは強迫感
b. 物質使用の開始，終了，あるいは使用量に関して，その物質摂取行動を統制することが困難
c. 物質使用を中止もしくは減量したときの生理学的離脱状態
d. はじめはより少量で得られたその精神作用物質の効果を得るために，使用量を増やさなければならないような耐性の証拠
e. 精神作用物質使用のために，それに代わる楽しみや興味を次第に無視するようになり，その物質を摂取せざるをえない時間や，その効果からの回復に要する時間が延長する
f. 明らかに有害な結果が起きているにもかかわらず，依然として物質を使用する

(World Health Organization(1992). The ICD-10 Classification of Mental and Behavioural Disorders : Clinical descriptions and diagnostic guidelines. ／融 道男・中根允文・小見山 実・他監訳(2005). ICD-10精神および行動の障害－臨床記述と診断ガイドライン，新訂版．医学書院．p.87. より引用)

2) 異常行動としての依存症

アルコール依存症や薬物依存症を代表とする依存症候群であるが，アルコールという物質に依存するということは，実は飲酒という行為への依存であり，薬物という物質への依存は，薬物を使用することへの依存である．同様に，ニコチンへの依存は喫煙行為への依存である．つまり，すべての物質依存は，物質摂取という行為への依存として解釈することができる．実際，周囲の者が依存症者の病理をうかがい知るのは，探索行動に代表されるような本人の尋常ならぬ振る舞い，強迫的行動や非合理的行動を通じてである．

以上の概念枠組みをもつことで，依存症は行動の異常であり，援助職者からすればその行動を消滅させるか，行動頻度の軽減を目指せばよいという発想になる．しかし一方で，依存症の本質の部分は，依存症者の心理や精神，時に無意識の世界に根を張っている．客観的にとらえられるもの，目に見えるのは異常行動であっても，その本質は他者や対象との関係性の支障，時に自己との関係性の支障であり，そこには生きるうえでの根源的な問題が存在する．したがって，依存症者やその家族にとって，異常行動が消滅することで問題のすべてが解決するわけではない．

3) 依存症の種類

依存症は，依存対象の種類によって大きく①物質依存，②行為依存，③対人関係依存に分けられる．ただし，前述したように，すべての依存は行動に還元されることから，少なくとも，物質依存と行為依存は同じものをどちらの側面からみるかというだけの違いといえる．たとえば，摂食障害の過食は，食べ物を摂取することへのとらわれとみれば物質依存であるが，過食や食行動への依存ととらえれば行為依存である．物質依存は必ずそれを摂取する行動を伴うので，すべて行為依存への読み替えが可能である．一方，対人関係依存は他の依存と同様に，本人の「言動」を通じて理解されるものの，物質依存や行為依存のように単一の行動に限定されるわけではない．

(1) 物質依存

物質依存にはアルコール依存症やニコチン依存症，薬物依存症があり，薬物依存症には違法薬物への依存と，処方薬や市販薬への依存がある．特に処方薬依存では，常用量依存といい，使用する薬物量が増えていくわけではないが，薬物の減量や中止によって離脱症状が出現するタイプがある．依存性のある向精神薬などが漫然と処方された結果生じることが多いため，つまり本人の精神的依存に依拠したものではないため，医原病といえる．

a．アルコール依存症

基本的に「適量（節度ある適度な飲酒）」という基準が設けられており，おおよそ1日平均純アルコールで20g，1単位ほどの酒がその目安となっている（ビール中びん1本，日本酒1合，焼酎0.4合がそれぞれ1単位に相当）[2]．かつ一般的には，週1～2日の休肝日を設けることが推奨されている．適量を定め，適量・適度の飲酒をよ

しとする社会は，適量を飲む人にとっては何の支障もない社会である．しかし，アルコール依存症者にとっては，冠婚葬祭や季節行事をはじめ，ありとあらゆる場面で，酒を媒体とした交流が慣習化されている社会は脅威の社会である．断酒を回復の必須要件とするアルコール依存症者に，誘惑の手が次から次へと差し伸べられてくる世界である．一口の飲酒で終えられれば，またはその場限りの飲酒で終えられればよいが，それができない．そもそも，それができるくらいであればアルコール依存症とはいわない．飲酒行動をコントロールできないから依存症なのである．したがって，物質依存症からの回復には，物質を「適度に摂取する」のではなく，「摂取しない」ことが大前提となる．

b. ニコチン依存症

日本でも近年は禁煙運動が徹底し，愛煙家はますます肩身の狭い思いをする時代となった．ニコチン依存症が正規に治療対象となったことを示す禁煙補助剤（ニコチンパッチ）などの診療報酬点数化をはじめ，ニコチン依存症の治療や禁煙しようとする人への支援は手厚いものとなっている．しかし，いくら喫煙の害を知らされても，どれだけたばこの価格が値上がりしても，禁煙できない人がいるのも事実である．血中に一定濃度のニコチンがないと睡眠リズムの失調，集中力の欠如，いらいら感や不穏感，疲労感，頭痛，耳鳴り，めまい，しびれなどの離脱症状が出ることもある．同じ物質依存ではあっても，アルコールや薬物依存症ほどに個人の社会生活や命を破綻させるものではない．しかし，ニコチンの発がん作用や呼吸器や消化器疾患に及ぼす影響を考えると，摂取し続けることで身体を蝕んでいくという点では同じである．

c. 薬物依存症

違法薬物か合法薬物かで社会的対応は異なるものの，その本質は共通している．たまたま対象となった薬物が違法，または合法であっただけであり，薬物に対する依存性，つまり心性そのものは変わらないという見方である．しかし一方で，前者は犯罪であることから，「犯罪者になってまで薬物に手を出す」心性を考えると，より重症であるというとらえ方ができなくもない．

薬物依存症で留意したい点は，その発症において環境要因の影響が大きいことである．薬物が周囲にあるか否か，手の届くところにあるか否かによって，実際の「使用」に至るか否かが異なってくる．そのような意味では，医療職者の薬物依存症は職業病の1つといえるかもしれない．もともと依存傾向がある人にとって，職場に，目の前に薬物があるという状況は，それ自体が強烈な誘因である．アルコール依存症者であれば，毎晩パーティーに招かれて酒を勧められるのと同じ状況である．アルコール依存症者が酒を商品として扱う仕事を避けるのが望ましいのと同様に，薬物依存症者も薬品を日常的に扱う仕事は避けるのが無難であろう．

(2) 行為依存

行為依存にはギャンブル依存症や買い物依存症，虐待（児童，配偶者やパートナー，

> **表 I-2　嗜癖行動障害の診断基準**
>
> 1) ある種の行動（多くは非適応的，非建設的な行動）を行わずにはおれない抑え難い欲求あるいは衝動（craving）
> 2) その行動を開始し終了するまで，他の事柄は目に入らず，みずからの衝動をコントロールできない（impairment of control）
> 3) その行動のために，それに代わる（適応的，建設的な）楽しみや趣味を無視するようになり，当該行動にかかわる時間や，当該行動からの回復（行動をやめること）に時間がかかる
> 4) 明らかに有害な結果が生じているにもかかわらず，その行動を続ける
>
> （洲脇 寛(2004). 嗜癖行動障害の臨床概念をめぐって. 精神神経学雑誌, 106(10)：1307-1313. より引用）

高齢者），窃盗や万引き癖，性犯罪，過剰な性行動，摂食障害（過食症，過食を伴う神経性無食欲症），手首切傷やピアスをはじめ身体に過剰に穴をあけるなどの自傷行為がある．洲脇[3]は，依存症候群（物質依存症）の定義にある「物質」という言葉をすべて「行動」に置き換え，「嗜癖行動障害」と称してその概念を説明している（表I-2）．

a. ギャンブル依存症，買い物依存症

依存症が形成されるメカニズムのスタートには，快体験がある．ギャンブル依存症であれば，初めて挑戦したギャンブルでたまたま勝ち，それ以降，射幸心をあおられるというケースが多い．買い物も客としてサービスを受けることは，本人にとってそれなりに気分のよい行為といえるかもしれない．欲しいものを入手するという快体験でもある．

b. 暴力，虐待，犯罪行為

快体験がスタートとすると虐待や窃盗，万引きはどのように解釈したらよいのであろうか．まず虐待は，対象が児童であれ配偶者であれ，また高齢者であれ，人を対象とした暴力行為である．それがなぜ快体験に相当するのか理解しがたいが，1ついえるのは，加害者にとって暴力はコミュニケーションに相当するということである．ゆがんだ二者関係において，加害者が馴染み親しんだコミュニケーションをもって被害者とつながっているという構図が見えなくない．また，被害者から加害者への役割転換，暴力の再現性や世代を超えた伝播も，「暴力の連鎖」という病的摂理に則った現象としてとらえることができる．つまり暴力もまた，彼らの無意識のニーズに応じているのである．そもそも身体的・精神的暴力は，「他者を支配（コントロール）する」という意味で快体験の原点といえるものである．

犯罪行為については，反社会的な行為をとるときの緊張感が一種の快体験に通じるという考え方がある．「これだけのことをやった自分」という自己評価に伴う快体験，犯罪行為が見つからなければそれはそれで「ほっとする」という快体験がある．

c. 摂食障害

依存症候群や物質関連障害を定義している ICD-10 や DSM-IV-TR（精神疾患の分類と診断の手引）において，摂食障害は依存症候群とは区分されている．摂食障害に依存症が重複することは周知されているものの，摂食障害を依存症としてカテゴリー化していない．その理由の1つに，摂食障害の患者が過食症状のみを呈しているわけではなく，過食よりも拒食が主であることもあれば，摂食行動の異常よりむしろ痩身を希求する心性やボディイメージの歪曲，強迫性などの精神症状が病態の中核であることがあげられる．しかし，過食のみならず拒食も実は，「食べる」「食べない」ことへのこだわりという点からは間違いなく対象依存（摂食行動という対象への依存）なのである．また，摂食行動の異常のみならずその背景にある心性も，依存そのものなのである．

(3) 対人関係依存

対人関係依存は人に対する依存であり，あらゆる依存症の底辺にある病理である．依存対象が物質でもなければ行動でもないために，周囲からは一見わかりづらい．

対人関係依存の原型は共依存である．共依存とは，人に依存する人と，人から必要とされることに依存する人同士の組み合わせである．依存する側も依存される側も互いの依存性に気づかず，いびつな関係性が保持され，それなりに安定して固定化してしまう．共依存症者には，いやいやながらも依存症者と離れない，「別れたい」と口にはしても決して別れないなど矛盾した言動が認められるが，それは，彼らが意図的ではないからである．しかし，無意識的とはいえ彼らは，本来ならばコントロールできるはずのない他者をコントロールしようと必死になる．一見コントロールが簡単そうな，もしくはコントロールが難しそうな相手の存在を切実に必要とする．結局，何かしらに依存している依存症者を見つけ，その依存症者が自分自身に依存し続けるという状況をつくり出し，相互に依存し合う．

なお，共依存症者には，「（そのようなことをされて）普通なら逃げるであろう」と思われる状況でも，逃げない」「普通なら離婚する（別れる）であろうと思われる状況でも，別れない」「よしとするであろう状況でも，よしとしない（対象にこだわりをもち続ける）」といった姿勢が散見されるが，その心性は依存症者のそれに酷似している．共依存症者は，自分が主人公となる自分自身の人生を生きるのではなく，他者の人生に入り込み，他者をコントロールするなかで（世話するなかで）自身の生きがいや生きる意義を見出す．時に，自分の人生を自分のために生きることに対して深い罪悪感をもっている．一方の依存症者は，共依存症者に支配（操作）される人生を，共依存症者に寄りかかりながら生き続けるのである．このように一見，依存症者と共依存症者の役割は異なるものの，両者の心性そのものは同じであり，したがって，依存症の人が共依存に移行することもあればその逆もある．

恋愛依存も対人関係依存の範疇に含まれることが多いが，だれであろうと相手かま

わずに恋愛対象とする，次から次へと恋愛対象を変えていくといった行動が認められれば，これは特定の個人に対する恋愛，その人だからこその恋愛感情とはいえないものである．したがって，むしろ恋愛行為やそれに関連した状況への依存ととらえられる．

3. 依存症と社会

1）物質依存と社会

(1) アルコール依存症

　アルコール依存症の歴史は古く，アルコールが一般の人にとって入手しやすい時代になって以降，先進国においてそれは主要な社会問題となっていた．米国では1919年に禁酒法が施行され，アルコールの製造，販売，輸送が全面的に禁止された．しかし，いかに法的に制限したところで法の網目を潜り抜けて，無許可のアルコール製造・販売，密輸が行われたことから，1933年に禁酒法は廃止される．一方，西欧では古代ギリシア時代以前より飲酒文化が発展し，ワイン作りのためにぶどう畑がヨーロッパ各地に広がっていった．西欧文化の発展の一端を担ったのは間違いなく醸造酒の製造と商業と，酒を媒介した社交や慣習であったといえる．しかし産業革命による都市化や資本主義社会が登場した頃から，アルコール依存症の問題に否が応でも社会は直面することとなる．

　なお，日本は歴史的に，飲酒による問題行動に対して比較的寛容な文化を有していた．宴会の場では無礼講という名のもと，酩酊によるいきすぎた言動も容認されることが多かった．このようにアルコールや飲酒に対する社会の価値観はそれぞれ異なるものの，有史のいかなる時代，国においても，飲酒がもたらす酔いの作用に嗜癖し，社会から蔑視される人々が少なからずいたことは事実である．そしてそのような人々は，「だらしない人」「意志の弱い人」「迷惑な人」という括りで問題視され，時に排除される運命にあった．実際，アルコール問題は家庭崩壊や失業，貧困を招き，アルコールを入手するために犯罪に結びつくことが少なくなかった．したがって，近代までアルコール依存症者の問題やそれに対する対処や方策は，法的モデルに基づいて解釈・デザインされてきた．しかし，1945年にWHOがアルコール依存症を疾患と位置づけたのを機に，アルコール依存症は「病気」という市民権を得ることとなる．法的モデルに代わり医学モデルに基づいて，社会はアルコール依存症とアルコール依存症者をとらえるようになった．

　とはいえ，一般的にはアルコール依存症者に対する認識は依然，「性格的に脆弱で，非生産的で，反社会的で問題行動を起こす人」であり，アルコール依存症に対する見方は，同じ病気である身体疾患や他の精神疾患に対するそれとは異なる．また，戦後わが国では，アルコール消費量が漸増したものの飲酒者の大半は男性であった．つま

り，アルコール依存症といえば男性の依存症者をイメージしやすかった．しかし近年，女性の飲酒者や女性のアルコール依存症者数は右肩上がりの状態が続いている．その背景には，女性の自立や社会進出があったと推察されるが，女性のアルコール依存症者に対する偏見は，男性のアルコール依存症者に対するそれよりもはるかに深い．

(2) ニコチン依存症

たばこはコロンブスのアメリカ大陸発見以降，ヨーロッパ，アジアと世界中に広まっていった．喫煙が健康に及ぼす害が指摘されつつも，嗜好としての喫煙が容認されてきた背景には，ニコチンという物質の依存性ゆえの禁煙の困難さもあるが，たばこ税などの社会的要因の影響も小さくない．アルコールと明らかに異なる点は，アルコールは個人の体質にもよるが，適量であれば負の身体的影響はないとされているのに対し，たばこの悪影響は量の多寡によらないという点である．もちろん，ニコチン摂取量が多いほど，たとえば発がん性は高くなるかもしれないが，ニコチン摂取において適量という観念はもちえない．さらに，たばこの場合は喫煙する本人のみならず，周囲にいる人にまで受動喫煙という形で身体に害を及ぼす点が大きく異なる．ちなみにわが国では，酒税の税率は酒税法により，酒の種類と生産量に応じて定められているのに対し，たばこ税は紙巻きたばこの本数あたりで決められており，2010年のたばこ税は64.5％である[4]．健康増進の観点から節煙・禁煙の意義は自明であり，国はそのための一手段として，たばこ税をさらに上げようとしているが，増税が喫煙効果にどれだけ効果があるのか，依存症の本質を考えると期待は薄い（他の方策が求められる）．なお，わが国のニコチン依存症者数であるが，喫煙者の66.9％，推計1,534万人がニコチン依存症という報告（2010年）がある[5]．

(3) 薬物依存症

最初に非合法の薬物依存症であるが，違法薬物としてわが国に特異的に蔓延したのが覚せい剤である．欧米ではコカイン，クラック，マリファナ，ヘロインなどが頻用される傾向にあったのに対し，わが国ではシンナーなどの有機溶剤から始まって最後にいきつくのが覚せい剤というケースが多かった．

歴史的には，戦後の「第1次覚せい剤乱用期」を皮切りに（ピーク時の1954年の事犯検挙者数は55,664人，乱用者は55万人，中毒性精神障害者数は20万人[6]），1980年代には「第2次覚せい剤乱用期」に突入，1995年前後からは「第3次覚せい剤乱用期」に至った．第1次のときは，覚せい剤取締法の罰則強化や，精神衛生法における覚せい剤中毒者の医療措置制度の導入，覚せい剤原料の新たな規制，啓発運動が功を奏していったんは沈静化する．しかし，1980年には検挙者数が再び2,000人台に上り，この背景には，経済成長が鈍化するなかの組織暴力団による覚せい剤密売の資金源化があったという．このときも，覚せい剤取締法の罰則強化をはじめ諸対策が講じられ，ブームはいったんは終息する．しかし1995年前後から，価格低下やインターネットなどの通信手段の普及とともに薬物入手が安易となり，末端乱用者の急増

に至る．

　ほかにも，戦後の混乱期にはヘロイン乱用，1960年代以降は睡眠薬や抗不安薬などの向精神薬の乱用，有機溶剤乱用が問題となった．近年は，大麻やMDMA（錠剤型合成麻薬）などの乱用，さらに市販の鎮咳薬や鎮痛薬，感冒薬などの乱用が認められた．特に最近着眼されているのが，処方薬依存である．医師が漫然と向精神薬を処方し続けて生じる常用量依存よりもむしろ，本人の意志で同時期に複数の医療機関を受診して処方薬（向精神薬など）を入手しようとするケースが多い．健康保険で堂々と処方を受けられることから，まずは制度的な抜本的対策が求められよう．市販薬についても同様であり，咳止めシロップなどの乱用は社会的にも大きく取り上げられている．

2) 行為依存と社会
(1) ギャンブル依存症
　行為依存の代表ともいえるギャンブル依存症であるが，ギャンブルは洋の東西を問わず，古代から文化の一要素（娯楽）として位置づけられてきた．カジノのように国やその地域の主要産業として繁栄してきたギャンブルもある．非合法賭博（暴力団）や犯罪に関連して社会問題化されたときもあったが，結局，ギャンブルがまったくなくなる時代をこれまでにみることはない．現在日本では，パチンコ，パチスロ，競馬，競輪，競艇などが公認されているが，こうしたジャンルにおいてギャンブル依存症者数は確実に増加している（推定200万人）．そしてそれを強力に支えているのが，金銭を簡単に入手できるクレジットカードや消費者金融，いわゆるサラ金・ヤミ金の存在である．こうした金融システムがない頃は，家族や親戚，知人に金銭を借りるにも限界があった．しかし現代は，本人が望むだけ，いくらでも借金ができてしまう．ギャンブル依存症の場合は他の依存症のように，繰り返される行為によって「身体が音をあげる（健康を損なう）」ことがないために，金銭が続く限りギャンブル依存症も続いてしまうところが厄介である．多重債務を抱えた経済的困窮ケースにおいて，破産宣告を受けながらも再びギャンブルを始めてしまう人がいる．そして，ギャンブル依存症が現在のように着眼されるようになった背景には，ギャンブル依存症者の実数の増加と，その結果としての失職，家庭不和，離婚，借金苦による自殺，詐欺・横領などの犯罪件数の増加があると考えられる．なお，不思議なことに，日本のパチンコは法的に賭博ではなく娯楽として認知されている．

(2) 虐　待
　もう1つの行為依存の例として，虐待（児童，配偶者やパートナー，高齢者）の歴史を振り返りたい．

a．児童虐待
　1946年，米国の放射線医キャフィ（Caffey J）が「多発性骨折症」として6例の幼児の硬膜下血腫を伴う骨折を報告したのが始まりといわれている[7]．それまでは，母

性愛神話（母親にはおなかを痛めたわが子への愛情があって当然という考え方）がしっかり根づいており，親が子どもを虐待するという発想はなかった．しつけという大義名分をもって，子どもへの過度な身体的・精神的暴力は見過ごされてきたといえる．児童虐待は，家庭という密室のなかで展開される暴力，圧倒的な強者による圧倒的な弱者への暴力，まったく罪のない人間への一方的な暴力である．親子以外の関係性であれば，基本的に相互関係を基盤とすることが多いが（「お互いさま」ということがなくはないが），こと児童虐待に関しては，被害者にとってその暴力は，被害以外の何物でもない．

では，どうして自分の子どもを虐待するのであろうか．なぜその数が増えているのだろうか．様々な説があるが，最も納得のいく説明は「虐待された子どもは，虐待する親になりやすい」という世代間連鎖である．「されたことをして返す」という世代を超えての連鎖であり，その根幹には依存症に共通した「繰り返し」の病理がある．なお，虐待をはじめとする過酷な環境下にあって生き抜いてきた人，外傷体験を乗り超えて生き続けてきた人，依存行為をはじめ，たとえ適切とはいえない手段をもってでも，生きるために命がけで戦ってきた人たちをトラウマサバイバーともいう．

b. 配偶者やパートナーに対する虐待

日本で問題視されるようになったのはごく近年のことである．男尊女卑の価値観や家父長制度が主軸となっていた時代には，「自分の妻をなぐって何が悪い」と暴言を吐く夫も少なくなかった．というよりは，そのような価値観が社会で容認されてきた．しかし，そのような価値観が，暴力への依存を生みやすい土壌にはなっても，そのような価値観をもつ社会に生きる人が全員，妻に暴力を振るうわけではない．配偶者やパートナーによって嗜癖的に繰り返される暴力は，明らかに異質のものである．

依存症の観点からいうと，加害者は暴力をやめたくても，自分でその暴力をコントロールすることができないのである．最近よく耳にするのが若者のデーティングバイオレンス（デートDV）であるが，恋人同士であれば，二者関係に終止符を打ちやすいように思うが，現実にはそれも難しい．暴力に対する恐怖（逃げれば追いかけられてよりひどい暴力を受けるという恐怖など）で逃げられないケースもあれば，別れても自らまた交際を始めてしまうというケースもある．後者の場合は，対人関係依存という病理の存在を否定できない．そしてほかにも，デートDVの背景として若者の暴力に対する認識の低さと，暴力を受けた当事者が被害認識をもちにくいことが指摘されている．

c. 高齢者虐待

毎年実施されている厚生労働省の全国調査によると，2009年の日本全国の高齢者虐待件数は，養介護施設従事者によるものが76件，家族をはじめとする養護者によるものが15,615件であり，調査をスタートした2006年以降，その数字は右肩上がりの増加を示している[8]．本データが意味するのは，実際に高齢者虐待の件数が増加し

ている可能性と，国民の周知によりこれまでであれば見逃されていた虐待が，発見されやすくなったという可能性である．さらに，前者の背景には超高齢社会，介護を要する人の増加，特に認知症を抱えた高齢者の増加，それに対して介護負担が大きいこと（介護疲れ），家庭の介護力の低さ（マンパワーの少なさ，老老介護，遠距離介護など），これらの社会現象に対して行政の対応が追いつかないこと（たとえば高齢者入所施設などの社会資源が少ない，施設に入りたくても入れない現状），経済的困窮などがあげられる．個人や家族が高齢者を介護するのではなく，社会で介護するという観念が乏しいこと，社会で介護することを可能とするような体制が不十分であることも大きな要因である．

d. 虐待に関する法律

人権法に属する虐待関連の法律であるが，日本では2000年に施行された「児童虐待の防止等に関する法律（児童虐待防止法）」以降，「配偶者からの暴力の防止及び被害者の保護に関する法律（DV防止法）」（2001年施行），「高齢者虐待の防止，高齢者の養護者に対する支援等に関する法律（高齢者虐待防止法）」（2006年施行）と，虐待関連の法律が世界でもまれにみる勢いで成立した．その背景には，多くの先進国では児童虐待や配偶者虐待，高齢者虐待に対する意識が高く，日本より先に法的整備が進んでいたという事実がある．日本はそれを追い越さんがごとく，21世紀に入って一気に虐待三法を成立させた．特に日本の高齢者虐待防止法は，養護者の養護がうたわれている点で他国にみない特徴をもつ．

なお，以上の法律には，虐待を依存症やアディクションという観点からとらえる文脈はまったくない．しかし，なぜ虐待をしてしまうのか，ということをとことん問い詰めていくと，コントロールを失って繰り返される暴力の少なくとも一部は，依存症モデルによって説明可能なはずである．

(3) 自傷行為

行為依存の最後の例として，過食や手首切傷などの自傷行為について述べる．過食は摂食障害に認められる症状であるが，摂食障害という診断を得るまではいかず，食生活の失調から一時的に過食傾向になるということもある．また，診断を得ても，たとえば選択的セロトニン再取込み阻害薬（SSRI）などの抗うつ薬の処方を得て，それなりに社会適応していくケースも少なくない．その一方で，精神科病院への入退院を何度も繰り返す難治例もある．わが国で摂食障害が圧倒的な勢いで増え始めたのは1970年代以降である．時代的背景として，当時は，戦後の女性の社会進出，それをしたくてもできなかった母親たちの娘への期待，痩身や美に対する価値観の変化，高度経済成長を背景とした経済的な余裕，飽食の時代などが指摘されていた．現在は，境界性パーソナリティ障害や感情障害，窃盗癖（盗食癖）などの合併を伴うケースが増加し，摂食障害の病態像は大きく変化している．

一方，手首切傷などの自傷行為が若者に蔓延しているのは，そのようなアクティン

グアウト（行動化）を症状として起こしやすい境界性パーソナリティ障害や，時に気分障害や不安障害などの罹患者が増加している可能性を示唆するものである．また，摂食障害の重複疾患としても境界性パーソナリティ障害が増加している点に着眼すると，過食行為もある意味で自傷行為の1つであり，あらゆる手段をもって自分自身を傷つける人が増加しているということで一貫する．

では，なぜ自分の身体を傷つけるのであろうか．ましてそれを嗜癖的に繰り返すのであろうか．1つは，身体の可塑性への固執であり，当然のことながらその背景に，衝動コントロールの低下をうかがい知ることができる．もう1つは解離への希求であり，ここにも，コントロールできるはずがない現実をコントロールできない状況に対する耐性の低下，現実逃避したいという衝動を抑えきれないコントロールの低下をみることができる．実際は，同じ自傷パターンでも，自己評価が低いために，こんな自分に似合った行動をとらねばならないという思いから自傷する人，睡眠障害などがベースにあり，たとえばオーバードースと自傷でいったん解離し，入眠，覚醒後にすっきりするという人，過去のトラウマを身体に刻印するような気持ちで自傷する人（トラウマの再現），というように意識的・無意識的な理由は様々である．いずれにせよ注意すべき点は，依存症としての自傷でありアディクションの対象としての自傷行為なのか，あるいは希死念慮があっての試み，つまり結果としての自傷行為なのかの鑑別である．実際には，両方の意味でなされていることも少なくないが，仮にそうではあっても，依存症としての自傷に近ければ，うつ病患者がとことん悩み抜いた結果としての死の選択とは，様相が微妙に異なる．

3） 対人関係依存と社会

最後に対人関係依存であるが，その代表が共依存である．共依存は診断名でもなければ疾患でもないという認識は周知のとおりであるが，この言葉を用いる自称「共依存症者」，あるいは援助職者などは，共依存とその概念をもってすれば了解しづらい状況を了解できるゆえに，この言葉を使用する．ほかに，共依存の関係性を説明する言葉や概念，理論がないから用いるわけである．そして，そのような概念が用いられるようになったことで（概念が明らかになったことで），該当者が増加しているようにみえるのかもしれない．

では，なぜ共依存という生き方が生まれるのだろうか．同じエネルギーを投じるのであれば，自分のために投じるより他者のために投じるほうが意義があるという価値観と，自分の人生を自分が主人公になって生きるよりも，他者の人生で他者をコントロールするほうが快い（安定できる，居心地がよい）という心性である．したがって，共依存的な生き方を無意識的に選択する人の多くは，自己評価が低い傾向にある．一見，だれよりもプライドや自尊心をもっているようにみえても，実際，本人がそのように感じていたとしても，実はそれはもろい自尊心の裏返しにすぎない．ではなぜ，そのようなもろい自尊心が育ってしまうのか．1つは，個人が本来的にもつ不全感や

抑うつの存在（その結果として生じるコントロール欲求），2つ目は，生育歴や教育環境において，周囲から受け続けた否定的なフィードバック（そのようななかで育まれた自己像），3つ目は早すぎる自立である．3つ目の早すぎる自立とは，親や周囲の者が時期尚早の段階で，子どもに自立することを期待したり強いることである．時に，子どもが自ら自立しているように振る舞うことがあるかもしれない．しかしそれも，実は子どもは，その場の空気や親の非言語的メッセージから，自分への期待，すなわち自分への依存を察知して振る舞っているだけなのである．いずれにせよそうした子どもは，「そのままの自分」でいることができない．最後の4つ目は，原家族（その人が生まれ育った家族＝定位家族）におけるコミュニケーションが，支配やコントロールという形のコミュニケーションであったということである．支配という形のコミュニケーションとは，力関係が常に意識されるような関係性，互いに個々の特徴を有する1人の人として尊重し合う関係性ではなく，上下や強弱という単一の指標で評価される関係性，そのような関係性を基盤としたコミュニケーション，すなわち依存的コミュニケーションのことである．

　家庭は社会の縮図である．したがって，共依存の形成に個人要因のみならず生育要因が関与するということは，社会が共依存を生み出していることを意味する．フリエル（Friel JC）ら[9]は，アディクションを心理力動学的観点からとらえて「氷山モデル」を提示しているが，そこでは，水面より頭を出している氷山部分，つまり外から見える部分にアディクション，うつ傾向，ストレス障害などの症状をおいている．そして，水面下には生まれ育った家庭で学習した罪悪感，恥，見捨てられることへの恐怖といった内的現実を図示し，両者の間（最も水面に近い水面下）に共依存を介在させている．このモデルをもってフリエルらは，治療によりアディクションを取り除いても，共依存の問題は取り残されていくと述べている．さらに興味深いのは，対人関係依存では「犯罪者」「犠牲者」「救助人」といった役割が固定的にとられやすいが（ある人は常に「救助人」であり，ある人は常に「犠牲者」であったりする），実は，ほとんどのアルコール依存症者が水面下では共依存であると指摘している点である．共依存そのものに焦点を当てたアプローチの具体を，医学社会学的観点から検討していくことが求められる．

4．依存症と医学モデル

1） 依存症モデルの変遷

　依存症を医学モデルで操作的に記述しているのがICD-10や，DSM-IV-TR[10]である．戦後WHOは，アルコール依存症は病気であると宣言したと前述した．病気としてのアイデンティティを得ることで，アルコール依存症は病気であるから治癒する，回復する，ゆえに治療すべき対象としてとらえられるようになった．それまでの法モデル

であれば，罰すべき問題行動であり罰すべき人であったのが，医学モデルに移行することで，治療すべき症状，支援すべき人という枠組みでとらえられるようになったわけである．さらに，そのような病気が発生する土壌に目を向けると，そこには嗜癖する心性や嗜癖的関係性，アディクションを生む家族病理が掌握され，疾患であるとともに関係性の病理，つまり生き方の問題，社会の問題という見方がなされるようになった．ここで登場したのが依存症の人間関係モデルであり，社会モデルである．そしてそれらのモデルの中核に位置するのがシステムズアプローチ理論である（p.28 参照）．

　個々人の生き方や価値観が現代ほど，原家族のそれにストレートに左右されることはなかったはずである．昔のように家族の構成員が多ければ多いほど，そこには多様な価値観，多様なコミュニケーション，多様な関係性が存在した．画一的な見方をしないで済む可能性や，特定の他者による支配から逃れて息つく余地があった．しかし現代は核家族化し，多世代家族は消滅しつつある．家族の凝集性が高いといえば聞こえはよいが，その分，家族の密閉性が高まり，強弱の関係は自明となり，家族間において無意識の支配やコントロールが生じやすくなっている．そして，風通しの悪い，柔軟性に欠く関係性のなかで，弱い立場にある構成員ほどその息苦しさを感じとり，不適切な形でSOSを発信せざるをえない．identified patient（IP）とは，システムズアプローチ理論のなかで，家族全体が病んでいるときに，その病理を家族員の代表として提示する人と説明されている．最も弱い立場の家族員が最初にSOSを発信し，その家族員の発信が治まると，次の発信者が登場するという現象が起こってくる．声をあげる人が次々と循環していくこともある．

　さらに，ある世代で生じた病みは，実はそれ以前の世代にさかのぼって見出すことができ，その病みの部分が確実に次世代へ継承されていくという摂理がある．人は家庭という最も小さい単位の社会のなかで，初めて社会化という洗礼を受ける．その社会化の手法が，次に自分自身が次世代を社会化させるときの原型になることは，想像にかたくない．したがって，依存症へのアプローチとしてわれわれが究極的に目指すのは，次世代への病理の伝播を阻むこと，次の依存症者をつくらないことである．もちろん，原家族の依存症の有無にかかわらず，新しい依存症者をつくらないことでもある．

2） 医学モデルにおける依存症

　ここで，医学モデルでとらえた各依存症の定義をあらためて紹介したい．最初に，DSM-Ⅳ-TRを提示する．物質関連障害のなかの物質使用障害（物質依存と物質乱用）の定義（操作的記述）を表Ⅰ-3に示す．ICD-10の記述（依存症候群，表Ⅰ-1参照）と大きく変わるものではない．なお，依存と乱用の相違については，程度の差という解釈もできるが，基本的に乱用とは，社会一般的な許容から逸脱した目的や方法で，自らの意思で薬物を摂取することをいい，精神依存の有無を問わない．乱用とは「行

第Ⅰ章　アディクションとは

為」そのものを指す用語であり,「社会規範からの逸脱」という枠組からとらえたものである．したがって,たとえ1回の使用でも,不適切な使用であれば「乱用」となる．

さて,DSM-Ⅳ-TRにおいて物質関連障害は,物質使用障害と物質誘発性障害に分

表Ⅰ-3　物質関連障害の物質使用障害(物質依存と物質乱用)の定義(DSM-Ⅳ-TR)

物質依存(Substance Dependence)

臨床的に重大な障害や苦痛を引き起こす物質使用の不適応的な様式で,以下の3つ(またはそれ以上)が,同じ12カ月の期間内のどこかで起こることによって示される

(1) 耐性,以下のいずれかによって定義されるもの:
　(a) 酩酊または希望の効果を得るために,著しく増大した量の物質が必要
　(b) 物質の同じ量の持続使用により,著しく効果が減弱
(2) 離脱,以下のいずれかによって定義されるもの:
　(a) その物質に特徴的な離脱症候群がある
　(b) 離脱症状を軽減したり回避したりするために,同じ物質(または,密接に関連した物質)を摂取する
(3) その物質をはじめのつもりより大量に,またはより長い期間,しばしば使用する
(4) 物質使用を中止,または制限しようとする持続的な欲求または努力の不成功のあること
(5) その物質を得るために必要な活動(例:多くの医師を訪れる,長距離を運転する),物質使用(例:たて続けに喫煙),または,その作用からの回復などに費やされる時間の大きいこと
(6) 物質の使用のために重要な社会的,職業的または娯楽的活動を放棄,または減少させていること
(7) 精神的または身体的問題が,その物質によって持続的,または反復的に起こり,悪化しているらしいことを知っているにもかかわらず,物質使用を続ける(例:コカインによって起こった抑うつを認めていながら現在もコカインを使用,または,アルコール摂取による潰瘍の悪化を認めていながら飲酒を続ける)

物質乱用(Substance Abuse)

A. 臨床的に著明な障害や苦痛を引き起こす不適応的な物質使用様式で,以下の少なくとも1つが,12カ月以内に起こることによって示される

(1) 物質の反復的な使用の結果,仕事,学校,または家庭の重要な役割義務を果たすことができなくなる(例:物質使用に関連した欠勤の繰り返しや仕事の能率低下;物質に関連して学校を欠席したり,停学,退学になる;育児や家事を無視する)
(2) 身体的危険のある状況で物質を反復使用する(例:物質使用による能力低下中の自動車の運転,機械の操作)
(3) 反復的に引き起こされる物質関連の法律上の問題(例:物質使用に関連した不法行為による逮捕)
(4) 持続的,反復的な社会的または対人関係の問題が物質の影響により引き起こされたり,悪化したりしているのにもかかわらず,物質使用を継続(例:中毒のため起こったことで配偶者と口論,暴力を伴う喧嘩)

B. 症状は,この一群の物質についての物質依存の診断基準を満たしたことはない

(American Psychiatric Association(2000). Quick Reference to the Diagnostic Criteria from DSM-Ⅳ-TR／高橋三郎・大野　裕・染矢俊幸訳(2003). DSM-Ⅳ-TR 精神疾患の分類と診断の手引,新訂版.医学書院,p.92, p.95-96. より引用)

表 I-4　物質誘発性障害の物質中毒と物質離脱の定義（DSM-Ⅳ-TR）

物質中毒（Substance Intoxication）

A. 最近，物質を摂取した（または物質に曝露された）ことによる，可逆的な物質特異的な症候群の発現
　注：異なった物質が，類似のあるいは同一の症候群を発現することがある
B. 物質の中枢神経系に対する作用によって，臨床的に著明な不適応行動や心理的変化（例：好争的，気分の不安定性，認知の障害，判断の障害，社会的または職業的機能の障害）が，物質の使用中または使用直後に発現する
C. 症状は一般身体疾患によるものではなく，他の精神疾患ではうまく説明されない

物質離脱（Substance Withdrawal）

A. 大量，長期間にわたっていた物質の使用を中止（または減量）することによる，物質特異的な症候群の発現
B. 物質特異的な症候群は，臨床的に著しい苦痛，または社会的，職業的，または他の重要な領域における機能の障害を引き起こす
C. 症状は一般身体疾患によるものではなく，他の精神疾患ではうまく説明されない

(American Psychiatric Association (2000). Quick Reference to the Diagnostic Criteria from DSM-Ⅳ-TR／高橋三郎・大野 裕・染矢俊幸訳 (2003). DSM-Ⅳ-TR 精神疾患の分類と診断の手引, 新訂版. 医学書院, p.96-97. より引用)

けられ，後者は物質中毒，物質離脱，物質誘発性せん妄，物質誘発性持続性認知症，物質誘発性持続性健忘障害，物質誘発性精神病性障害，物質誘発性気分障害，物質誘発性不安障害，物質誘発性性機能不全，物質誘発性睡眠障害に分けられる．いずれも物質を摂取した結果としての障害である．また，物質使用障害では対象物質11種類（アルコール，アンフェタミン，カフェイン，大麻，コカイン，幻覚剤，吸入剤，ニコチン，アヘン類，フェンシクリジン，鎮静薬・睡眠薬または抗不安薬）ごとに，依存，乱用，中毒，離脱の有無が説明されている．フェンシクリジンとは，「PCP」や「エンジェルダスト」「クリスタル」とよばれている薬剤のことで，錯乱や失見当識など幻覚剤に似た作用をもつ．

　次に，物質誘発性障害の物質中毒と物質離脱の定義を，表 I-4 に示す．物質中毒も離脱もまた，摂取した本人の精神性は問わない．そして中毒とは，物質摂取が招く可逆的症候群であり，物質の中枢神経系への作用によって生じる不適切な心理行動的変化を伴う身体疾患といえる．たとえば，フグ中毒などの食中毒，毒物中毒，一気飲みによる急性アルコール中毒，慢性ヒ素中毒などがそれであり，依存症とは一線を引くべき病態である．

　次に，行為依存の医学モデルにおける定義であるが，ギャンブル依存症は，DSM-Ⅳ-TR では「他のどこにも分類されない衝動制御の障害」の「病的賭博」にその定義をみることができる（表 I-5）．「他のどこにも分類されない衝動制御の障害」には病的賭博以外にも，窃盗癖，放火癖，抜毛癖といった衝動制御障害が列挙されており，

第Ⅰ章　アディクションとは

> **表Ⅰ-5**　他のどこにも分類されない衝動制御の障害の病的賭博の定義（DSM-Ⅳ-TR）
>
> **病的賭博（Pathological Gambling）**
>
> A. 以下のうち5つ（またはそれ以上）によって示される持続的で反復的な不適応的賭博行為：
>
> (1) 賭博にとらわれている（例：過去の賭博を生き生きと再体験すること，ハンディをつけることまたは次の賭けの計画を立てること，または賭博をするための金銭を得る方法を考えること，にとらわれている）
> (2) 興奮を得たいがために，掛け金の額を増やして賭博をしたい欲求
> (3) 賭博をするのを抑える，減らす，やめるなどの努力を繰り返し成功しなかったことがある
> (4) 賭博をするのを減らしたり，またはやめたりすると落ち着かなくなる，またはいらだつ
> (5) 問題から逃避する手段として，または不快な気分（例：無気力，罪悪感，不安，抑うつ）を解消する手段として賭博をする
> (6) 賭博で金をすった後，別の日にそれを取り戻しに帰ってくることが多い（失った金を"深追いする"）
> (7) 賭博へののめり込みを隠すために，家族，治療者，またはそれ以外の人に嘘をつく
> (8) 賭博の資金を得るために，偽造，詐欺，窃盗，横領などの非合法的行為に手を染めたことがある
> (9) 賭博のために，重要な人間関係，仕事，教育，または職業上の機会を危険にさらし，または失ったことがある
> (10) 賭博によって引き起こされた絶望的な経済状態を免れるために，他人に金を出してくれるよう頼る
>
> B. その賭博行為は，躁病エピソードではうまく説明されない

(American Psychiatric Association（2000）. Quick Reference to the Diagnostic Criteria from DSM-Ⅳ-TR／高橋三郎・大野　裕・染矢俊幸訳（2003）. DSM-Ⅳ-TR 精神疾患の分類と診断の手引, 新訂版. 医学書院. p.228-229. より引用)

いずれも繰り返される不適切な行動，癖であり，もしそれを自らコントロールしたくてもできないのであれば，本項でいう依存症と何ら変わりはない．ただし，窃盗や放火は明らかな違法行為であり，実害や被害者が生じる点で疾患の枠組みのみからとらえることはできない．

　次に，虐待であるが，同じくDSM-Ⅳ-TRでは虐待または無視に関連した問題のなかで，小児への身体的虐待，小児への性的虐待，小児への無視，成人への身体的虐待（配偶者への殴打，高齢の親への虐待），成人への性的虐待として説明されている．またそれらの行為が，臨床的関与の対象となっている場合に用いられるべきであると記されている．このように現代は，物質依存のみならず行為依存も，医学モデルのなかで同定され，治療対象として位置づけられている．

　なお，前述したように，摂食障害は食べ物への依存と解釈すれば物質依存になるが，「摂取する」ことだけでなく「摂取しない」ことにも問題を有することから，食行動の異常，つまり行為依存としてとらえるほうが理解しやすい．DSM-Ⅳ-TRでは摂食障害という大カテゴリーが設けられており，そのなかで神経性無食欲症，神経性大食

1 アディクションと依存症

表I-6　神経性無食欲症と神経性大食症の定義（DSM-IV-TR）

神経性無食欲症（Anorexia Nervosa）

A. 年齢と身長に対する正常体重の最低限，またはそれ以上を維持することの拒否（例：期待される体重の85％以下の体重が続くような体重減少；または成長期間中に期待される体重増加がなく，期待される体重の85％以下になる）
B. 体重が不足している場合でも，体重が増えること，または肥満することに対する強い恐怖
C. 自分の体重または体型の感じ方の障害，自己評価に対する体重や体型の過剰な影響，または現在の低体重の重大さの否認
D. 初潮後の女性の場合は，無月経，すなわち月経周期が連続して少なくとも3回欠如する（エストロゲンなどのホルモン投与後にのみ月経が起きている場合，その女性は無月経とみなされる）

▶病型を特定せよ

制限型　現在の神経性無食欲症のエピソード期間中，その人は規則的にむちゃ食いや排出行動（つまり，自己誘発性嘔吐，または下剤，利尿剤，または浣腸の誤った使用）を行ったことがない

むちゃ食い／排出型　現在の神経性無食欲症のエピソード期間中，その人は規則的にむちゃ食いや排出行動（すなわち，自己誘発性嘔吐，または下剤，利尿剤，または浣腸の誤った使用）を行ったことがある

神経性大食症（Bulimia Nervosa）

A. むちゃ食いのエピソードの繰り返し．むちゃ食いのエピソードは以下の2つによって特徴づけられる
　（1）他とはっきり区別される時間帯に（例：1日の何時でも2時間以内），ほとんどの人が同じような時間に同じような環境で食べる量よりも明らかに多い食物を食べること
　（2）そのエピソードの期間では，食べることを制御できないという感覚（例：食べるのをやめることができない，または，何を，またはどれほど多く，食べているかを制御できないという感じ）
B. 体重の増加を防ぐために不適切な代償行動を繰り返す，たとえば，自己誘発性嘔吐；下剤，利尿剤，浣腸，またはその他の薬剤の誤った使用；絶食；または過剰な運動
C. むちゃ食いおよび不適切な代償行動はともに，平均して，少なくとも3カ月間にわたって週2回起こっている
D. 自己評価は，体型および体重の影響を過剰に受けている
E. 障害は，神経性無食欲症のエピソード期間中にのみ起こるものではない

▶病型を特定せよ

排出型　現在の神経性大食症のエピソードの期間中，その人は定期的に自己誘発性嘔吐をする，または下剤，利尿剤，または浣腸の誤った使用をする

非排出型　現在の神経性大食症のエピソードの期間中，その人は，絶食または過剰な運動などの他の不適切な代償行為を行ったことがあるが，定期的に自己誘発性嘔吐，または下剤，利尿剤，または浣腸の誤った使用はしたことがない

(American Psychiatric Association (2000). Quick Reference to the Diagnostic Criteria from DSM-IV-TR／高橋三郎・大野 裕・染矢俊幸訳 (2003). DSM-IV-TR 精神疾患の分類と診断の手引，新訂版．医学書院．p.213-214. より引用)

症，特定不能の摂食障害という3つのサブカテゴリーがある．神経性大食症では，「むちゃ食い」エピソードが提示されているが，このエピソードがまさに，コントロール

不全のアディクション行動そのものと考えることができる．神経性無食欲症と神経性大食症の診断基準を表 I-6 に示す．両者がコインの表裏であり，無食欲症と大食症は単一疾患の病期の相違として解釈することも可能である．一般的には，拒食から始まりそのうちに食欲をコントロールできなくなって過食に転じることが多い．そのようなケースでは，過食をしても下剤や自己嘔吐で体重増加につながらないようにするため，過食イコール肥満というわけではない．

5. 社会病理としての依存症

　依存症ないしそれに類似した行為，プチ依存症ともいえる行為が増加している．依存症の認知が広まり，繰り返される不適切な行為に対して比較的安易に依存症と命名するようになったことも要因の1つであろう．一方で，依存症は次々に伝染していくという説もある．実際，依存症者のアディクション行動，たとえば自傷行為を見た人が，それを真似することが少なくない．またその背景には，依存症やそれに類似した行為を社会が許容するようになったという見方もある．結果的に許容せざるをえなくなった，というほうが正しいかもしれない．依存症を徹底的に避けるべき行為としてみるのか，「その程度で済んだ行為」とみなすのか，SOSと読むのか，一過性の反乱（プロセス）と解するのか，時代や社会によってとらえ方は異なろうが，現代は「何でもありき」という見方が優勢といえよう．それだけ世の中や価値観は多様化してきている．

　価値観の多様化は，多様化をよしとする社会の了解であり，選択肢や生き方の多様化を社会が是認することを意味する．多様であること，選択肢が多いことは人の生活や人生の質を高めることにつながる．唯一のメニューよりも複数のメニューが用意されているほうが，われわれは豊かで質が高いと評価する．しかし，ほどほどの選択肢であれば問題ないが，過多な選択肢は，状況によっては選択者の葛藤につながる．もちろん，選択の結果に価値づけをしなければ，または最初から期待せずに臨むのであれば支障はない．しかし，その結果を自ら価値づけ，意味づけ，あるいは価値づけられ，意味づけられるとしたらその緊張は高い．自分の選択に責任をとることに相当するからである．多様であること，選択肢があること，自由であることは，ある意味で不自由なことでもある．決断すること，責任をとることが求められるからである．すなわち，自立しているか否かが試されるからである．

　現代を代表するキーワードは，「先が見えない今」と「自由という不自由」である．将来を展望しづらく，保証のないなかで自由を享受する時代である．国の経済的低迷も影響しているが，若者は自分の将来像を思い描くことができず，「今」を生きることに意識を集中せざるをえない．将来や過去に生きるのでなく「今」に生きること自体は望ましいが，未来につながる首尾一貫した，信じるに値するものに依拠すること

なく「今」を生きるのは厳しい．また，多様な価値観から成り立つ組織では，個人が自己を主張する機会は保証されても，その主張が価値づけられることは少ない．自由に自己を主張し実現できても，共有された一貫した指標をもってそれが評価されることを期待できない．自分の言動や価値が保証されないので，「認められる」「認められない」という経験につながらない．そのようななかで，自由に選択できるその自由とは，保証されない自由にすぎない．

以上の「見えない」「一貫したものを欠く」「保証されない」時代背景を考えると，嗜癖することでつかの間の逃避を図る人や，嗜癖することで生の実感を得ようとする人がいてもおかしくない．嗜癖することによって，他者や組織から評価を得ようとする人が出てくるかもしれない．いかなる評価であっても，人は評価やフィードバックがないよりはあるほうが楽である．それを通じて，自分の言動と自分自身を位置づけることができ，社会から承認（保証）してもらえるのである．

6. 依存症者，家族にとっての依存症の意味

1）依存症者にとっての依存症の意味

依存症は「関係性の病」であると前述したが，それが意味するのは，依存という心性をもつがゆえに他者と対等な関係を築くことが不得手で，対人関係においてストレスを抱えやすく，また対人関係を構築するのに過剰なエネルギーを要するということである．そのような生きづらさが根底にあり，無意識のうちにそうした世界や困難を回避しようとしてアディクションにはまっていく．もちろん快の世界への逃避もあるが，むしろ「生きていたくない」「感じていたくない」という受け身の，生の放棄である．「依存という心性」と述べたが，これは「自立した心性（自立心）」の反対の状態を意味する．そして自立した心性とは，簡単にいえば自分のことを自分で決め，その結果を自分で責任をとる姿勢である．もちろん自分では決めきれないこともあれば，とりきれない責任もあるが，それでも可能な限り主体的に行動し，できる範囲でその結果に対して責任をとろうとする心性である．自分に対して主体的であればあるほど，また，自分の言動に責任をとりたい人ほど，他者の意思と行動，他者そのものを尊重できるものである．つまり他者に依存し，他者を支配する必要がない．対等な関係をもつことができるので，他者との交流においてよけいなエネルギーを費やす必要もない．

では，自立心の欠如している人が皆，対人関係にストレスを感じて依存症に陥るのかというと，そうではない．依存症になるにはさらなる条件を要する．それは，自立していないことに対して違和感や自責感をもっていることである．依存している自分の状態をよしとするならば，そういう自分をごまかす必要はないはずである．したがって，依存症者は基本的に，自立していることが本来の生き方であることを，自立を

よしとする社会文化のなかで学んできた人たちである．それゆえにそうでない現状が苦しく，ますます依存せざるをえなくなる．依存を通じてそれなりに社会適応し，それなりに他者との関係性を維持し，それなりに生きつないできた，という解釈さえ可能である．つまり依存行動は彼らにとって，急場の命綱のようなものともいえるだろう．しかし命綱によって一時は急場をしのいだものの，その後もその場からの脱出を試みず命綱にぶら下がりっぱなしでいれば，劣化した綱と共に転落してしまう．

　もう一つ，依存症者にとっての依存の意味は，慣れ親しんだ「私」の一部であるということである．依存は，自分の生きづらさや苦悩の象徴であり，それを手放すことはややもすると自分自身を失うことに相当する．したがって，依存症から回復するには，新しい「私」，生きづらさや苦悩に変わる新しい「私」の象徴が必要になってくる．それは，苦悩のなかで頑張ってきた愛しい自分であり，苦悩してきた自分があったからこそ獲得できる新たな「私」である．

　以上をまとめると，生き続けるために依存し，新しい自分に出会うために依存することになる．しかし一方で，依存症を極端にサクセスストーリー化したり，美化してはいけない．依存症を個性とし，よしとしてしまうと，治療や回復の必要性が失せてしまう．依存症を抱えた人の多くは苦しんでおり，具体的な支援を必要としている．

2） 家族にとっての依存症の意味

　依存症は，本人の危機であるとともにその家族の危機でもある．依存症者の母親のなかには，「育て方が間違っていたのだろうか」「甘やかしすぎてしまったのだろうか」と悩む人が少なくない．依存症者の妻のなかには，「自分が妻として，いたらなかったのではないか」「自分がいけなかったのではないか」と嘆く人が少なくない．だからこそ，依存症者の後始末やフォローアップに奔走するという事態が生じてくる．その結果，ますます問題は本人の問題ではなくなり，母親や妻の問題となってしまう．悩むべき者が悩まないで済む状況に至ってしまう．

　依存しないこと，自立していることが自分の言動に責任をとることであるならば，依存症者が回復（自立）するためには，まず，家族が本人の責任を本人に返す必要がある．少なくともそうした姿勢をもつこと，それが本人の回復にとって必須な要件であることを知っておく必要がある．家族は依存症者のことよりもむしろ，自分自身の生活や人生を考えることを優先すべきである．とはいえ，本人に任せっきりでは命の危機に及ぶことがなくもないので，家族は専門家に助言や支援を求め，状況を見きわめざるをえない．

　依存症に限らず他の精神疾患においても，その発症に家庭や養育環境，生育歴などが影響しているという見方はいつの時代にもあった．遺伝や体質といった個人要因と，環境要因のそれぞれの優位性が交代で唱えられてきた．しかし，人は養育され社会化されていくなかでその人らしさ，つまりその人固有の価値観や対処パターンを修得していくわけであり，人的・物理的環境が依存症の形成に少なからず影響する可能性を

否定はできない．ただし，ある特定の環境下にある人がすべて依存症になるかといえばそうでもない．したがって，本人のもともとの性向と，養育のあり方を含めた人的・物理的環境が相互に影響し合っての結果といえるだろう．

　上記の前提を踏まえて，それでもあえて依存症と強く関連した環境要因があるとすれば，それは，本人の自立を妨げてしまうような人的環境である．過保護であったり，逆に，時期尚早な段階で子どもに年齢不相応な自立を求めたり，または，子どもから「自分で責任をとる」ことを学習する機会を奪ったり，「自立していない人」をモデルとして提供してしまうような人的環境である．なお，ここでいう過保護とは，子どもが困らないように問題を先取りしてしまうことである．子どもは困難や，自分ではどうしようもできない事態に陥る機会を奪われ，困難ななかにあって自分で考え，行動するという学習機会を逸する．過保護な大人は子どもの代わりにその問題を解決してしまうだけでなく，子どもに対して「今のままのかわいいあなたでいてほしい」「自立しないあなたでいてほしい」という暗黙のメッセージを送り続けてしまう．いつまでも「周囲からしてもらって満足している子ども」の役割をとるよう強いることになる．

　家族員の1人が依存症になることで他の家族員は苦しみ，依存症者を救おうと必死になり，それでも結局，どうにもならないことを知り，家族としての無力をとことん学ぶ．しかしその意味を吟味することで，家族自身も成長していくことができる．依存症の負の部分だけに目をやる必要はない．依存症者本人もその家族も，回復や成長する機会が与えられている．多くの依存症者やその家族が，「依存症になってよかった」とまではいわなくとも，「自分にとって必要なことだった」「意味のあることだった」と述懐している．

文献

1) World Health Organization (1992). The ICD-10 Classification of Mental and Behavioural Disorders : Clinical descriptions and diagnostic guidelines. ／融 道男・中根允文・小見山 実・他監訳（2005）．ICD-10精神および行動の障害－臨床記述と診断ガイドライン, 新訂版. 医学書院.
2) 厚生労働省（2000）．アルコールの健康影響（健康日本21での検討結果から）．http://www1.mhlw.go.jp/topics/kenko21_11/b5f.html［2011. Aug. 5］
3) 洲脇 寛（2004）．嗜癖行動障害の臨床概念をめぐって. 精神神経学雑誌, 106(10) : 1307-1313.
4) JT. 高負担税物品間の税負担率の比較（総務省統計局小売物価統計調査2010年7月,東京都）．http://www.jti.co.jp/knowledge/tobaccozei/hikaku/index.html［2011. Aug. 5］
5) ファイザー（2010）．日本全国の"ニコチン依存度チェック" 2010．プレスリリース2010年度．
6) 尾崎 茂（2004）．物質依存症の現状と治療－物質依存の時代変遷と現状. 精神科治療学, 19（11）: 1289-1296.

7) 深津千賀子.児童虐待.小此木啓吾・深津千賀子・大野 裕編(1998).心の臨床家のための精神医学ハンドブック.創元社, p.325.

8) 厚生労働省(2010).平成21年度 高齢者虐待の防止，高齢者の養護者に対する支援等に関する法律に基づく対応状況等に関する調査結果.

9) Friel JC, Friel LD(1988). Adult Children : The Secrets of Dysfunctional Families. Health Communications. ／杉村省吾・杉村栄子訳(1999).アダルトチルドレンの心理―うまくいかない家庭の秘密.ミネルヴァ書房.

10) American Psychiatric Association(2000). Quick Reference to the Diagnostic Criteria from DSM-IV-TR ／高橋三郎・大野 裕・染矢俊幸訳(2003). DSM-IV-TR 精神疾患の分類と診断の手引, 新訂版. 医学書院.

2 依存症に関連した諸理論

　本節では，依存症の理解や対応に有用な理論を紹介する．最初に，「強化論（正の強化と負の強化）」と「認知的不協和理論」である．いずれも依存症が生じるメカニズムを理解するのに役立つと思われる．次に，「システムズアプローチ理論」である．これは家族療法の中核となる理論であり，家族を1つのシステムとみなし，システムの個々の構成員ではなく，システム全体に働きかけることを目的としたアプローチを想定している．また，このような考え方をベースに，「世代間連鎖」という考え方もある．システム間の伝播であり，ある世代で認められたシステムの病理がそのまま次世代にコピーされていくというもので，遺伝子が受け継がれていくのと同じように連鎖していく．

　次に，依存症の主要精神療法である「認知行動療法」で着眼されている「認知のゆがみ」について，同じく依存症の精神療法である「動機づけ面接法」の理論的背景でもある「内発的・外発的動機づけ理論」について紹介する．そして，依存症者の治療や援助では究極的に，本人がセルフコントロールできるようになることを目指すわけであるが，コントロールできないからこそ依存症という見方もあり，しょせんコントロールできないのであれば，少しでもコントロールできればよしとする，あるいは，少しでもましなものに対してコントロール不全ならばよしとする，といった考え方がある．これが「ハームリダクション」であり，その概念について説明する．回復を考える際に有用である．

　次に，そもそも依存症を抱えて生きるとは何か，健康に生きるとは何か，といった疑問についてヒントを提供してくれる「健康生成論」を紹介する．これは，医療社会学者であるアントノフスキー（Antonovsky A）が唱えた理論[1]で，人は健康と健康破綻の連続体のどこかに位置し，健康要因がその人を連続体上の健康の極側へ移動させるという主張である．その健康要因の中核として首尾一貫感覚（sense of coherence：SOC）を提案し（p.32参照），連続体上のいかなる位置にいる人であっても，より望ましい状態がありうるとしている．いわば常に完全に健康な人（機能し

ている人）も，非健康な人もいないという発想である．このような考えを適応することで依存症を，是か否かという白黒思考的にとらえなくても済む．

最後に，「エンパワメント（empowerment）理論」である．エンパワメントとは，心身の状態や社会環境によって人としての権利が認められていない人（集団），また潜在している能力を発揮できない人が，主体的に自分の人生を生きられるよう支援することをいう．この「主体的に自分の人生を」という部分が，まさに依存症者に欠如している部分なのである．

1. 正の強化と負の強化

　学習理論の「古典的条件づけ」と「オペラント条件づけ」のうち，後者は一般に強化理論として知られている．強化とは，学習場面において反応生起の確率の増加をもたらすような事象である．古典的条件づけにおいてもそれは認められ，条件刺激と無条件刺激の対提示が強化となる．たとえばメトロノームの音を聞いて唾液が出るように強化されたパブロフの犬からすれば，メトロノームの音は条件刺激であり，えさは無条件刺激である．両者を常に一緒に提示することで，本来ならば関係のないメトロノームの音を聞いただけで，唾液が出てくるようになるという学習である．一方，オペラント条件づけでは，特定の反応の生起に依存して報酬や嫌悪刺激を与えることが強化になる．オペラント条件づけの場合の報酬は正の強化であり，嫌悪刺激は負の強化である．負の強化は，何かをすることが嫌な体験につながるというのではなく，何かをすることで嫌な体験を回避できるという体験である．これらの学習理論に基づけば，習慣行動もまた，学習された反応にほかならない．

　ここで，依存行動を習慣という観点からとらえてみたい．物質依存であればニコチン，アルコール，薬物を興味や関心からか，またはたまたま摂取して快の体験を得，それを繰り返すうちに物質摂取が脳の報酬系を活性化させることを学習体験する．これが正の強化である．脳の報酬系でドパミンが放出されるメカニズムは，これらの物質が正の強化因子になることを助けている．ただしこの場合興味深いのは，物質が実は正の強化因子のみならず，負の強化因子にもなっていることである．物質を摂取することで不快なことを忘れるという体験，不快を回避する体験を得るからである．つまり，物質の強化因子としての機能性は抜群といえる．一方，これらの強化された行動に対して同じ学習理論（オペラント条件づけ）で対抗しようとするならば，嫌悪刺激（罰）による行動抑制がある．また，負の強化を用いる学習として回避学習や逃避学習がある．前者の回避学習は，ある刺激が与えられてから一定時間後に嫌悪刺激が与えられるが，対象者が特定の反応をするとそれを防ぐことができるというものであり，後者の逃避学習は，対象者に嫌悪刺激が与えられ，そのときに特定の反応をすればそれが停止するというものである．

アルコール依存症でいえば，抗酒薬は罰の理論を想定していると考えられなくもない．ただし実際には，抗酒薬を内服して飲酒する人は少ないので，飲酒後に嫌悪刺激（罰）を与えられて飲酒行動の生起率が減るというわけではない．抗酒薬を処方された人は，抗酒薬を飲んで飲酒したら大変なことになるという情報を提供されるので，その認識が飲酒行動の抑制につながる．一方，飲酒すればそれが止まらず，結果として周囲から責められるという体験の繰り返しも，ある意味で罰による学習である．また，病院やセルフヘルプグループに通うことで（反応することで）結果的に飲酒しないで済み，周囲から責められることはないという体験を積むことは，逃避学習や回避学習に値するかもしれない．

以上は，依存行動を「学習された習慣」としてとらえた場合の解釈である．また，学習理論はそもそも人間の「行動」に焦点を当てた理論である．しかし人間が一定の行動をとるに至るまでには，心理的・身体的要素，社会環境的要素など，ありとあらゆる要素が複雑に関与し，それらの結果として顕在化するのが行動である．実際，前述した長期にわたる逃避学習や回避学習があっても，依存症者にとって断酒が難しいという現実は，彼らにとって報酬と嫌悪回避の効果が強烈である可能性と，物質への希求が習慣や学習理論のみでは説明しきれない可能性を示唆するものである．

2. 認知的不協和理論

人が自分自身に関する諸事象や周囲の諸状況の間に何らかの矛盾を認知したときに体験する状態を認知的不協和[2]という．不協和状態は心理的緊張を引き起こし，違和感や不快感を招くことから，協和を求めてその緊張を解消しようとする方向に人は動機づけられる．具体的には「行動を変える」「一部の認知を変化させる」「補完的な情報を収集する」といった対処をとることになる．もちろん，これらがすべて意識的になされるわけではない．比較的多い例としては，あることを決定した後，自分が選んだ対象の短所と選ばなかった対象の長所が目立ってきた場合，この不協和を解消するために，選択した対象の長所と選ばなかった対象の短所を再認知したり，両対象の類似性を発見したりすることがあげられる．一方，強制的に承諾させられた後には，承諾させられたことを是認するような態度変化が生じることもある．これは強制（服従）と背反との間に認知的不協和が生じた結果である．

以上，認知的不協和理論は，依存症者の否認やそれに関連した行動を理解するうえで有用である．たとえばアルコール依存症者は，自分の飲酒行動が引き起こした諸現象に対して自分自身，違和感をもっているはずである．もし非依存症者であればこのような場合，まずは行動を変える，あるいはなぜそうなってしまったのか情報を得ようとする．その結果，このまま飲み続けたら自分はアルコール依存症になってしまうかもしれないと認知し，節酒の意志を固める．つまり動機づけられる．しかし依存症

者の場合は，現実に起きている家族や周囲との軋轢を否認してしまう．これは半分は意識的になされるが，半分は無意識的である．次に，そうはいっても飲酒を続ける結果，さらなる違和感や不快感を得，いよいよ否認できなくなると，非依存症者ならば「飲酒を続けたことがやはり間違っていた」と気づくはずのところが，ここでも「飲んでいたからここまで仕事が続いた」「飲まなかったところで結果は同じだったはずだ」という形で認知する．依存症者特有の自己中心的な認知である．「飲まなければこうはならなかった，だったら今から断酒してやり直そう」とはならない．実際に断酒することもない．むしろ，飲酒する言い訳（補完情報）を探し続けるかもしれない．つまり依存症者の場合は，不協和に対してさえ自分にとって都合よく認知し，行動を変えることがない．

3. システムズアプローチ理論

システムには以下の特徴がある．
・システムを構成する要素は相互に作用（影響）し合う関係にある．
・システムは部分に還元することができない．
・システムは動態であり，何かしらの方向性を有する．
・システムは複数の下位システムから構成されているが，それらは相互に作用し合い，調和して，1つのまとまりとして存在する．
・新しい全体は，各要素にはない特性をもつ．

このようなシステム観を応用し，人と人との関係，集団や組織を生態システムとして見立て，人や集団の成長や病理を生態の変化の観点から査定し，支援方法を考えようというのがシステムズアプローチである．

たとえば，依存症者がいる家族において，もし家族員がそれぞればらばらに存在していたならば，だれも依存症にはならなかった可能性がなくもない．家族員の1人が依存症を発症したのは，家族という新しいシステム，新しい全体ができた時点で備わった特性ゆえかもしれない．システムが機能不全を起こしているときに，その構成要素である家族員のだれか1人を変化させようとしても意味がない．システム全体を変化させることを目指さなければならない．内部での変化は家族員から家族員への変化（第1次変化）にすぎず，システムの変化には至らない．しかし，それに加えて，システムの構造や秩序を支配する一群のルールに変更が起これば，全体が変わることができる．ただし，そのような変化（第2次変化）は非論理的で，逆説的な概観を呈するという[3]．

第2次変化を物質依存症者の家族に期待するには，アルコール問題やそれに関連した事象を，どのように見立てる必要があるだろうか．
①その家族にアルコール問題が必要であったというとらえ方，つまり，問題が解決策

であったという考え方.
②家族が飲酒を禁じるから依存症者は飲酒を繰り返すという考え方.では,もし禁じなければ依存症者は繰り返さないかというとそれはわからない.しかし少なくとも,禁じれば繰り返すということである.
③アルコール問題が実は,さらに甚大な被害が生じるのを阻止しているという考え方.アルコール問題があるから他の問題は沈静化しているという考え方である.
④個々の家族員は変わりたい一心であっても,家族全体のシステムは「変わりたくない」という姿勢でいるかもしれないということ.であれば,システムそのものをいったん破綻させてしまうことも,時には必要かもしれない.システムとして機能しない状態にすることである.

依存症を家族（システム）の病とするならば,以上の逆説的な考え方に基づいた介入を通じて,システム全体の変化を起こすことができるかもしれない.

4. 世代間連鎖

摂食障害のなかでも拒食症の患者は,自分が食事をすることは極端に嫌がるにもかかわらず,家族のために食事を作ったり,給仕することに対して積極的であるという.このような役割移行は,家庭内ホメオスタシスの1つでもあり,単なる家庭内の役割交換のみならず,家庭内の行動レパートリーから様々な行動をつくり上げ,いろいろな順序で行動の連鎖をつくっていく現象であるという[3].こうした一世代における家庭内の連鎖とは別に,ここでいう世代間連鎖とは,1つの世代から次の世代への連鎖である.それも遺伝子レベルのそれではなく,依存性というシステム病理の連鎖である.具体的には,物質依存の連鎖であり,行為依存の,対人関係依存の連鎖である.児童虐待の連鎖は比較的周知されているが,これもシステム病理の連鎖であることに変わりはない.

なぜ連鎖するのかという点であるが,子どもは親の背中を見て育つわけであるから,ある意味で自然の帰結といえる.学習理論でいえばモデリング（他者の行動の観察）の結果である.しかし,モデルには望ましいモデルとそうでないモデルがあり,どちらを選択するかは個人の自由である.また,望ましくないモデルは意識的に排除したり,反面教師として利用することも可能なはずである.しかし,これらはいずれも選択できる状況にあればの話である.実際には,選択肢もなければ,唯一当てがわれたモデルを模倣するよりほかにないという状況もある.いかなるモデルであっても,人が生きるにおいてモデルが「ない」よりは「ある」ほうがましである.望ましいモデルがなければ,望ましくないモデルを積極的に取り入れていくことになる.

依存する生き方,依存する人を支えつつ依存する生き方,人を虐待する生き方も同様である.子どものときは,そうするより生きる術がなかったのだから仕方がない.

しかし成人となり，そうした連鎖を知った後は，自分で意識的にそのモデルを破棄していくこと，新しいモデルを再獲得していくことができるはずである．それでもそれが難しいのは，また，やめたいと思っていても虐待してしまうのは，一度学習したことの修正の困難さを示唆しており，認知レベルのみならず感情や深層心理レベルにおける介入が必須となる．

5. 認知のゆがみ（認知行動療法）

認知行動療法とは，学習理論に基づく行動療法と認知療法を組み合わせたものである．認知療法とは，エリス（Ellis A）やベック（Beck AT）が最初に提唱したもので，物事に対する認知を変化させることで感情を変化させることができるという理論である．行動療法が行動そのものに着眼したのに対し，行動に至るまでの認知や感情の寄与と寄与度に着眼した．認知療法や認知行動療法のなかで想定されている認知のあり方のうち，特に依存症に関連するものとしては，①白黒思考（all or nothing thinking），②完全主義（perfectionism），③過度の一般化（overgeneralization），④心のフィルター（mental filter），⑤結論の飛躍（jumping to conclusion）などがあげられる．

1) 白黒思考

物事には良い面もあれば悪い面もあり，また徹底的にAでもなれば徹底的にBでもなく，おおよそはその中間に位置する．しかし，それが良いのか悪いのか，AなのかBなのかどちらかでなければならないという前提で認知する傾向のことである．どちらなのかはっきりさせたい，はっきりしていなければ気がすまないという心理が背景にある．

2) 完全主義

説明するまでもないが，自他に対して100％を求める心性に基づく認知傾向であり，100％でなければ「駄目だ」ととらえる認知である．中間をよしとしない点では白黒思考と似ている．完全主義の人は常に「ねばならぬ思考」に陥っており，100％に「なりえない」物事に対して100％を求める結果，100％挫折する．神でもない限り100％完全な人はいないはずである．にもかかわらず100％の人間や100％の存在を自他に求めるわけであるから，非常にもろいといえる．

3) 過度の一般化

個別の経験や事例を一般的な事例や法則に置き換えてしまう傾向である．一度失敗を経験すると，再挑戦しても失敗するに決まっていると認知する傾向であり，その結果，自らの可能性をどんどん狭めていくことになる．同じことが2度3度続くと，その原因を探り，対策を立てる努力もせずに「どうせ駄目だ」ととらえてしまうところに，対処能力の未熟性や耐性の欠如がうかがえる．

4) 心のフィルター

　少数の否定的なことばかりに目を向け，数多くある肯定的なことを無視する認知のあり方である．あえて否定的な事実をつくり出したいかのように，それに見合う事柄のみを認知していく傾向である．事象を客観的にとらえることができない偏った認知であり，マイナス思考というよりもマイナスの結果を先に想定したうえでの認知収集といえる．

5) 結論の飛躍

　十分な根拠もなければ論理的な思考過程もないところで，一挙に結論に飛ぶ思考や認知の傾向をいう．それもどちらかというと悲観的な結論である．

　過度の一般化，心のフィルター，結論の飛躍はいずれも，悲観的な結論に向けて認知をゆがめていくという点で酷似している．

　以上の認知のゆがみは，依存症者のみに特有な傾向というわけではない．しかし多くの依存症者に共通して認められる認知傾向である．だからこそ，そこから生まれてくる感情をもてあまし，対象に依存することになる．

6. 内発的・外発的動機づけ理論

　内発的動機づけとは，もともとその人が有する動機から触発されることをいい，たとえば好奇心や自発的な意図，使命感などに突き動かされて行動に至ることである．一方，外発的動機づけとは，対象を意図的に動かすために他者から提示される強化因子であり，本人からすれば外から動機づけられたととらえられるものである．賞罰や義務，強制などによって行動に至るケースをいう．内発的動機づけに基づく行動は，外発的動機づけによる行動よりも継続性があり，本人の達成感にもつながりやすい．ただし，最初は外発的な動機づけでスタートした行動も，その行動を本人が選択的に，自律的に遂行するようになれば成果に大差はない．内発的動機づけと外発的動機づけがともに存在することもあり，その場合はより強固な遂行力につながる．

　依存症者の場合，両動機づけのうちどちらに基づく行動が多いのだろうか．少なくとも依存行動については内発的動機づけに基づいており，周囲がそれをセーブさせようとした結果，仮に依存症者が一時的にそれに従えば，セーブは外発的動機づけに基づいた行動といえる．しかし，前者の内発的動機づけも，最初は関心や興味といった，社会的欲求水準の内発的動機づけであったのが，支障を抱えつつ依存行動を継続する段階になると，生理的欲求水準の動機づけに移行している．そうであれば，彼らの依存行動がストップするためには，いかなる動機づけが必要であるだろうか．おそらくは，人の行動を最も操作しうる生理的欲求水準の内発的動機づけに負けないほどの，きわめて強力な社会的欲求水準の内発的動機づけであろう．外発的動機づけに対して

は，彼らは反発するだけである．動機づけ面接法についてはコラム参照（p.102）．

7. ハームリダクション

　ハームリダクションとは，依存症からの100％の回復を目指すのではなく，少しでも支障の小さい依存対象への移行を目指す，少しでも依存の程度を軽減させることを目指す姿勢である．時に人がいう「セルフヘルプグループへののめり込み」も，ある意味ではハームリダクションに則った行動変容といえる．ハームリダクションの思想背景には，依存症からの100％の回復は困難であるという認識と，100％回復する必要はないという認識（だれでも多少は依存しながら生きているという認識）の両者があると考えられる．前者の100％の回復は困難という認識はまた，援助職者は常に，対象とする個人の能力や限界を踏まえた，個別の回復観を対象者ごとにもつべきであるという考え方にも通じる．その人なりの回復，回復の水準があってもよいという見方である．

　ところで，物質依存に対してハームリダクションの理念を導入すると，必ずしも断酒や断薬をする必要はない，節酒できればよしとする考え方が浮上する．しかし現実的には，節酒はいずれ連続飲酒に至り，機会的薬物使用は結局連続使用に至る．したがって，物質依存においてハームリダクションを，使用物質の「量」を少しでも減らせればよいことと解釈するのはタブーである．物質依存症者はそもそも，「量」のコントロールができないからである．だからこそAAの12のステップ（p.64参照）では，断酒・断薬を回復に向けた鉄則としている．であれば，物質依存症者において現実適応的なハームリダクションとは何であろうか．依存の程度が軽減した物質依存とは何か．それは，人生において物質を使用しない期間をできるだけ長くすることである．仮にリラプス（再使用）することがあっても，とりあえずそこまで不使用の状態を続けられたことをよしとするとらえ方ではないだろうか．そうしたフィードバックや評価を経て，そこで再度，不使用が動機づけられることになる．

8. 健康生成論

　健康生成論は，イスラエルの医療社会学者アントノフスキーによって，ストレス対処能力の発展的概念として構築された理論である．疾病の原因を取り除き，対処しようとする疾病予防の見地，いわゆる疾病生成モデル（pathogenesis）と，健康生成モデル（salutogenesis）の両見地に依拠している．健康生成論では，人はそれぞれの体験世界に生きており，その世界は首尾一貫感覚（SOC）によって意味づけられ，調和されているという．また人は，生きる営みにおいて，危険要因と健康要因が相補的に働く「健康－健康破綻を両極とする連続体」のどこかに位置し，健康の極側に移動さ

せる主要な決定要因がSOCであるという．

　なお，SOCは首尾一貫感覚，健康生成力，健康保持能力，ストレス対処能力，心理社会的免疫力などと訳されているが，自分の生活世界は首尾一貫している（筋道が通っている，わけがわかる，腑に落ちる）という知覚・感覚・実感をいい，「その人にしみわたった，ダイナミックではあるが持続する確信の感覚によって表現される世界（生活世界）規模の志向性」を意味する[1]．それは第1に，自分の内外で生じる環境刺激は，秩序づけられた，予測と説明が可能なものであるという確信（把握可能感：comprehensibility），第2に，その刺激がもたらす要求に対応するための資源はいつでも得られるという確信（処理可能感：manageability），第3に，そうした要求は挑戦であり，心身を投入しかかわるに値するという確信（有意味感：meaningfulness），以上3つの確信から成り立っている[1]．「健康はいかにして生成されるのか」という問いに端を発する健康生成論において，SOCのこれらの構成要因は，個人の様々な内的・外的対処資源のなかから，時と場合に応じて柔軟かつ適切に対処資源を選び取り，動員する力といえる[1]．

　SOCの先行研究をひも解くと，健康な人に限らず様々な人を対象にSOC評価がなされているが，ここでは，松下ら[4]によるアルコール依存症者を対象としたSOC評価調査の概要を紹介する．精神科病院のアルコール医療センターの入院・外来患者（アルコール依存症者）85名（男性68名，女性17名，平均44.7歳）に，喫煙歴などに関する設問と，ニコチン依存スケールであるFTND（Fagerstrome Test for Nicotine Dependence）とSOC評価尺度の各設問に回答してもらった．その結果，対象者の喫煙率は77.6％であり，喫煙者全体の平均FTND得点は5.5 ± 2.1（0〜10）点で，明らかなニコチン依存症者（FTND 6点以上）は喫煙者の50.0％，全対象の38.8％であった．また，対象者全体の平均SOC得点は51.6 ± 11.2点と，日本人一般人口と比較して明らかに低く，さらに喫煙者のSOC得点が非喫煙者のそれよりも有意に低かった（$p<0.05$）．結論として，SOCが意味するところの特性が，依存症者の依存する心性や精神病理の一側面を説明している可能性，SOCが依存性の一指標になりうる可能性が示唆された．対象に依存する，ないし依存せざるをえない心性は，限りなく自己や自分の問題から離れようとする心性であり，逃避である．自分の問題に直面し，その対応を吟味し，その結果に対して自ら責任をとろうとするには，自他に対する一貫した信頼と確信が必要であろう．そのような自他に対する信頼と確信の内実が，SOCの3つの構成要因であっても不思議ではない．

9. エンパワメント理論

　エンパワメントとは，個人や集団が己に対するコントロール感をもって組織的・社会的構造に影響を与えるようになることをいう．平等で公平な社会を実現するところ

第Ⅰ章　アディクションとは

に価値を見出しており，単に個人や集団の自立を促すという概念ではない．パワレス状況にある人が，政治・経済・社会的場面などにおける一般水準の獲得を試みるときに，自身の意向に沿って，個々が有する能力の向上，社会環境の改善，個人と社会環境の調整という方法を用いて，そのパワレス状況を改善していく諸過程である．依存症が「社会の病」であることからも，エンパワメント理論に依拠した回復モデルが求められる．

具体的には，最初のうちは自らの回復を黙々と目指すが，回復のステップを踏むうちに仲間の回復を支援するようになり，その先では，依存症をめぐる社会のあり方を問うようになる．それもただ単に回復者として「どうにかしてほしい」という声をあげるのではなく，一般市民や行政と共によりよい社会をつくりたいというスタンスに立つようになる．自分たちが抱えている困難や不利を主張するのではなく，自分たちを含むすべて人々のQOL向上を意図して，依存症の啓発や予防活動に励み，かつ依存症の背景にある社会的要因をいかにして解消できるかを，広く社会に問いかけていくのである．依存症という病気を通じて得られた個人的体験と，セルフヘルプ活動を通じて得られた集団としての経験を結実させることで，自分たちで自分たちを救うセルフヘルプ機能を超えてエンパワメント機能を発揮するようになる．自己の問題から離れることなく，そこにしっかり根を張ったうえでの対象への限りない関心であり，人類愛といえよう．最高に「自立した人」たちである．

文献

1) Antonovsky A（1987）．Unraveling the Mystery of Health : How People Manage Stress and Stay Well. Proquest Info & Learning．／山崎喜比古・吉井清子監訳（2001）．健康の謎を解く－ストレス対処と健康保持のメカニズム．有信堂高文社．

2) Leon Festinger（1957）．A Theory of Congnitive Dissonance. Stanford University Press．／末永俊郎訳（1987）．認知的不協和の理論－社会心理学序説．誠信書房．

3) Watzlawick P, Weakland JH, Fisch R（1974）．Change : Principles of Problem Formation and Problem Resolution. W W Norton & Co Inc．／長谷川啓三訳（1992）．変化の原理－問題の形成と解決．りぶらりあ選書．

4) 松下年子・伊藤美保・新井清美（2007）．アルコール依存症者の喫煙行動とSOC（Sense of Coherence）．日本社会精神医学会雑誌, 16(1) : 13-21．

3　依存症からの回復とその意味

● 1. 回復の定義

1)　回復を定義し，評価する意味

　依存症からの回復の定義は一様でない．依存症にかかわる人の数だけあると思えるくらいである．たとえば，同じ専門職者や援助職者であっても，それぞれがとらえる回復像は異なるかもしれない．ましてや依存症の当事者，家族，一般の人がとらえる回復像がそれぞれ異なってもおかしくはない．ただし，依存症者の回復を目指してこれらの人が協働するのであれば，ある程度は共通した回復像をもつことが必須である．そして，回復を定義するにあたってまず押さえておきたいのは，回復とはそもそもだれのものなのかという点である．「だれの回復なのか」によって，だれがとらえる「回復像」や「回復観」が最も重視されるべきかが決まってくる．また，回復の所有者を問うこの質問は，だれがその依存症問題の解決について「権利」と「責任」をもつかという問いでもある．回復する権利をもつ人，回復する責任をもつ人の回復になるはずである．とすれば，回復とは依存症を抱えた当事者のものであろう．ただし一方で，看護職者やその他の医療職者も，彼らの回復にかかわる権利と責任がある．それは，彼らの回復を「支援する」権利と責任である．私たちには，彼らの回復ではなく，回復を「支援する」権利と責任があるということになる．

　次に，本人のものである回復を，だれが評価すべきなのか．回復の定義が明確であればだれが評価しても同じと考えてよいのか．そもそも，何のために回復を評価するのかという点である．回復の権利が本人にあるとすれば，回復を評価するのはやはり本人かもしれない．では，看護職者や医療職者は何を評価するのであろうか．それは，回復の支援が適切だったか否かということである．支援が適切だったか否かの「一指標」として，本人の回復の査定があってもよいかもしれない．ちなみに，回復者ないし回復し続けている人の言葉を借りると，「自分では回復しているのかどうかわから

35

ない．けれども周囲の人の反応から，『自分はどうやら受け入れられているらしい』『今のままの自分でいいらしい』と知ることができる」「周りの人とのかかわりを通じて時に，『（自分が）回復に向かっているのかもしれない』と感じさせてもらう」ということである．

　次に，看護職者が自分たちの実践の効果を査定するために，依存症者の何かしらを評価するとして，なぜそれが回復である必要があるのかという疑問が生じる．というのは，「回復」という言葉から連想されるのは，「回復した」「回復していない」という二者択一的な回答パターンであり，後者は時に，「負け組」というイメージさえもたれやすいからである．もちろん，だからこそ，そこから「敗者復活」や「サバイバー」という言葉につながっていくわけである．なお，依存症者がセルフヘルプグループにつながれば，臨床の看護職者が彼らにかかわる機会は減るため，看護職者が彼らについて「回復した」「回復していない」という言葉を使用することは少なくなる．しいていえば「（彼らがその後，医療から）ドロップアウトした」「ドロップアウトしていない」という表現になる．であれば，依存症者がドロップアウトしたら，「看護が失敗した」と判定されるのであろうか．もし，より適切な看護を目指して彼らを評価するのであれば，その結果は，その後の方策を検討するうえで具体的な示唆を提示しうるものでなければならない．「成功した」「失敗した」だけでは有用なフィードバックとはいえない．看護職者が依存症者と一緒に回復というゴールを目指すという姿勢はよいが，回復が本人のものであり，看護職者は回復を支援することにおいて責任をもつのであれば，看護職者による「評価」はもう少し厳密である必要がある．

2）回復とは

　「回復」とは，「一度失ったものを取り戻すこと」「元のとおりになること」である．ちなみに「快復」は「病気が治ること」，「治癒」は「病気やけがが治ること」を意味する．では，依存症を抱えた人にとって，取り戻すべき一度失ったものとは何であろうか．たとえば健康，家族，友人，仕事，自尊心，幸福，生きがい，主体性，自由，選択肢，社会参加などがあげられる．まさに，喪失の病ゆえに失ってしまったものである．であれば回復とは，質の高い生活と人生を取り戻すことであろう．このように回復という言葉を，質的・量的に評価しうる具体的な指標に置き換えないと，次の支援の方向性を見出せるフィードバックにはならないはずである．「回復した」「回復していない」という単なる区分では，あまりにも専門性がない．

　以上のように，医学モデルの観点からみると回復は，「心身の健康を取り戻す」ことであるが，依存症が心理社会的側面やスピリチュアルな側面をも包括した病であることを加味すれば，回復とは，心身の健康というよりは「質の高い生活（人生）」，つまりQOLの再獲得であり，QOLの向上といえよう．なおここで，取り戻すべき「健康」に関して，興味深い考え方があるので紹介したい．

3 依存症からの回復とその意味

3) 依存症の治療観（回復観）

「治療観」には「回復モデル」に基づくものと，「発病モデル」に基づくものがある．それを紹介した論文のなかで田辺[1, 2]は，「回復モデル」に関して，カンギレム（Canguilhem G）という科学哲学者の回復論を取り上げている．カンギレムは，「健康とは，有機体の危機を乗り越えて，古いものとは異なる新しい生理学的秩序を創設するある一定の能力である」と，また「健康とは，病気になることができ，そこから回復するという贅沢である．反対に，どんな病気もそれ以外の病気を乗り越える力の縮小である」と述べているという．健康とは，古いものとは異なる新しい生理学的秩序を作り出す力であるとし，病気がどのように回復するかを重視している．発熱を例にあげれば，感染症に対して有機体は，免疫系・内分泌系・神経系の働きをもって対抗するが，病原体を撲滅して回復したとき，生体はまったく元の状態に戻るわけではない．血液中には抗体が産出され，新しい生理学的秩序がつくり出されている．このようなメカニズム自体を「健康」とし，病気とは発熱現象すらないこと，新しい秩序をつくり出せない状態のこととしている．

一方，「発病モデル」の治療観は，「どのように病気になるか」を重視するものであり，症状は発病過程の一部であり，治療とは発病過程を制御し，発病過程の逆のプロセスを生じさせることであるという．現代医学の多くは，疾病の根本原因を見きわめ，それを消滅（解消）することを目指すので，「発病モデル」に基づく治療観をもっていることになる．

さて，回復モデルや発病モデルに基づく「治療観」を依存症に当てはめるとどうなるであろうか．そもそも依存症には，「治癒はないが（以前のように飲める状態に戻るわけではないが），回復はある」という定説があるくらいなので治療観という言葉自体，的はずれな印象を受ける．そこで，治療を回復に置き換えて考えてみたい．依存症に陥った人は，回復を通じて元の状態に戻るのだろうか．発病に至った原因を削除すれば，元に戻るのだろうか．おそらくそれはありえない．むしろ，新しい価値観を創造し，ストレスや刺激に対する新しい反応の仕方を身につけることが依存症からの回復であろう．つまり，依存症には，発病モデルではなく回復モデルの回復観がフィットしている．

カンギレムの回復モデルに基づく治療観に則れば，依存症になっても，新しい秩序を生み出せる状況，依存症に対して抵抗し，「死にたくない」「このままではいけない」と思えれば健康といえる．その時点でその人はすでに健康を取り戻して，回復の真っただ中にいるということになる．一方，死に抗うことなくそのまま死に身を任せてしまうようであれば，その人は病気といえる．

4) 回復する贅沢と，年単位の介入・サービス

もう1つ，カンギレムの治療観のおもしろいところは，健康とは「回復する贅沢」であるとしている点である．病気になれたから回復できる，病気にならなければ回復

37

という贅沢を体験することはできない．病気になれて，かつ死にたくないと思えるから，つまり健康だから回復できるという発想である．回復を「楽しむ」という考え方にもつながるのかもしれない．ところで，「このままではいけない」と思った段階ですでに依存症者が健康を取り戻しているとしたら，看護はそういう彼らに対して，何を目指して支援するのだろうか．

ここで，10年前に依存症の研究者たちが主張していた「将来の依存症ケアに向けての2つのシフト」を紹介する．治療の目的が単なる断酒や断薬ではなく，回復を促すことであるならば，ケアの評価システムに2つの大きな転換が必要としている．1つ目の転換は，症状（断酒，断薬）重視のケアとその評価から，ウェルネス重視のケアとその評価へのシフトである．依存症者のQOL向上が正真正銘の治療目標であり，QOLが評価研究のアウトカムになるという．2つ目の転換は，急性期のケアモデルから継続的なケアモデルへのシフト，特に，回復支援マネジメントへの転換である．回復支援モデルの根底には，変化を起こしそれを維持する過程において，多くの介入やサービスが年単位で続けられることは必須であるという仮説がある[3]．

5）何からの回復か

回復に関する最後の問いとして，何からの回復かという観点がある．これは，依存症とは何かという問いと同じである．依存症からの回復を見定めるにあたって，依存症とは何かという点がぶれては話にならない．依存症は病気であるとこれまで述べてきたが，それが障害や個性とどう異なるのかという点を明らかにしておきたい．

従来，依存症は「急性疾患」という枠組みでとらえられてきた．物質依存であればまさに，解毒の部分に相当する．一方で，慢性疾患という見方もあり，生活習慣病として理解することもあった．この場合は，回復や治癒という言葉よりも，セルフマネジメントやセルフコントロール，セルフケアという言葉のほうがフィットするかもしれない．ちなみに，米国では1990年代頃から依存症の急性期モデルに対して疑問が噴出したが，それに答える代表的な研究として，2000年に発表されたマクレラン（McLellan AT）らの文献レビュー[4]がある．彼らは，依存症が間違いなく慢性疾患であることを検証し，それを機に，米国では依存症の枠組みが「急性疾患」から「慢性疾患」へと大きくシフトした．

次に，依存症が精神疾患なのか，あるいは精神障害なのかという観点である．障害という言葉があえて用いられるのは，通常の日常生活や社会生活をするうえで必要な機能，形態，能力などに支障があるときであり，その支障が不可逆的な場合である．また，障害者手帳という言葉に代表されるように，社会福祉的な支援を視野に入れるときである．しかし，物質依存であればアルコールや薬物を摂取することが，通常の日常生活や社会生活を送るうえで不可欠な機能，能力とは言い切れないところが難しい．依存症は疾病か障害か，疾病であれば急性疾患か慢性疾患か，それによって依存症からの回復イメージが微妙に異なってくる．

2. 障害と依存症

1) 障害受容

「障害受容」という言葉がある．障害受容とは，障害による変化や諸条件を受け入れること，障害に対する価値観の転換であり，それは「あきらめ」や「居直り」とは区分されるべきものと説明されている．そして，価値観の転換とは，「障害をもつことが自己の全体としての人間的価値を低下させるものではない」という認識を体得することであるという[5]．つまり，積極的な生活態度への転換である．もし依存症を障害とするならば，依存症は受容すべきものであろうか．考えようによっては，依存症者に対する最初の介入とされる「否認」の打破，この否認の対極にあるものを受容ととらえることができるかもしれない．しかし，少なくとも障害における受容とは，価値観の転換，それも，より積極的な価値観への転換を含んでいる．したがって，単に「否認」を打破した状態を「受容」とはいえない．一方で，依存症からの回復に，積極的な価値観への転換があっても不思議ではない．したがって，依存症とは，否認を解くべき対象であるとともに，それとは別に，受容すべき対象でもあるといえよう．

ただし，留意すべきことは，援助職者からすればよかれと思って使用している障害受容という言葉，特に「障害受容した」「していない」という援助職者側の視点は，障害者にとって直接的な益にはならないという点である．それよりも具体的な生活支援や，福祉的援助に力を入れてほしいという障害者の切実な願いがある．また，「障害を受容するには，競争力・生産力・若さを中核とした時代の支配的な価値観を障害者本人が内面化しないことだけではなく，そのような価値観で成り立っている社会の変革が必要である」[6]という言明からは，障害受容という言葉が不要であること，障害者に障害を受容せよという前に社会が変わるべきであること，援助職者が障害受容という言葉とは相反する障害観，つまりノーマライゼーションという枠組みをもつべきことがうかがわれる．ここでいうノーマライゼーションとは，個人が障害を受容するのではなく，社会が障害を受容すること，障害に対する価値観を転換することを意味する．

2) 依存症の障害論と個性論

当事者からすれば違和感をもたざるをえない「障害受容」という言葉，また，「障害受容した」「していない」という援助職者側からの評価は，依存症を抱えた人にとっての，援助職者による「回復した」「回復していない」という評価と似たところがある．障害者にとっての障害受容論が，依存症者にとっての「回復」論と似たような戸惑いをもたらす．障害者の障害受容に関する心理的援助よりも，具体的なケースワーク的な支援が優先されるべきであり，社会は依存症者に対して，自分で招いたのだから自分でどうにかせよではなく，依存を可能にさせている原因の一端は社会にもあ

るという観点で，依存症とその予防に責任をとるスタンスを明示していくべきであろう．

　障害というと，もう1つ，個性論の話がある．「障害は個性である」とした場合，前述の積極的な生活態度に準じた望ましい価値観の転換はよしとしても，障害だからこそ福祉的視点が導入され，福祉の対象になるわけである．障害を「個性」という言葉で置き換えれば，それは福祉的支援の対象にはならない．個人的問題に還元されてしまう危険性がある．依存症も同様であり，依存症が障害であってもよいし，障害を受容し積極的な生活態度を会得することを目指すのもよいが，依存症を個性ととらえることには疑問が残る．

3. 慢性疾患としての依存症

　マクレランら[4]は多くの研究結果を分析し，物質依存は糖尿病や高血圧，喘息などの慢性疾患と同様に，コントロールし続けることが難しいこと，依存症のリラプス（再使用）する割合と慢性疾患の再発する割合は類似していること，アドヒアランス（患者が積極的に治療方針の決定に参加し，その決定に従って治療を受けること）も同じレベルであることを発表した．つまり，依存症は慢性疾患そのものであることを証明した．図Ⅰ-1は，物質依存と3つの慢性疾患，2型糖尿病，高血圧，喘息のそれぞれのリラプス率をグラフ化したものである．物質依存は確かに再発しやすい．だから「困った病気」というふうにくくられてしまうが，他の慢性疾患であっても，処方どおりに内服し，食事療法や運動療法を守ることができない割合，つまり，病気をコントロ

図Ⅰ-1　物質依存と慢性疾患のリラプス率の比較

- 物質依存は，2型糖尿病や高血圧，喘息などの慢性疾患と同様に，コントロールし続けることが重要である
- 他の慢性疾患と同様に，リラプスは生じうるし，その割合も類似している
- アドヒアランスも類似している

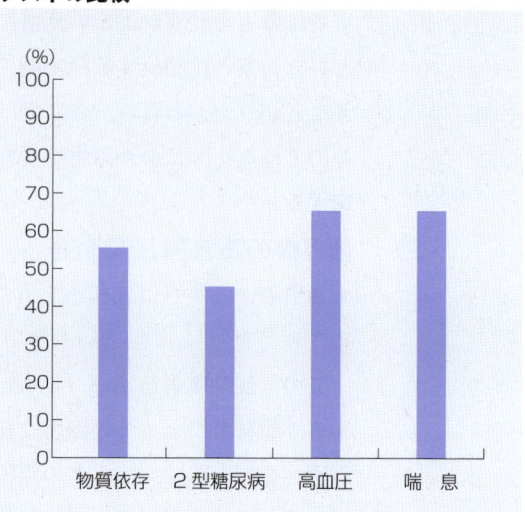

(McLellan AT, Lewis DC, O'Brien CP, et al(2000). Drug dependence, a chronic medical illness : Implications for treatment, insurance, and outcomes evaluation. JAMA, 284(13) : 1689-1695. より引用)

ールできなくて再発する割合は，物質依存のそれと変わらない．

　そもそもマクレランらは，研究に取り組むことになった背景として，物質依存には次のような問題があると指摘している．1つ目は，物質依存が社会に及ぼす弊害が，他の慢性疾患と比較してあまりにも大きいことから，社会や国民が物質依存を，予防や治療を必要とする健康問題ではなく，禁制と法の強制力を必要とする社会問題としてみていること，2つ目は，このような見方を蔓延させている一端に，医師の物質依存への偏見があること，医学教育において依存症教育が十分でないこと，3つ目は，その結果として，多くの一般医師が，アルコール依存症者や薬物依存症者をスクリーニングできないことである．多くの医療職者が，依存症者のスクリーニングを時間の無駄ととらえ，依存症者への有効な介入や治療法はないと信じている．そして実際，入院治療後1年の時点で，アルコールや薬物依存症者の4～6割が物質を再使用している[7]．マクレランらは，このような結果に至る理由として，1つは，実は依存症は病気ではなく，したがって医療的なケアや介入によってどうなるものではないという可能性，もう1つの理由として，依存症に対する治療戦略が急性疾患モデルであることを指摘している．そして後者については，依存症に対する治療法や成果評価の基準を，慢性疾患のそれに見出していくことが必要であろうと仮説した．

　こうして彼らは，依存症が慢性疾患であることを検証するために，約20年間の文献をレビューし，慢性疾患と物質依存の診断，遺伝，疫学，病理，治療反応性，アドヒアランス，リラプスを比較したわけである．その結果，以下のことが明らかになった．

　そもそも慢性疾患には，急性疾患のような高い治癒率や回復率を望むことはできない．たとえば，急性期モデルが適応されている人工股関節置換術を受けた人の場合は，退院後自分でリハビリテーションを続けることで一定の回復を期待することが可能である．しかし，慢性疾患の場合は，退院後自分で生活をコントロールし続けることは難しく，リラプス（再発）することが多い．このような現象は依存症者と共通するものである．しかし糖尿病や高血圧，喘息患者の場合は，コントロール不良でリラプスしてもそれは「治療の結果」とみなされる．したがって医療職者は，患者をモニタリングし続けなければならないと判断するのに対し，依存症者の退院後のリラプスは，「治療が無効であることの証拠」になってしまう．依存症の治療効果も，他の慢性疾患と同様に，治療後のフォローアップがあってこそ最大限に引き出されるはずなのにである．

4. 依存症の病みの軌跡

　表I-7は，コービン（Corbin JM）とストラウス（Strauss AL）の「慢性疾患の病みの軌跡」[8,9]である．慢性疾患の経過を示したモデルで，障害や疾患ごとにそれぞ

第Ⅰ章　アディクションとは

表Ⅰ-7　Corbin と Strauss の「慢性疾患の病みの軌跡」

局面	定義
① 前軌跡期	病みの行路が始まる前，予防的段階，兆候や症状がみられない状況
② 軌跡発症期	兆候や症状がみられる．診断の期間が含まれる
③ クライシス期	生命が脅かされる状況
④ 急性期	病気や合併症の活動期．その管理のために入院が必要となる状況
⑤ 安定期	病みの行路と症状が養生法によってコントロールされている状況
⑥ 不安定期	病みの行路と症状が養生法によってコントロールされていない状況
⑦ 下降期	身体的状態や心理的状態が進行性に悪化し，障害や症状の増大によって特徴づけられる状況
⑧ 臨死期	数週間，数日，数時間で死に至る状況

(Woog P編，黒江ゆり子・他訳(1995)．慢性疾患の病みの軌跡—コービンとストラウスによる看護モデル．医学書院，p.13．より引用)

れの経過は異なっても，ライフコースという観点から経過全体を見通すと，疾患や障害の種類を超えて共通項があるということでモデル化されている．

慢性疾患の病みの軌跡のうち，発症から急性期までは，患者が自分自身で病気をコントロールするのを期待することは難しい．しかし，安定期以降になると，患者が自分で病気と生活をコントロールし，死に至るまでの安定期をできるだけ長く維持することが期待される．なお，病みの軌跡を，時間を横軸，健康レベルを縦軸とした図に改変したのが図Ⅰ-2である．依存症者であるなしにかかわらず，人は最後は死に至る．それまでの間，いかに安定した時間を長くするか，少しでも健康度の高い生活，質の高い生活を長く維持できるか，という発想になる．そこで，慢性疾患を依存症に置き換えたのが図Ⅰ-3である．

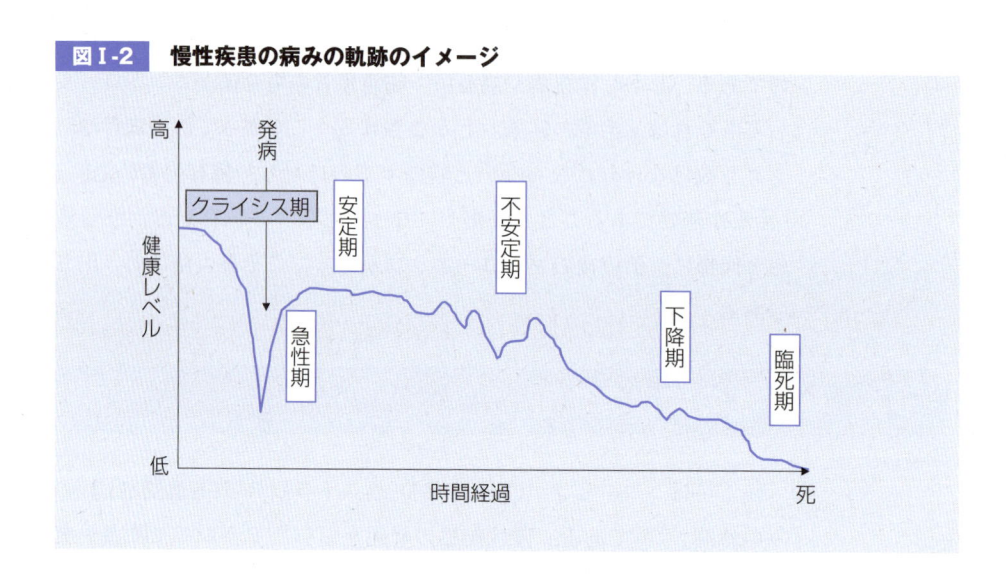

図Ⅰ-2　慢性疾患の病みの軌跡のイメージ

3 依存症からの回復とその意味

　回復やゴールを目指すというイメージをもつ限り，このような依存症の病みの軌跡モデルは描きづらい．むしろ，図Ⅰ-4のような登山モデルが該当する．順調に回復が進めばゴールは頂上である．しかし山登りの途中でいったん滑れば，最初のスタート地点に戻って登り直すことになる．登り方は様々であり，短期達成を目指して命がけで登る人もいれば，登山というよりも散歩感覚で登る人，何度もスリップを繰り返し，それでも敗者復活を目指すという人もいる．しかしいずれのタイプも，頂上を目

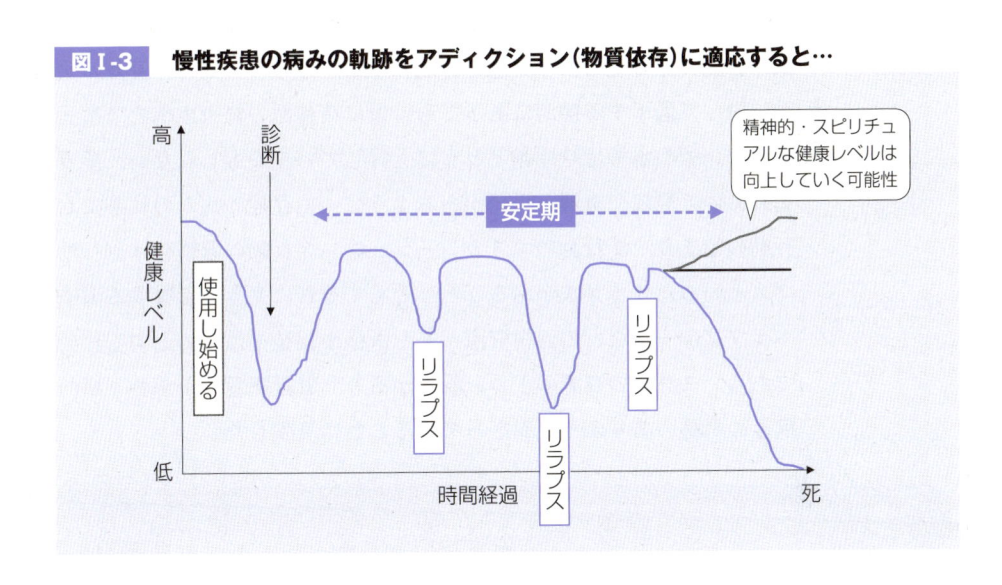

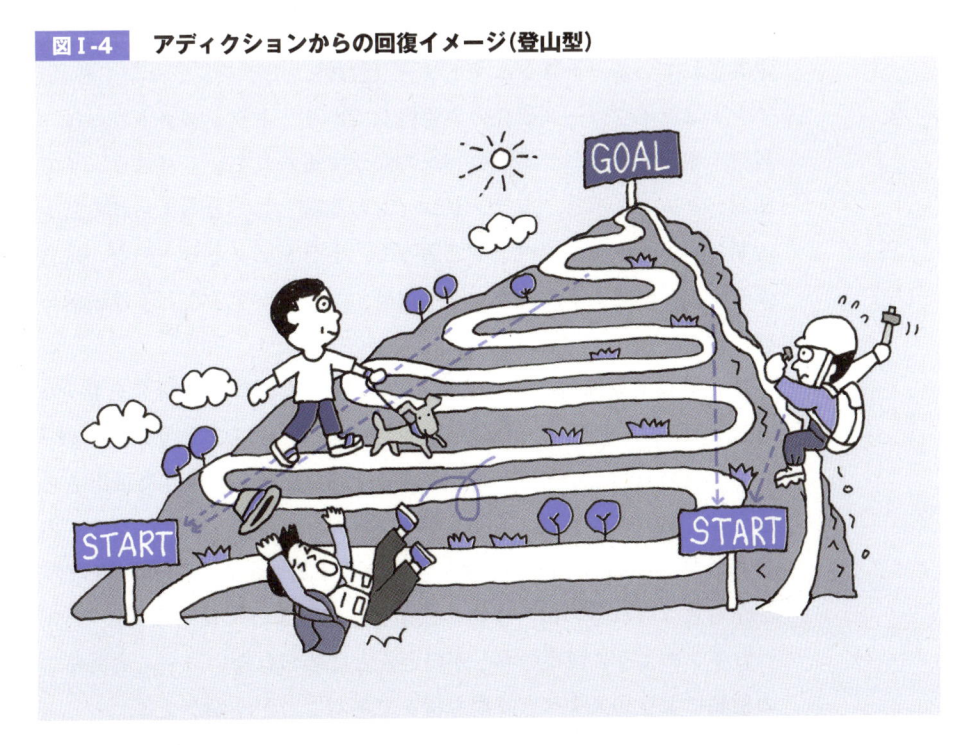

図Ⅰ-3　慢性疾患の病みの軌跡をアディクション（物質依存）に適応すると…

図Ⅰ-4　アディクションからの回復イメージ（登山型）

指すという点では共通している．問題は，このような登山モデルを想定する限り，頂上に行くまでのプロセスよりもむしろ，頂上のほうが強調されてしまう点である．結局，頂上にたどり着いたか否かに目が向いてしまう．頂上まで登れた人はよいが，最後までたどり着けない人はどうなるのだろうか．そして最も由々しいのは，途中挫折者のほうが，頂上まで登れる人よりもはるかに多いという事実である．

　図Ｉ-3に描かれた依存症者の病みの軌跡は，各局面の特徴を加味したていねいな支援を目指すという観点からも，モデルとしての価値は高い．そして物質に依存しない時間をいかに少しでも長くするか，健康度の高い生活，質の高い生活をいかにより長く維持できるかという発想を可能にする．さらに，縦軸の身体の健康レベルは時間軸に沿って低下する傾向にあっても，仮に精神面の健康水準を3次元の軸として設定すれば，その水準は時間軸とともに上昇していくかもしれない．重要なのは，慢性疾患において発症や寛解，再発があるように，依存症の病みの軌跡においても，①依存行動の始まり，②行動のエスカレーション，③行動の習慣化，④行動の停止，⑤リラプスといったサイクルがあること，そしてそれに大きく影響する因子として，セルフヘルプグループなどの回復資源，また医療や福祉をはじめとする社会資源があることである．これらの資源の1つに看護があり，看護職者のかかわり如何によって，この病みの軌跡のありようが異なってくることに着眼したい．

5. 依存症のライフコース研究

　ライフコースとは，年代ごとに異なるライフスパンが続いたパスウェイ（過程）と定義されている．トラジェクトリー（軌跡），トランジション（移行），ターニングポイントはライフコース研究の主要概念であり，トラジェクトリーは，ライフワークや親業，犯罪歴など，ライフスパンのなかで築かれていくパスウェイである．行動の長期的パターンを示し，トランジションの連続としてとらえられる．トランジションは短期スパンのライフイベントであって，トラジェクトリーのなかに含まれる．学校に入学する，卒業する，就職する，退職する，出産するなど不連続的または連続的な状態変化をいう．

　ここで長期縦断的な，物質依存症者のライフコース研究を紹介する．図Ｉ-5は，ロサンゼルスの刑務所，救急病院，性感染症（STD）クリニックのそれぞれから600名ずつ集めたハイリスクの薬物依存症者1,800名より無作為抽出された566名の薬物依存症者の，コカイン，メタンフェタミン，マリファナ，ヘロインの使用頻度の経緯である[10]．横軸が年齢，縦軸が各薬物の1週間あたりの使用日数の割合である．ここから読み取れるのは，薬物の種類と年齢によって使用頻度が明らかに異なること，ヘロインのように回復の兆しがほとんど認められないコースもあることである．薬物の種類により介入すべき時期も様々であることがうかがえる．

3 依存症からの回復とその意味

　図Ⅰ-6は，カリフォルニアのプログラムに参加したヘロイン依存症男性471名の，ヘロインの月間使用日数の経緯である[11]．最初の使用時期から16年間の使用頻度をモデル化したものである．対象を，使用頻度の高い状況が続いている高安定群（278名）と，後半になって使用頻度が減速してきた減速群（149名），早期ストップ群（44名）

図Ⅰ-5　薬物依存症者のライフコース研究①：各薬物の1週間の使用頻度の経緯

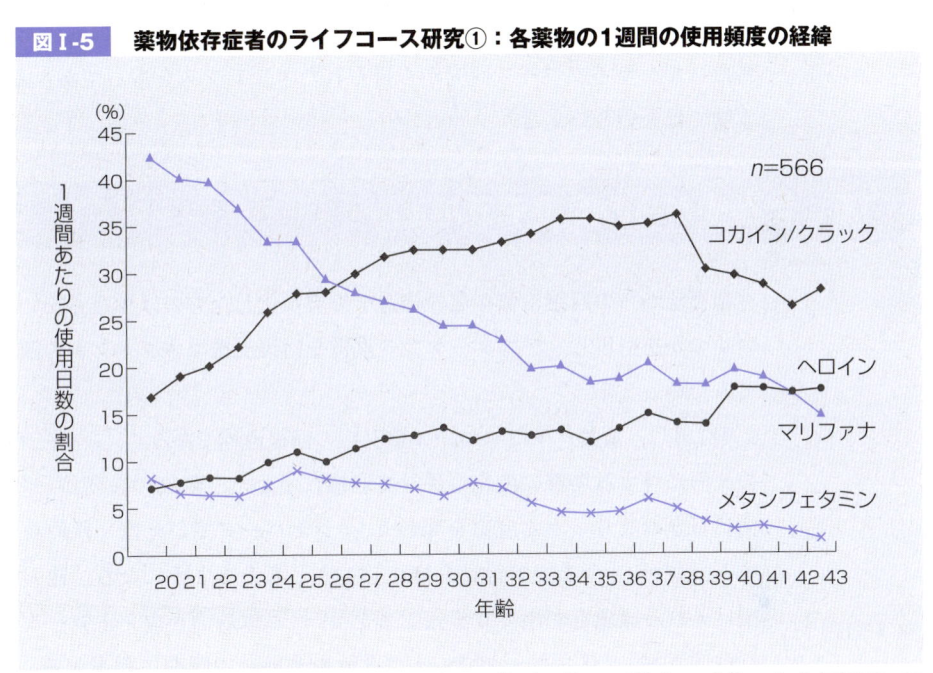

(Hser YI(2002). Drug use careers: Recovery and mortality. In : Korper SP, Council CL, eds. Substance use by older adults : Estimates of future impact on the treatment system. p.39-59. より引用)

図Ⅰ-6　薬物依存症者のライフコース研究②：ヘロイン依存症者の使用頻度の経緯

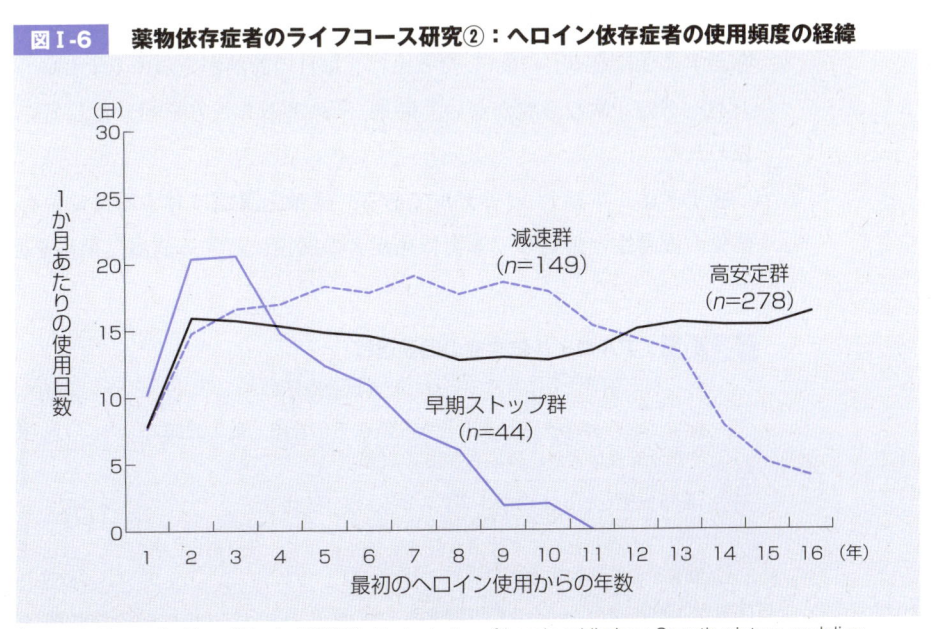

(Hser YI, Huang D, Chou CP, et al(2007). Trajectories of heroin addiction : Growth mixture modeling results based on a 33-year follow-up study. Evaluation Review, 31(6) : 548-563. より引用)

の3群に区分して分析している．ここからは，依存症がいかに慢性疾患の特徴を有しているか，早期にやめる人がいてもその数はいかに少ないか，途中からやめた人も安定するまでに8～10年を要すること，回復はゆっくりと進むこと，最後まで回復に至らない人がいかに多いかが示されている．

以上，ライフコースの観点からとらえることで，依存症の慢性疾患としての特性が明らかにされたが，逆にいえば，依存症からの回復や，回復に向けた援助を考えるにあたって，ライフコース研究から得られたエビデンスをもってあたるのでなければ，本物ではないといえる．

6. 依存症からの回復モデル

依存症からの回復や依存症の経過をモデル化したものは少なくないが，そのなかのいくつかを引用し，アフターケアの重視や回復支援マネジメントの観点から振り返ってみたい．

表I-8は，斎藤[12]のアルコール依存症の回復過程である．ジンバーグ（Zimberg S）[13]の飲酒に対する姿勢の変化も併せて右欄に示した．最初の段階が，「何らかの形で生活に行きづまり，どん底感を味わう」，ジンバーグでいえば「飲めない」時期に相当する．次が，「今までの行動を修正しようと考えるようになる．他人の助言や指示を受け入れる謙虚さが出てくる」，3番目が「『私は飲酒をコントロールできない』という敗北宣言」，ジンバーグでいえば「飲むまい」の時期に相当する．4番目が「パワー幻想からさめて着実な生活を志すようになる（毎日の断酒をその基本とする）」である．この回復モデルでいうと，4番目の段階，「パワー幻想からさめて着実な生活を志すようになる」の後に，たとえば「毎日の断酒が定着する」という段階を設け（ジンバーグの「飲む必要がない」時期），ケアのあり方を細分化していく必要があると思われる．

図I-7は，本杉[14]のモデルである．横軸を課題に対する自覚の有無，縦軸を対人関係の流動性と想定し，薬物依存症者の回復に対する認識と態度を図式化している．

表I-8　アルコール依存症の回復過程

1. 何らかの形で生活に行きづまり，どん底感を味わう	1.「飲めない」時期
2. 今までの行動を修正しようと考えるようになる．他人の助言や指示を受け入れる謙虚さが出てくる	↓
3.「私は飲酒をコントロールできない」という敗北宣言	2.「飲むまい」の時期
4. パワー幻想からさめて着実な生活を志すようになる（毎日の断酒をその基本とする）	↓ 3.「飲む必要がない」時期

（斎藤 学（1985）．アルコール依存症の精神病理．金剛出版．p.193-197. ; Zimberg S. Principles of alcoholism psychotherapy. In: Zimberg S, et al. eds（1978）．Practical Approaches to Alcoholism Psychotherapy. Plenum Press. p.3-18. より引用）

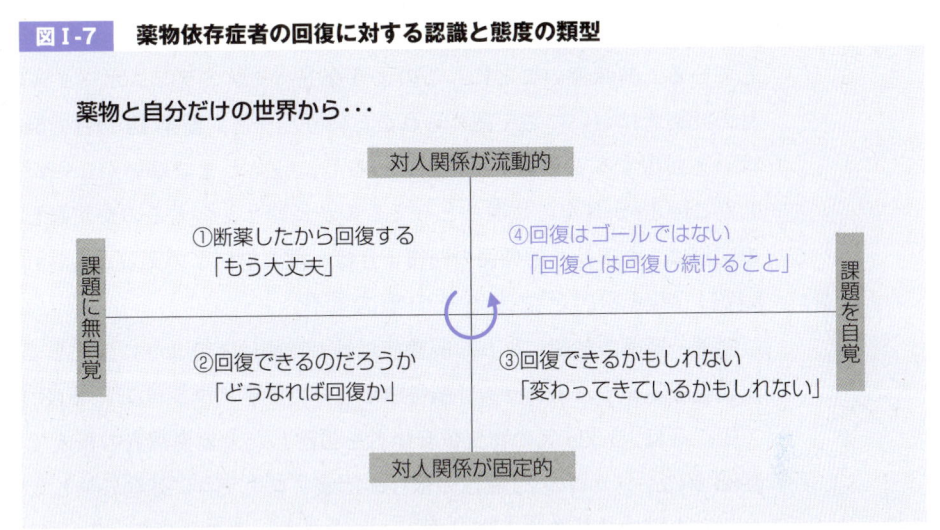

図 I-7　薬物依存症者の回復に対する認識と態度の類型

薬物と自分だけの世界から…

- 対人関係が流動的
- 対人関係が固定的
- 課題に無自覚
- 課題を自覚

①断薬したから回復する「もう大丈夫」
②回復できるのだろうか「どうなれば回復か」
③回復できるかもしれない「変わってきているかもしれない」
④回復はゴールではない「回復とは回復し続けること」

(本杉 綾 (2008). 薬物依存症者の回復・成長・自立の過程. 日本精神科看護技術協会監, 天賀谷 隆・他編, 実践精神科看護テキスト第14巻 薬物・アルコール依存症看護. 精神看護出版, p.78-83. より引用)

第1段階が「断薬したから回復する.『もう大丈夫』」, 第2段階が「回復できるのだろうか.『どうなれば回復か』」, 第3段階が「回復できるかもしれない.『変わってきているかもしれない』」, 最後の段階が「回復はゴールではない.『回復とは回復し続けること』」というように, 認識と態度が変化していく. このモデルでいえば, 第4段階の「回復とは回復し続けること」の「回復し続ける」部分をさらに発展させ, 回復中のアプローチを見定めることが今後の課題になるかもしれない. 既存のモデルの多くが, 回復の軌道に乗って安定したところで終わっている.

最後に, 女性の薬物依存症者のための中間施設の責任者でもある上岡[15]が記している回復を示す.「子どもの頃から暴力と緊張のなかを生き抜いてきた人たちですから,『安全である』『生活する』という感覚を徹底的に破壊されています. 驚くほど基本的なところから『生活』『安全』ということを教えていくことが必要です. それには, 地域のなかで『ふつうに』に暮らし, サポートを受けながら学んでいくことが必要不可欠です」「日常生活のなかに楽しみを見出せるようになることが回復の目標となります」とある. ここでいえば, 日常生活のなかに楽しみを見出せるようになって, その後も楽しみを見出し続けていく部分の詳細が重要であろう.

7. 回復による変化とケア

1) 回復し続けることによる脳（身体）の変化

断酒・断薬により, またその継続により, 脳はいつの時点からどのように変化していくのだろうか. ヴォルコウ（Volkow ND）ら[16]は, メタンフェタミン依存症者のドパ

ミントランスポーターが減少し，その働きが有意に低下しているのを PET 画像で検証している．興味深いことに，このようなドパミントランスポーターの減少が，11 か月の断薬者においてさえ認められたという．一方，断薬 14 か月で脳機能が部分的とはいえ回復することも確認されている[17]．完全とまではいかないがそれなりに改善したこの 14 か月を，短期ととらえるのか長期ととらえるのかが難しい．それでも脳の回復は，心理社会的側面の回復よりは一段と早いといえるかもしれない．

2） 回復し続けることによるその他の変化

断酒・断薬の継続により，脳機能以外の機能はどのように変化していくかを説明した調査を紹介する（コラム「脳科学からみたアディクション」，p.68 も参照）．

図 I-8 は，1,326 名の物質依存症者を追跡した大規模調査の概要である[18]．1996〜1998 年に，シカゴの 22 施設の依存症治療プログラムに継続参加していた 1,326 名が，コホート調査の対象としてリクルートされた．その後半年，2〜8 年後とインタビュー調査が続けられ，8 年後には 1,162 名（生存者の 96％）がインタビューを受けた．その結果，1,162 名の 57％，661 名が自己申告と尿検査により，リラプス者であることが判明した．残り 501 名（43％）（少なくとも 1 か月以上断酒・断薬中）を対象に分析したところ，1 年未満の断酒・断薬者が 232 名（46％），1 年以上 3 年未満が 127 名（25％），3 年以上 5 年未満が 65 名（13％），5 年以上が 77 名（15％）であった．表 I-9 に示したのは，インタビュー調査とともに使用された様々な評価尺度（量的評価が可能な尺度）であり，尿検査もそのなかの 1 つである．

8 年後の時点で少なくとも 1 か月以上断酒・断薬中であった人の，ベースライン時

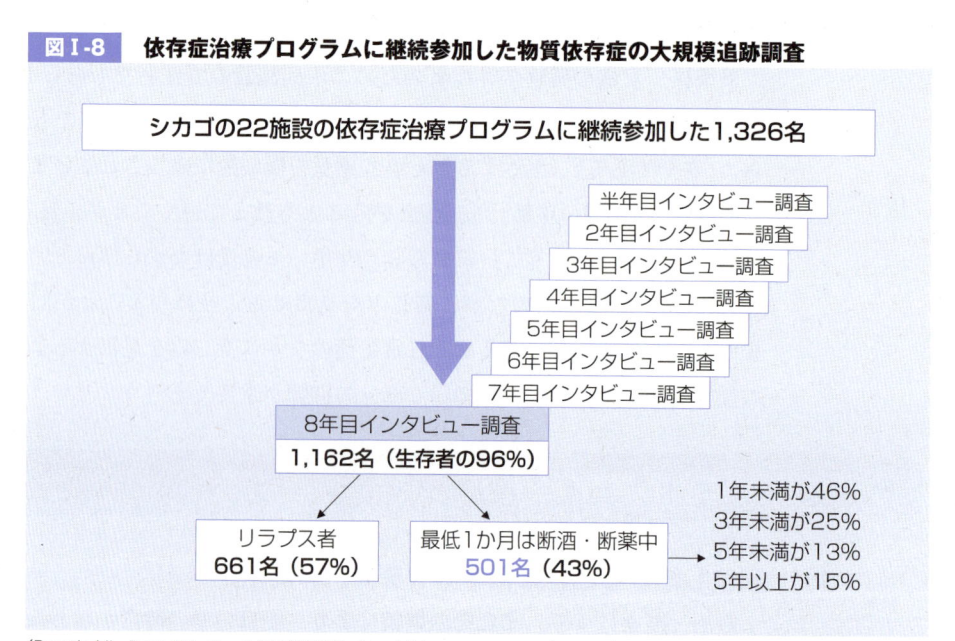

図 I-8　依存症治療プログラムに継続参加した物質依存症の大規模追跡調査

シカゴの 22 施設の依存症治療プログラムに継続参加した 1,326 名
↓
半年目インタビュー調査
2 年目インタビュー調査
3 年目インタビュー調査
4 年目インタビュー調査
5 年目インタビュー調査
6 年目インタビュー調査
7 年目インタビュー調査
8 年目インタビュー調査
1,162 名（生存者の 96％）
↓
リラプス者 661 名（57％）
最低 1 か月は断酒・断薬中 501 名（43％） → 1 年未満が 46％／3 年未満が 25％／5 年未満が 13％／5 年以上が 15％

(Dennis ML, Foss MA, Scott CK (2007). An eight-year perspective on the relationship between the duration of abstinence and other aspects of recovery. Evaluation Review, 31 (6)：585-612. より引用)

表I-9　回復の指標として使用されたスケール群

- ASI（Addiction Severity Index）(McLellan, 1995)：アディクション重症度の評価．得点が高いほど重症であることを示す
- GAIN（Global Appraisal of Individual Needs）(Dennis, Titus, 2003)：個人の全般的なニーズの評価．精神的な健康と環境危険度については，得点が高いほど問題があり，ニーズが高いことを示す．
- Perceived Family and Social Support Scale (Procidano, Heller, 1983)：家族・社会サポート度の評価．得点が高いほどサポートが高いと認識していることを示す
- CRI（Coping Responses Inventory）(Moos, 1993)：対処様式（コーピングスタイル）の評価．得点が高いほどそのコーピングスタイルを用いていることを示す

＊尿検査

(Dennis ML, Foss MA, Scott CK (2007). An eight-year perspective on the relationship between the duration of abstinence and other aspects of recovery. Evaluation Review, 31(6): 585-612. より引用)

（一部は8年後時点）の属性などを表I-10，11に示す．圧倒的にアフリカ系米国人が多く，無職者が8～9割，虐待経験をもつ人が2～4割，路上生活者が3～4割であった．なお，表I-10～14では断酒・断薬期間により対象者を1か月以上1年未満群，1年以上3年未満群，3年以上5年未満群，5年以上群の4群に区分しているが，群間に有意差（$p < 0.05$）が認められたところはグレーの背景にしてある．すると表I-11からは，断酒・断薬5年以上群がそれ以外の群よりも有意に，ベースライン時において物質をルーチンに使用していた年数が長いこと，アルコールやコカインを依存

表I-10　断酒・断薬期間別の対象者の属性など（ベースライン時） (%)

		8年後の断酒・断薬期間			
		1か月～1年	1～3年	3～5年	5年以上
$p<0.05$		n=232	n=127	n=65	n=77
人種	アフリカ系	90	83	90	92
	白人	4	6	5	4
	他	6	11	5	4
性別	女性	61	58	60	68
年齢	18～29歳	35	27	31	17
	30～49歳	64	69	66	81
	50歳以上	2	5	3	3
雇用状況	無職	82	84	85	88
婚姻状況	未婚者	70	65	71	66
虐待経験あり	身体的虐待	25	28	35	33
	精神的虐待	38	37	43	39
	性的虐待	21	20	25	21
住居	路上生活者（自己申告）	37	32	42	47
	シェルター	12	13	9	13

(Dennis ML, Foss MA, Scott CK (2007). An eight-year perspective on the relationship between the duration of abstinence and other aspects of recovery. Evaluation Review, 31(6): 585-612. より引用)

対象としていた人の割合が高いこと，犯罪に関する体験が少ないこと，8年後時点においては治療中であったり，投獄中の者の割合が少ないことがわかる．

表I-11 断酒・断薬期間別の対象者の物質使用歴など（ベースライン時，一部8年後時点）(%)

p<0.05		8年後の断酒・断薬期間			
		1か月～1年	1～3年	3～5年	5年以上
初めての物質使用年齢(歳)		16	16	18	16
日常的使用年数(年)		14	14	13	16
1か月の使用日数(日)		15	17	16	18
アディクション治療の既往歴あり		63	58	75	59
過去30日間で5日以上の使用あり	アルコール	24	28	19	40
	コカイン	31	35	42	52
	ヘロイン	28	29	25	23
	カナビス	7	7	3	8
合併症	大うつ病	34	41	43	48
	全般性不安障害	35	42	39	48
犯罪歴と仮釈放	逮捕歴あり	82	80	71	71
	有罪判決歴あり	57	58	46	34
	投獄歴あり	50	43	37	31
	仮釈放中	37	29	32	16
8年後の状況	治療中	15	6	5	1
	投獄中	28	21	14	5

(Dennis ML, Foss MA, Scott CK(2007). An eight-year perspective on the relationship between the duration of abstinence and other aspects of recovery. Evaluation Review, 31(6)：585-612. より引用)

表I-12 断酒・断薬期間と健康，コーピングスタイルとの関連（8年後時点，一部ベースライン時も）

p<0.05			8年後の断酒・断薬期間			
			1か月～1年	1～3年	3～5年	5年以上
身体的健康	自己評価(点)(1：大変良い～4：悪い)	8年後	1.8	2.2	2.2	2.0
	過去1か月のうち健康だった日数(日)	8年後	3.4	3.5	3.6	3.2
	過去6か月間のER搬送(回)	8年後	0.3	0.2	0.1	0.1
精神的健康	ASI得点(0～1点)	ベースライン時	0.17	0.20	0.22	0.17
		8年後	0.07	0.13	0.08	0.04
	過去1か月のうち精神的問題のあった日数(日)	ベースライン時	5.7	7.1	6.0	6.9
		8年後	2.5	4.8	3.6	1.5
	GAIN得点(0～21点)	ベースライン時	5.4	6.3	6.2	6.0
		8年後	2.1	2.8	1.7	0.8
コーピングスタイル(CRI得点)(0～18点)	論理的分析対処型(点)	8年後	10.4	9.9	8.3	8.7
	助言と支援探索型(点)	8年後	10.8	11.4	9.3	8.9
	認知的回避型(点)	8年後	9.5	8.6	7.4	6.3
	感情放出型(点)	8年後	7.3	7.3	6.3	5.0
	問題解決型(点)	8年後	12.4	12.5	11.3	11.2
	代替案探索型(点)	8年後	9.6	10.0	9.2	8.6
	ポジティブシンキング型(点)	8年後	12.3	12.1	11.2	10.3
	受容・あきらめ型(点)	8年後	8.2	8.1	7.4	6.5

(Dennis ML, Foss MA, Scott CK(2007). An eight-year perspective on the relationship between the duration of abstinence and other aspects of recovery. Evaluation Review, 31(6)：585-612. より引用)

3 依存症からの回復とその意味

次に，表Ⅰ-12〜14は8年後時点における評価結果であるが，表Ⅰ-12は健康状態やコーピングスタイル（対処様式）を示している．（断酒・断薬期間の）群別で有意差が認められたのは，精神的な健康に関することと一部のコーピングスタイルであり，1〜3年群の精神的な健康が有意に悪いこと，一部のコーピングスタイルは断酒・断

表Ⅰ-13　断酒・断薬期間と触法関連の問題，職業（収入）との関連（ベースライン時と8年後時点）

p<0.05			8年後の断酒・断薬期間			
			1か月〜1年	1〜3年	3〜5年	5年以上
触法関連	過去6か月間の違法活動日数（日）	ベースライン時	11.7	12.6	6.5	60.0
		8年後	5.4	0.0	0.0	0.0
	過去6か月間の違法収入金額	ベースライン時	$779	$1,174	$450	$434
		8年後	$555	$0	$0	$0*
	過去6か月間の投獄日数（日）	ベースライン時	1.0	0.7	0.4	0.3
		8年後	9.3	6.7	4.2	1.6*
職業	過去30日間の就労日数（日）	ベースライン時	2.7	1.8	2.5	3.4
		8年後	6.5	8.8	13.3	13.7*
	過去6か月間の収入金額	ベースライン時	$1,211	$948	$1,068	$1,339
		8年後	$2,919	$3,128	$5,154	$8,311*
	貧困（所得）線（poverty line）以下の収入者（%）	ベースライン時	65.0	67.7	59.7	68.5
		8年後	74.0	73.4	53.2	50.7

*：2時点の得点に差あり．
(Dennis ML, Foss MA, Scott CK(2007). An eight-year perspective on the relationship between the duration of abstinence and other aspects of recovery. Evaluation Review, 31(6)：585-612. より引用)

表Ⅰ-14　断酒・断薬期間と環境，支援，能力との関連（8年後時点，一部ベースライン時も）

p<0.05			8年後の断酒・断薬期間			
			1か月〜1年	1〜3年	3〜5年	5年以上
環境	過去30日間で住居のあった日数（日）	ベースライン時	18.6	19.8	21.5	20.2
		8年後	16.9	20.7	25.6	27.1*
	飲まない・使用しない友人の数（点）(0：いない〜4：たくさんいる)	ベースライン時	2.6	2.5	2.4	2.2
		8年後	3.3	3.5	3.5	3.5*
	環境危険度（GAIN得点）(0〜84点)	8年後	33.3	30.1	29.5	27.7
支援	家族支援を受けた（Perceived Family and Social Support Scale 得点）(0〜20点)	8年後	15.7	16.2	14.6	16.5
	社会支援を受けた（Perceived Family and Social Support Scale 得点）(0〜20点)	8年後	13.6	14.6	14.6	16.2
	スピリチュアルなサポートを受けた（GAIN得点）(1〜7点)	8年後	5.5	5.7	6.1	5.9
能力	自己評価能力（GAIN得点）(1〜10点)	8年後	6.2	6.3	6.4	7.1
	リラプスしないという自己効力感（GAIN得点）(1〜5点)	8年後	3.9	4.0	4.0	4.3

*：2時点の得点に差あり．　GAIN：Global Appraisal of Individual Needs.
(Dennis ML, Foss MA, Scott CK(2007). An eight-year perspective on the relationship between the duration of abstinence and other aspects of recovery. Evaluation Review, 31(6)：585-612. より引用)

薬が続くとともに変化していく可能性が示された．

　なお，身体的な健康は断酒・断薬によって大きくは影響されず（表I-12），断酒・断薬が進むにつれて触法関連の問題を起こさなくなり，就労が可能となって収入を得るようになっていくことがうかがえる（表I-13）．また環境，支援，能力は，断酒・断薬が進むにつれてすべて有意に改善している．住居を得，依存症ではない友人を得，より危険の少ない環境に移り，社会的支援やスピリチュアルな支援をより多く受けるように変化している．また，「リラプスしないでいられる」という自己効力感も増している（表I-14）．

　図I-9は7年後時点での断酒・断薬期間が，その1年後である8年後時点での断酒・断薬状況をどれだけ予測するかを示したものである．1年未満の断酒・断薬者がその1年後に断酒・断薬している可能性は36％，1～3年の断酒・断薬者であれば66％，3～5年と5年以上は同じ86％であった．つまり，断酒・断薬が3年間続いた時点で，その後の断酒・断薬の可能性が劇的に高まること，一方で，たとえ5年以上続いても，その後1年間でリラプスする可能性が14％あることを明らかにしている．

　以上より，以下のようにまとめられる．
①身体的な健康と断酒・断薬期間の間に有意な関連はない．
②断酒・断薬当初高かった一部のコーピングスタイルは，断酒・断薬の継続とともに減じていく．
③精神的な健康問題は1～3年がピークで（低迷しており），その後低下していく（良くなっていく）．
④触法問題や経済的問題，環境リスクや友人関係，支援は断酒・断薬の継続とともに

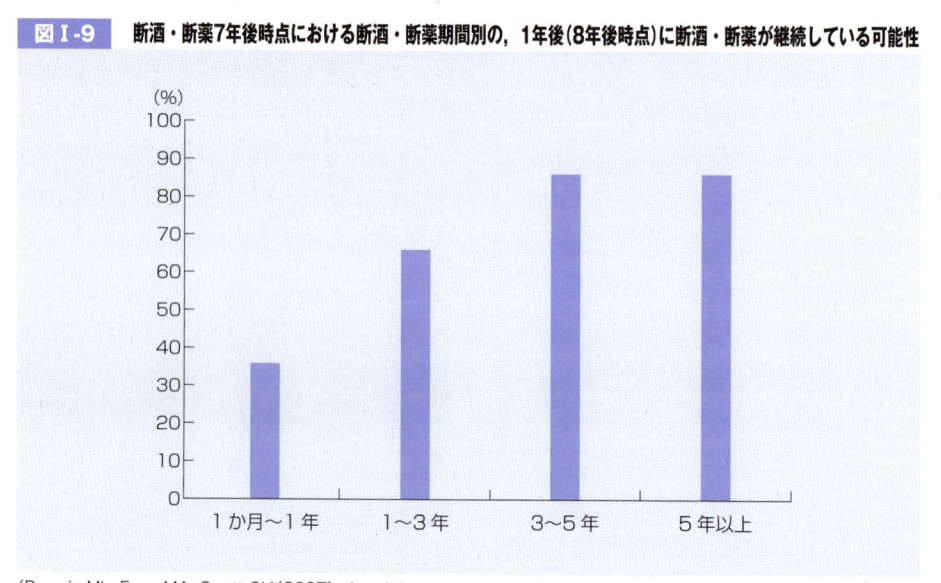

図I-9 断酒・断薬7年後時点における断酒・断薬期間別の，1年後（8年後時点）に断酒・断薬が継続している可能性

(Dennis ML, Foss MA, Scott CK (2007). An eight-year perspective on the relationship between the duration of abstinence and other aspects of recovery. Evaluation Review, 31(6) : 585-612. より引用)

3 依存症からの回復とその意味

改善していく．

⑤断酒・断薬が3年続いた時点で，その1年後も断酒・断薬が続いている可能性は劇的に増加するが，しかし5年以上の断酒・断薬群においても，その1年後にリラプスする可能性は14％である．

以上の所見から示唆されるのは，断酒・断薬後，望ましい変化が生じるには一定の時間を要するということ，仮に断酒・断薬が5年以上続き，望ましい変化が認められたとしても，それがその後の断酒・断薬を保証するものではないということである．

3) 回復し続けるためのケア

回復し続けるためには，いつの時点でいかなるケアが必要であろうか．回復過程の各段階で，依存症者にとって今，そのときに優先してほしいケアやサービスを調査した研究を紹介する．

断酒・断薬中の356名の物質依存症者を対象に，生活優先度に関する半構造化面接を行っている[19]．属性は，62％がアフリカ系米国人，22％がHIV抗体陽性者，30％がC型肝炎抗体陽性者であり，平均年齢は43歳であった．対象者の5.3％がメサドン維持療法（依存対象の薬物を依存性が低い薬物に置き換える治療法）を受け，28.6％が外来の治療プログラムを受けていた．調査時点での断酒・断薬期間は1か月〜10年である．面接で尋ねた質問は，「（現在，）どのような側面でのケアやサービスが必要か，優先度の高いものから3つまであげてください」である．

断酒・断薬期間別の結果を表I-15に示す．対象者にとって常に優先度が高いのは，物質使用を中止し続けることと，雇用に関するケアやサービスであった．一方で，各時期に特有なニーズも認められた．たとえば断酒・断薬後半年〜1年半の時期は，住

表I-15 断酒・断薬期間別の優先度（3つまで選択可） (%)

優先する内容	6か月未満 n=106	6〜18か月 n=94	18〜36か月 n=74	3年以上 n=82
物質使用を中止し続けること	49.9	43.2	52.7	34.1
雇用	31.1	36.2	35.1	34.1
家庭・社会的関係性	19.8	23.5	23.0	24.4
教育とトレーニング	17.9	16.0	23.0	14.6
普通の生産的な生活を達成して楽しむ	17.0	19.3	26.8	27.9
家族の再結合	15.1	11.7	18.9	7.3
精神的健康と自己研鑽(self-work)	15.1	14.8	21.7	6.1
住居とその環境	12.3	21.3	13.6	8.6
身体的健康	11.3	11.7	6.8	20.7
スピリチュアリティと信仰	9.4	9.6	2.7	2.4
経済的，実質的なこと	6.6	14.9	8.1	7.3
返す，他者を支援する	1.9	3.2	6.8	3.7
法的問題	0	1.1	1.4	0

(Laudet AB, White W(2010). What are your priorities right now? Identifying service needs across recovery stages to inform service development. Journal of Substance Abuse Treatment, 38(1) : 51-59. より引用)

居確保のニーズや，薬物の売買が行われやすい環境から脱したいというニーズ，経済面のニーズが高い傾向にあり，その期間を乗り越えると，就学や就業に向けた教育やトレーニングのニーズが高かった．他者を支援したいというニーズや，普通の生産的な生活を楽しみたいというニーズも出てくる．3年以上になると，生活を楽しむとともに身体的健康に関するニーズも高くなっている．

　以上より結論として，依存症者は回復中であっても多くの困難を抱え続けていること，断酒・断薬が達成された後も長期にわたって，多領域・多機能面においてケアが必要であることが明らかにされた．これだけ多様なニーズがあるという事実は，裏返せば，回復とは「コミュニティで意味のある，生産的な，豊かな生活（人生）を構築していくこと」[20]であることを検証している．そして，それには一定の時間が必要であり，時間経過に沿った，依存症者のニーズに応じたケアやサービスを提供することが必要ということになる．米国と日本では文化的背景は異なるものの，依存症の本質や支援のあるべき方向性は変わらないはずである．

8. 先行研究が示す依存症からの回復

　次に，先行研究が依存症からの回復をどのようにとらえてきたかを振り返りたい．1986年当時，マードックス（Maddux JF）ら[21]は，依存症にかかわる専門職や関係者が「回復」という言葉を使いつつも，その言葉の意味や次元，回復の条件などを明らかにしなかったこと，それが依存症に関する政策やサービスの発展，教育の浸透を妨げてきた可能性を述べている．また，マカウィニー（McAweeney MJ）ら[22]は，多くの研究者たちは回復を「物質使用の有無」，つまり断酒・断薬の観点からのみ定義してきたことを指摘している．回復を意味する多くの言葉が交互に使われてきたが，それらの言葉が「プロセス」なのか，「回復した」「回復していない」という「結果」なのか，あるいは症状（アディクション行動）の有無なのか，生活スタイルそのものなのかは不明であったという．彼らは，たとえば腫瘍学の世界であれば5年のdisease-free（無症候）を「寛解」とするなど，治癒や回復を意味する言葉を厳密に定義し，それらを共有してきたのに対し，依存症の世界では回復の定義を曖昧なままに放置してきたと指摘している．

　次に，回復を断酒・断薬とする背景には何があるかという指摘である．ラウデット（Laudet AB）[23]は，回復を断酒・断薬と位置づける姿勢は，1つは断酒・断薬をベースとした回復のプログラム，AAの「12のステップ」（p.64参照）による影響が大きいとしている．さらにもう1つ，ウェルネスよりも症状に着眼し，機能性よりも障害の有無に着眼したケアと評価のパラダイムによる影響もあると述べている．そして断酒・断薬の強調は，依存症医療の回復の定義であるASAM（American Society of Addiction Medicine）の「精神作用物質への身体的精神的依存に打ち勝って社会参加

3 依存症からの回復とその意味

すること」(2001年)にも通じているという．確かに，依存症を慢性疾患ととらえれば，依存症に「打ち勝つ」という表現にはならないかもしれない．ラウデットらは，最も重要なのは「回復は，その渦中にある人にとって何を意味するか」という観点であるとし，それを明らかにすることが当事者に向けた支援やサービスを発展させ，依存症政策に資することになると述べている．

実際，ラウデットらの，クラックないしヘロイン依存症の既往者289名（平均物質使用期間が18.7年，調査参加時の平均物質未使用期間が31か月）を対象に「回復」について尋ねた調査[24]において，86.5％の当事者が，最もフィットする回復の定義として「薬物とアルコールの全面的断絶」を選択したという．その際の回答の選択肢は，①コントロールされた薬物・アルコールの使用，②特定された薬物を使用しないこと，ただし他の薬物やアルコールは可，③いかなる薬物も使用しないこと，ただし飲酒は可，④いかなる薬物もアルコールも全面的に断絶すること，の4件である．次に，ラウデットら[25]は，米国の依存症医療が12のステップをベースにしていることから[26]，依存症医療の姿勢がハームリダクション（危険が縮小できればよしとする考え方，p.32参照）に基づくオーストラリア（メルボルン）にて同調査を繰り返した．その調査でも，ヘロインを主とした長期薬物使用者（現在未使用）の73.5％が，回復の定義としてやはり「薬物とアルコール両者の全面的断絶」を選択したという．

なお，ラウデットらの一連の調査では，「回復をどのように定義するか」という設問に対して選択式で回答してもらうだけでなく，自由記載の回答も求めている．その結果，43％の者が回復を「物質を使用しないこと」と定義したのに対し，半分以上の者（特にインテーク時3年未満の断酒・断薬者）が，「物質使用の有無は重視しない」旨を記したという．そして後者の典型例が，「回復とは，依存症によって埋もれてしまったアイデンティティ（自己）を再獲得するプロセスである」という記述であったという[24]．つまり，回復とは断酒・断薬を超えたものであり，回復は終点ではなくプロセスであることを依存症者自身が示したわけである．そのように回復が体験されたということになる．そして大切なのは，多様な回復像をもつ依存症者の集団にあって，物質使用の有無から回復をとらえていない人でさえ，物質を全面的に絶つことを最優先すべき回復の条件としてとらえていた点である．援助職者が断酒・断薬ありきと，一方的にそれを強制するのではなく，回復を実際に体験した人が「いろいろ試みたが，やはり回復には断酒・断薬が必須である」と述べるようになること，経験知をもって断酒・断薬に取り組んでいくことが重要である．

他の先行研究では，慢性疾患としての依存症が長い経過を呈することが論じられている．近年の研究[27,28]では，回復には多様な試練の積み重ねが必要であり，その期間はしばしば20年以上に及ぶと報告されている．回復中の依存症者はややもすると「(回復が) 早く進まない」というが，それは，たとえ薬物やアルコールを使用しなくても，それ以外の側面は彼らが希望する速さでは変化しないことを意味している．回

復は断酒・断薬を超えるものであり，個人の多側面に及ぶ全人的な機能回復である．物質使用のみにアプローチすることは，他の側面を見落とすことや「アプローチしない」ことにつながり，予後が悪いという指摘もある．

9. 回復とQOL

　回復とQOLの関連についてマクレラン（McLellan AT）ら[29]は，「アルコールや薬物摂取を減らすという直接的な目標も必要だが，それが，個人の健康や社会的機能を回復させ，公共の健康と安全への脅威を減らすことにはならない．つまり，断酒・断薬だけでは回復の条件として不十分である」と論じている．WHOが定義した健康，すなわち「単に疾患がないことではなく，身体的，精神的，社会的に完全な状態」（WHO, 1985）に準じた回復が求められているといえよう．なお，ドノヴァン（Donovan D）ら[30]は，物質依存の分野では，他のバイオメディカル分野と比較して対象者のQOLが無視される傾向にあったと指摘している．物質依存症者のQOLに関する文献があまりにも少ないという報告もある．
　ここで，ラウデットらの一連の調査の1つとして，依存症者のQOLとそれに対する満足感が，断酒・断薬期間にどのように影響するかを調べた研究[31]を紹介する．簡約すると，重度のクラックやヘロイン依存症者を対象に2003年から1年ごとに3年間インタビューした結果，QOLへのより高い満足感がその後の継続的な断酒・断薬を保証したという結論である．さらに，満足感と物質使用期間の関連が部分的に，動機づけによって緩衝されていた．QOLに対する高い満足感が断酒・断薬のモチベーションを支えていることがうかがわれる．なおラウデットら[32,33]は，QOL向上の資源を明らかにするために，断酒・断薬期間に加えて社会的支援やスピリチュアリティ，信仰，12のステップといった回復資源の，QOL満足度への寄与率を調査した．その結果，QOL満足度は断酒・断薬期間が長くなるにつれて，またストレスが低下するにつれて有意に向上したという．さらに，回復資源はストレス対処能力やQOL満足度を強化すること，回復資源が整っていればいるほど1年後のストレスが軽減し，QOL満足度は高まることが示された．
　ほかにも，依存症者のQOLやウェルビーイングの関連因子について複数の調査がなされており，物質使用の軽減を促し，QOLやウェルビーイングを高める多くの回復資源が同定されている．したがって，QOLとウェルビーイング向上のための回復資源をいかに入手するか，回復資源をいかに長期にわたって維持するかが課題となる．これらの回復資源には，変化への動機づけ（特に断酒・断薬への動機づけ），ストレスや誘惑に打ち勝つためのコーピングスタイル，友人，家族，仲間からの情緒的支援，スピリチュアリティ，誠実，12のステップなどが含まれる．

3　依存症からの回復とその意味

● 10．回復の妨げ

　治療後の継続的ケアや12のステップのフェローシップの有用性が示唆されているにもかかわらず，両者とも十分には利用されていないこと，ケアを必要としている人のなかで，専門的な治療を求める人は1/10に満たないことが報告されている[34]．また，ケアやサービスを求めたコカイン依存症者の，最初の数週間における脱落率は少なく見積もっても27％に至るという[35]．12のステップに関しても同様であり，コカイン依存症者が治療後2年間で12のステップに参加しなくなる率は26％に上る[36]．このような事態の背景には，何があるのだろうか．そこで行われたのが，外来通院中の依存症者を対象としたニューヨークでの調査[37]である．59.8％の者が，計画したケアやサービスを終了する前にドロップアウトしていた．なぜ彼らが治療の場を去ったのか，その理由をオープンクエスチョンで尋ねたところ，1/3の者が「治療機関のある一面が嫌だった」と答え，1/4弱が「援助を求めようと思わなかった」「薬物をやめようと思わなかった」と回答した．プログラムの内容が彼らにとって「治療のために残ろう」という動機づけに資するものであったかという問いには，2/3の者が否定した．

　一方，12のステップから離れていく理由であるが，低いモチベーション，問題の否認，支援の必要性を認めないことがあげられている．外来通院者を対象とした調査[38]では，85％の者が人生のある時点でナルコティクス・アノニマス（NA，第Ⅶ章，p.225参照）に参加し，1か月ほどで行かなくなっていたが，その理由は33％の者が「（薬を）やめる用意ができていなかった」であり，25％が「自分で回復できると思った」であったという．12のステップにおいても，やはり動機づけの問題があったといえる．そもそもセルフヘルプグループの有用性は，本人が「回復したい」と欲すること，モチベーションを有することを前提としている．これは，動機づけがなされること自体が難しい依存症者にとって，大きなハードルとなる．

　結論として，回復には変化への動機づけと，支援の必要性を認識しそれを探し求めること，さらにその支援を受け続けることが不可欠といえる．そもそも，依存症の回復中心型ケアモデルでは，「個人と家族とコミュニティが，自分たちの健康とウェルネスと，さらにアルコールと薬物問題からの回復に，ライフスパンを通じて責任をとること」が最も重視されている．依存症者の責任とコミュニティの責任のバランスが難しいところであり，本人の変化への動機づけと「支援が必要である」という認識がなければ均衡もとれるはずがない．

　ほかにも，依存症ケアのあり方を示唆した研究がある．それらの結論は，治療後のモニタリングと支援，回復資源の積極的な連携，回復ステージに合った適切な教育，早期の適切な「再介入」が重要であり，再介入の成否には，継続的なアウトリーチ（援

第Ⅰ章　アディクションとは

助職者が出向くこと）があるか否かが影響するということである．援助職者は本人のニーズと利用可能な社会資源，ケアやサポートへのアクセスを本人と一緒に，個別的に考えていくことが重要であるという．援助職者が介入する目的は，本人の問題の認識や資源へのアクセスを高めることであるが，最もエネルギーを投入すべきは，依存症からの回復，つまり健康的なライフスタイルへの変化が，他の健康問題と同様に達成しうることであり，維持されることであり，支援されることであるというメッセージを送り続けること，また，依存症へのスティグマ（烙印）に対して社会レベルで対応すること，援助職者ら専門家が偏見に対して学術的な立場からアプローチすることである．

　以上，依存症からの回復について，QOLとの関連や，回復を妨げる要因も含めて先行研究が明らかにした内容は，日米間の文化の相違はあれどわが国においても，おおよそ当てはまるものと考える．そうであれば，わが国の看護職者をはじめとする援助職者は，依存症者の回復にどのようにかかわったらよいのであろうか．
　1つ目は，依存症者の断酒・断薬，依存行動の停止そのものを目指すのではなく，むしろ依存症者に必要な回復資源と，彼らのQOLを高めるための支援や戦略を提供することである．その結果として，依存症者が社会的責任を果たせるようになること，果たし続けられることを目指すべきであろう．2つ目は，依存症者の回復ステージに合った，彼らのニーズにマッチした支援を提供すること，3つ目は，横断的・縦断的に統合された支援の提供である．つまり，依存症者に直接的に関与する援助職者だけではなく，一般の人も一緒になって依存症の問題に取り組んでいくことが重要である．まずは連携し，その連携を保証する体制を構築し，介入や支援の成果を高めるための知識と技術の向上を共有していく必要がある．

文　献

1) 田辺 英(2007)．発病モデルと回復モデル―歴史的・理論的検討．医学哲学医学倫理，25: 1-10.
2) 田辺 英(2007)．病期とは何か―生物学的規範性をめぐる哲学的考察．防衛医科大学校雑誌，32(3): 134-142.
3) Foster JH, Powell JE, Marshall EJ, et al (1999). Quality of life in alcohol-dependent subjects-a review. Quality of life Research, 8(3): 255-261.
4) McLellan AT, Lewis DC, O'Brien CP, et al (2000). Drug dependence, a chronic medical illness : Implications for treatment, insurance, and outcomes evaluation. JAMA, 284(13): 1689-1695.
5) 上田 敏(1980)．障害の受容―その本質と諸段階について．総合リハビリテーション，8(7)．
6) 堀 正嗣(1994)．障害児教育のパラダイム転換―統合教育への理論研究．拓殖書房新社．
7) McLellan AT, McKay J. The treatment of addiction : What can research offer practice? In : Lamb S, Green-

lick M, McCarty D, eds(1998). Bridging the Gap : Forging New Partnerships in Community-Based Drug Abuse Treatment. National Academy Press.

8) Woog P(1992). Chronic Illness Trajectory Framework : The Corbin and Strauss Nursing Model. Springer Publishing. ／黒江ゆり子・他訳（1995）. 慢性疾患の病みの軌跡―コービンとストラウスによる看護モデル. 医学書院.

9) Woog P(1992). Chronic Illness Trajectory Framework : The Corbin and Strauss Nursing Model. Springer Publishing.

10) Hser YI(2002). Drug use careers : Recovery and mortality. In : Korper SP, Council CL, eds. Substance use by older adults : Estimates of future impact on the treatment system. p.39-59.

11) Hser YI, Huang D, Chou CP, et al（2007）. Trajectories of heroin addiction : Growth mixture modeling results based on a 33-year follow-up study. Evaluation Review, 31(6) : 548-563.

12) 斎藤 学(1985). アルコール依存症の精神病理. 金剛出版, p.193-197.

13) Zimberg S. Principles of alcoholism psychotherapy. In : Zimberg S, et al. eds(1978). Practical Approaches to Alcoholism Psychotherapy. Plenum Press, p.3-18.

14) 本杉 綾（2008）. 薬物依存症者の回復・成長・自立の過程. 日本精神科看護技術協会監, 天賀谷 隆・他編. 実践精神科看護テキスト第14巻 薬物・アルコール依存症看護. 精神看護出版, p.78-83.

15) 上岡陽江(2008). 当事者にとってのグループと専門職への期待. 前掲書14), p.147-156.

16) Volkow ND, Chang L, Wang GJ, et al(2001). Association of dopamine transporter reduction with psychomotor impairment in methamphetamine abusers. American Journal of Psychiatry, 158(3) : 377-382.

17) Volkow ND, Chang L, Wang GJ, et al（2001）. Loss of dopamine transporters in methamphetamine abusers recovers with protracted abstinence. Journal of Neuroscience, 21(23) : 9414-9418.

18) Dennis ML, Foss MA, Scott CK（2007）. An eight-year perspective on the relationship between the duration of abstinence and other aspects of recovery. Evaluation Review, 31(6) : 585-612.

19) Laudet AB, White W（2010）. What are your priorities right now? Identifying service needs across recovery stages to inform service development. Journal of Substance Abuse Treatment, 38(1) : 51-59.

20) Recovery as an Organizing Concept. An Interview with H. Westley Clark, By William L. White. http://www.attcnetwork.org/learn/topics/rosc/docs/drwestleyclarkinterview.pdf［2011. Aug. 5］

21) Maddux JF, Desmond DP(1986). Relapse and recovery in substance abuse careers. NIDA Resarch Monograph, 72 : 49-71.

22) McAweeney MJ, Zucker RA, Fitzgerald HE, et al（2005）. Individual and partner predictors of recovery from alcohol-use disorder over a nine-year interval : findings from a community sample of alcoholic married men. Journal of Studies on Alcohol, 66(2) : 220-228.

23) Laudet AB（2008）. The road to recovery : Where are we going and how do we get there? Empirically driven conclusions and future directions for service development and research. Substance Use & Misuse, 43(12-13) : 2001-2020.

24) Laudet AB(2007). What does recovery mean to you? Lessons from the recovery experience for research and practice. Journal of Substance Abuse Treatment, 33(3) : 243-256.

25) Laudet AB, Storey GR(2006). A comparison of the recovery experience in the US and Australia : Toward identifying 'universal' and culture-specific processes. NIDA International Research Forum : National Institutes on Drug Abuse ; Quebec City, Canada.

26) McElrath D(1997). The Minnesota Model. Journal of Psychoactive Drugs, 29(2) : 141-144.

27) Dennis ML, Scott CK, Funk R (2005). The duration and correlates of addiction and treatment careers. Journal of Substance Abuse Treatment, 28 (Suppl 1) : S51-S62.

28) Laudet AB, White W(2004). 132nd Annual Meeting of the American Publich Health Association. Washington DC : American Public Health Association ; 2004. An exploration of relapse patterns among former poly-substance users.

29) McLellan AT, McKay JR, Forman R (2005). Reconsidering the evaluation of addiction treatment : From retrospective follow-up to concurrent recovery monitoring. Addiction, 100(4) : 447-458.

30) Donovan D, Mattson ME, Cisler RA (2005). Quality of life as an outcome measure in alcoholism treatment research. Journal of Studies on Alcohol, Supplement,(15) : 119-139, discussion 92-93.

31) Laudet AB, Becker JB, White WL (2009). Don't wanna go through that madness no more : Quality of life satisfaction as predictor of sustained remission from illicit drug misuse. Substance Use & Misuse, 44(2) : 227-252.

32) Laudet AB, Morgen K, White WL (2006). The Role of Social Supports, Spirituality, Religiousness, Life Meaning and Affiliation with 12-Step Fellowships in Quality of Life Satisfaction Among Individuals in Recovery from Alcohol and Drug Problems. Alcoholism Treatment Quarterly, 24(1-2) : 33-73.

33) Laudet AB, White WL (2008). Recovery capital as prospective predictor of sustained recovery, life satisfaction, and stress among former poly-substance users. Substance Use & Misuse, 43(1) : 27-54.

34) Substance Abuse and Mental Health Services Administration (SAMHSA). Results from the 2003 National Survey on Drug Use and Health : National Findings (Office of Applied Studies, NSDUH Series H-25, DHHS Publication No. SMA 04-3964). Rockville , MD. 2004.

35) Alterman AI, McKay JR, Mulvaney FD, et al(1996). Prediction of attrition from day hospital treatment in lower socioeconomic cocaine-dependent men. Drug and Alcohol Dependence, 40(3) : 227-233.

36) Fiorentine R (1999). After drug treatment : Are 12-step programs effective in maintaining abstinence? American Journal of Drug and Alcohol Abuse, 25(1) : 93-116.

37) Laudet A, Stanick V, Sands B (2007). An exploration of the effect of on-site 12-step meetings on post-treatment outcomes among polysubstance-dependent outpatient clients. Evaluation Review, 31(6) : 613-646.

38) Laudet AB (2003). Attitudes and beliefs about 12-step groups among addiction treatment clients and clinicians : Toward identifying obstacles to participation. Substance Use & Misuse. 38(14) : 2017-2047.

4　セルフヘルプグループの役割

● 1. セルフヘルプグループとは

　セルフヘルプグループについて述べる前に,「セルフヘルプ」, 自助, 相互扶助の三者について説明する. セルフヘルプの思想的原点としてスマイルズ (Smiles S) の"Self-Help：With Illustrations of Character, Conduct, and Perseverance"[1] があるが, この書に記載されていたセルフヘルプが「自助」と訳された段階において, 日本独自の, 福祉国家に対立するものとしての「自助」というイメージが, セルフヘルプという言葉に影響するようになったという[2]. 自助とは「他人の力によらず, 独力で事を成し遂げること」であり, セルフヘルプとは「自らによる自らのための活動」を意味する. また, 稲作農業にみられるように, 相手に働いてもらう代わりにこちらも働くといった互助組織には, 場や枠の共有はあっても, 友愛を媒体とした属性の共有は少ない. 相互扶助が「社会・組織の構成員同士が互いに助け合うこと」を意味するのに対し, セルフヘルプでは「自らが自らを助ける」というニュアンスが強い.

　次に, セルフヘルプグループの定義は,「相互扶助ならびに特殊な目的達成のためのボランタリーな小集団」であり, その機能は,「わかちあい」「ひとりだち」「ときはなち」といわれている[3]. 当事者に関連した目的をもつ, 当事者による当事者のためのグループである. 共通の問題や課題をもつ者が, その問題を克服し課題を達成するために個人 (自分自身を含む) や組織, 社会を変化させることを目指す. 自然発生的に形成されるグループであることから, 活動を維持・継続させる義務や責任はない. 目的がなくなれば自然消滅することもありうる. 必ずしも組織化されている必要はなく, ヒエラルキーがなくてもよい. いろいろな意味で「契約」の概念は欠如している. ちなみに, ボランティアグループの活動要件が「自発的」「社会的」「無償の活動」の3点なのに対し, セルフヘルプグループの必須要件は「当事者性」のみである.

　日本ではセルフヘルプグループという概念が, 患者会や家族会ほどには論じられて

こなかった．むしろ，「先に患者会ありき」という形で，つまり「セルフヘルプグループとは患者会のこと」というふうにとらえられてきた．セルフヘルプグループの「セルフヘルプ」は前述したように「自らによる自らのための活動」であるが，本来，逆境のなかから成功し，名声を得るというようなニュアンスも有する．しかし日本では，「自助」という忍従をイメージする意味あいでとらえられやすかったという．さらに日本では，セルフヘルプグループより先に，患者会のコンセプトが浸透し，その最初の患者会のイメージが他団体との交渉力や政治力よりも，ピアサポート機能を前面に打ち出した比較的小規模な当事者集団であったことが，後の日本のセルフヘルプグループのイメージに大きく影響した可能性がある．結局日本では，相互扶助以外のセルフヘルプ機能や活動が，欧米ほどには発展しなかった．

なお，高福祉国家であるデンマークは，国民の医療満足度が高く，さらに国民のQOLと貧困率の低さは世界一ということである[4]．デンマークでは国民の9割が，日本では3割が，米国では1割が，自分の国の医療に対して「満足している」と評価しているという．そしてデンマークが，医療に対する満足度において「世界1位」を獲得した背景には，1960年代から始まった医療サービスの分権化がある．第1の分権は1960〜1970年代で，国から自治体へ，第2の分権が1980年中頃で自治体から現場のスタッフへ，また第3の分権が1980年代終わりからで，現場のスタッフからユーザーである患者会や障害者団体への移行である．ちなみにデンマークでは，患者会などの事務局のスタッフの給与は公的に支援され，有給が原則となっている．また，会の収入の30％は寄付でまかなわれており，いろいろな面で日本とは大きく異なる．

2. 日本のセルフヘルプグループ（患者会）の歴史と類型

日本のセルフヘルプグループ運動は，戦前の解放運動に始まる．解放運動は日本の民主化運動の始まりであり，その内容は大正デモクラシー，婦人運動，部落解放運動，初期の障害者運動の4つに大きくまとめられる．戦後一番に患者会をつくったのは結核患者であり（日本患者同盟），続いて全国ハンセン氏病患者協議会も結成された（ただし，ハンセン病の患者自治体は1926年からあった）．この頃は「患者運動の形成期」とされ，1960〜70年代前半までは「疾患別患者運動の発展期」，さらに1980年代までは「患者運動の拡大，統一期」と大別されている[5]．「疾患別患者運動の発展期」の頃の患者運動には，高度経済成長政策のなかで労働災害，職業病，交通事故，公害，薬害などが増え，そうしたことの原因と責任を明確にしようとする抵抗運動としての側面があったという．その後の「患者運動の拡大，統一期」には，全国難病団体連絡協議会（全難連）や，全国患者団体連絡協議会（全患連）などの設立と活動をみることができる．特に，日本初の患者運動の全国統一組織と結成宣言に読み込まれた「日本患者・家族団体協議会」が，1986年に発足した．

一方，依存症については古くから，アルコール依存症を取り上げた市民運動，禁酒運動はあったが，当事者によるセルフヘルプグループができたのは1890年頃からである（東京禁酒会）．戦後は日本禁酒同盟（1949年）から始まり，1953年には「断酒友の会」が，その後も高知県断酒新生会（1958年），東京断酒新生会（1958年）が発足し，1963年には後者が一緒となって「全日本断酒連盟」が結成された．なお，日本のAA（アルコーホーリクス・アノニマス）は他国と同じように米国から導入されたものであるが，1956年に兵庫県の病院で日本人によるAAのミーティングが始まったという．しかしそれは自然消失し，1974年頃から東京にてAA活動がスタートした（1975年，日本のAA誕生）[5]．

　なお，現在の患者会はおおよそ対行政要求型，社会正義実現型，ピアサポート型，医療連携型の4タイプに分けることができる．

1) 対行政要求型

　前述したように，日本では戦前から，国が深く関与していた疾患，たとえばハンセン病や結核などにおいて，療養所のなかに患者の組織がつくられている．このような患者会では，医療や行政関係者と協議するのが常であり，この流れは現在にもある．国が特定の疾患を支援する制度をつくると，それに対して患者の組織が対応する．このような患者会では，行政に必要事項を要求することが主な目的となる．

2) 社会正義実現型

　薬害や公害が社会的な問題になった頃には，被害者が集まって患者会を組織した．このような患者会は，加害者を告発し，二度と同じ過ちが起きないよう，社会正義の実現を訴えることを目的とした．現在の医療事故の被害者の会も，この流れをくみながら，さらなる医療の質向上を目指しているといえる．

3) ピアサポート型

　同じ疾患の患者が集まり，自らの体験を語り合うなかで相互に支え合い，また知識や価値観，成長を共有する．これはすべての患者会に共通した機能であり，種々の活動を支える原動力となっている．ピアサポートなくして患者会の活動はありえない．

4) 医療連携型

　比較的近年になって，医療に協力して，医療関係者と共に日本の医療を改善していこうという考え方によって立つ患者会が出現している．このような患者会のなかには，医療関係者に働きかけるだけではなく，医療行政に働きかけていくものもある．初期の頃の患者会とは異なり，自らの要求を介して医療全体の改善を目指すという点で，新しい流れということができる[6]．

　以上4タイプのいずれであっても，デンマークにみられるような，医療の分権化に即して登場した患者会という印象は薄い．

3. AAと断酒会

　AAと断酒会の違いは，まずアノミティ（無名性，匿名性）の有無にある．AAでは基本的に，個人の名前は出されない．次に，グループ活動であればいろいろな役割を担う人が必要となるが，AAでは特定のメンバーがリーダーになったり，1つの役割に固定されることは少ない．組織化されていないのでヒエラルキーもない．一方，断酒会では断酒年数によって，たとえば役付きになることでフォーマルな権限が付与され，これがその人の自尊心を高めることにもつながる．次に，AAにはより構造化されたプログラム（12のステップ，表I-16）が存在し，そのプログラムを通じてメンバー一人ひとりがそれぞれの回復を目指す形になっている．また，回復プログラムを実践するにあたって，メンバーが，より経験のあるメンバーらに相談に乗ってもらったり，助言してもらうスポンサーシップと称するシステムがある（助言者をスポンサー，助言を受ける人をスポンジーとよぶ）．ただし日本では，スポンサーとスポンジーの関係がまるで親子のようになっており，「真の意味でのフェローシップは存在しない」という指摘もある．一方，断酒会にも回復のプログラムに準じた会の規範がある．

　以上のように，AAと断酒会では，国際的な連携をもつグループと日本独自の会という違いのみならず，様々な点で相違がある．会員や会の数としては断酒会のほうが

表I-16　AAの「12のステップ」

1. 私たちはアルコールに対し無力であり，思い通りに生きていけなくなっていたことを認めた．
2. 自分を超えた大きな力が，私たちを健康な心に戻してくれると信じるようになった．
3. 私たちの意志と生き方を，**自分なりに理解した神の配慮にゆだねる決心をした**．
4. 恐れずに，徹底して，自分自身の棚卸しを行ない，それを表に作った．
5. 神に対し，自分に対し，そしてもう一人の人に対して，自分の過ちの本質をありのままに認めた．
6. こうした性格上の欠点全部を，神に取り除いてもらう準備がすべて整った．
7. 私たちの短所を取り除いて下さいと，謙虚に神に求めた．
8. 私たちが傷つけたすべての人の表を作り，その人たち全員に進んで埋め合わせをしようとする気持ちになった．
9. その人たちやほかの人を傷つけない限り，機会あるたびに，その人たちに直接埋め合わせをした．
10. 自分自身の棚卸しを続け，間違ったときは直ちにそれを認めた．
11. 祈りと黙想を通して，**自分なりに理解した神**との意識的な触れ合いを深め，神の意志を知ることと，それを実践する力だけを求めた．
12. これらのステップを経た結果，私たちは霊的に目覚め，このメッセージをアルコホーリクに伝え，そして私たちのすべてのことにこの原理を実行しようと努力した．

（AAワールドサービス社の許可のもとに再録）

多く，その分，アクセスは断酒会のほうが融通がきくかもしれない．大切なのは，いろいろな特徴を有する多様なセルフヘルプグループが存在することである．同じAAや断酒会のなかでも地域や支部，各グループによって個性があるため，それらのなかから自分にマッチしたグループや会を選択できることが重要である．日本はいまだ，セルフヘルプグループが「あるか否か」の段階にあり，どのような種類のグループが用意されているかを論じる段階には至っていない．

4. セルフヘルプグループと専門職者の関係

　セルフヘルプグループが発展してきた背景には，専門職者によるケアシステムが，人々の直面している問題の定義，診断，治療を独占する傾向にあったことが指摘されている．こうした傾向をもって専門職者は，患者の自己理解，自己管理，自己信頼を軽んじ，それゆえに患者の依存性や受動性を助長させることになったという．また，専門職者は，患者が互いに学び合い，精神的に支え合い，1つの目的に向かって協働する姿を，専門性のない素人集団がなすこととみなしやすいという．そうとらえることで自身の専門家としてのアイデンティティを維持しようとしたり，自身の無力を否認しようとする意味合いもある．依存症をはじめ，専門職者によるサービスやプログラムが必ずしも有効とはいえない疾患は少なくない．そのような世界にあって医療が，医療だけで自己完結できるはずがない．なお，当事者が自身の経験から得た知識や技術は，専門職者がもつ理論的知識とは別個であり，理論的知識と対等に価値づけられる知恵（体験的知識）である[7]．

　もう一つ，専門職者やその態勢が犯しやすいリスクとして，人間としての当たり前の症状（状態）を病理と解釈し，治療対象にしてしまうことがあげられている．人間を全体的にとらえ，加齢や病気による障害を人間がもつ「ごく当たり前の問題」とし，その人がより自立できるように支援するという発想が薄れてしまう．このように，何でもかんでも病理化，問題化しようとする風潮に警鐘を鳴らすのがセルフヘルプアプローチである．

　セルフヘルプグループと専門職者との関係の基本は協働である．自助を志向する人が自助のために求める援助を応答的に提供していくことが，専門職者や援助職者には求められている．とはいえ，のべつ幕なしに患者をセルフヘルプグループに送ればよいというわけではない．そこをしっかり鑑別することこそ，専門職者が果たしうる役割である．しかし，その結果として，セルフヘルプグループを支配することになってもいけないので難しい．

5. 依存症の中間施設およびセルフヘルプグループの課題

　近年，発達障害やパーソナリティ障害を重複したアルコール依存症者や，薬物依存症者への対応が話題となっている．発達障害やパーソナリティ障害だけではなく，統合失調症やうつ病などの精神疾患を重複した人も少なくない．さらに，高齢社会の到来とともに，依存症者の高齢化も進んでいる．認知症を併発したアルコール依存症者に対するケアが，精神療法から介護にシフトしつつあるという中間施設もある．このように，依存症者の病理が複雑化するなかで，これまでのシンプルな治療法ではドロップアウトしてしまう依存症者が少なくない．しかも，ドロップアウトする場は病院ではなく中間施設やセルフヘルプグループにおいてであり，現在この問題が，依存症の中間施設などで大きな課題となっている．たとえばAA関連の中間施設であれば，12のステップを基盤として回復を進めていくが，重複障害者は抽象化されたプログラムの内容を理解できなかったり，その遂行が困難であったりして，いつまでたっても回復のルートに乗れず施設を卒業することができない．

　当然のことながら，重複障害者には援助職者のより専門性の高いケアや支援，そのための知識や技術が求められるはずである．中間施設の当事者スタッフやセルフヘルプグループのメンバーは，自分自身の疾患（依存症）については専門家であるが，他の精神疾患については素人である．それでもスタッフやメンバーは，友愛やボランティア精神，スポンサーシップを拠り所に重複障害者に支援の手を差し伸べようとしている．このような課題においてこそ，専門職者は大いに力を発揮すべきであろう．中間施設やセルフヘルプグループに患者を送るにあたって，それが妥当な患者なのか，むしろ福祉や医療機関に送るべき患者ではないかという査定がなされるべきである．数多い課題のなかで，医療職者が最も尽力して関与すべき問題といえる．

　中間施設の次の課題として，経済的な問題と，それに絡んだ後継者育成の問題がある．行政の補助金を得ようとすれば膨大な事務作業が待っており，それに応じる余裕がない．また補助金を得ることで活動に様々な制約が生じ，中間施設が目指す本来のセルフヘルプ活動を展開することができない．そもそも依存症に関しては，中間施設やセルフヘルプグループの果たす役割は大きく，それを加味すれば，病院に支払われる医療費の何割かは施設やグループに分配されてもよいのではないかとさえ思われる．しかし，少なくともセルフヘルプグループの場合，その目的は「自らが自らを助ける」ことであることから，行政からどこまで支援を受けるかというバランスが難しい．場合によっては，セルフヘルプグループの非セルフヘルプ化が起きてしまうかもしれない．なお，施設の後継者を育成するには，スタッフが長期にわたって就業できる条件や環境を整える必要がある．特に，経済的な保証は必須であるにもかかわらず，その見通しが得られない．

4 セルフヘルプグループの役割

　ほかにも，中間施設では「社会や行政に中間施設の有用性を理解してもらいたい」「回復率をさらにアップさせたい」などの声があがっている．またセルフヘルプグループには，「自分たちの活動を全国津々浦々まで届けたい（苦しんでいる仲間を1人でも多く助けたい）」「組織率を高めたい」「メンバーの社会復帰をさらに促進させたい」「依存症に対する一般市民の偏見を払拭したい」「医療者との連携を強化したい」などの声がある．

文献

1) Smiles S, Peter W Sinnema（1858）．Self-Help : With Illustrations of Character, Conduct, and Perseverance. Oxford World's Classics.
2) 岡 知史（1993）．日本におけるセルフヘルプ（ひとりだち・たすけあい）運動への支援．右田紀久恵編著．自治型地域福祉の展開．法律文化社, p.221-233.
3) 岡 知史（1999）．セルフヘルプグループ－わかちあい・ひとりだち・ときはなち．星和書店．
4) 大熊由紀子（2006）．患者会活動とユーザー・デモクラシー思想と．「全国患者会障害者団体要覧」編集室．全国患者会障害者団体要覧, 第3版．プリメド社．
5) 岡 知史（1995）．セルフヘルプグループの研究, 第5版．自費出版, p.174-191.
6) 松下年子・千種あや（2006）．日本の患者会をとりまく状況．大熊由起子・開原成允・服部洋一編著．患者の声を医療に生かす．医学書院, p.186-189.
7) 岡 知史（2000）．セルフヘルプグループの歴史・概念・理論－国際的な視野から．作業療法ジャーナル, 34（7）: 718-722.

Column

脳科学からみたアディクション

1. アディクションと脳内情報伝達

　アディクションは，自己コントロールの障害である．自分の意志では制御不能な病的な状態が脳の中に形成されているのである．アディクションに至る初期の段階では，対象となる「物」「行為」を「取り入れる」「する」ことで「ここちよい体験（快体験）」をしたはずである．それがいつの間にか当初の「快体験」が得られにくくなり問題行動は徐々にエスカレートし，都合の悪いことにはこの状態から脱出しようと思っても暴走した脳が勝手に欲求するのである．このような自滅の罠に陥っていくのがアディクションである．アディクションに至る過程において，脳の中では一体どのような変化が起こっているのだろうか．

　脳は神経細胞を中心に構成されている巨大な情報ネットワークである．神経細胞の末端から放出されて情報を運ぶ役割をする物質を神経伝達物質といい，別の神経細胞の表面にある受容体に結合し情報が渡される．神経伝達物質はこれまで200種類ほど発見されており，結合する受容体とは鍵と鍵穴の関係にある．この情報伝達過程のバランスが崩れると，行動，記憶，学習，感情，言語，注意力，判断力などに支障が生じる．

　さて，アディクションでは「快体験」が最初の鍵であることは述べた．「快」とは「報酬」でもある．たとえばペットをしつけるときに報酬として餌を与えるのはごく一般的であるし，子どもに対して勉強を済ませたら遊園地に連れて行ってあげるというのも同様である．大人になるとその人にとって何が報酬なのかは千差万別である．金を稼ぐこと，異性からチヤホヤされること，仕事で業績を上げ上の地位に就くことなど価値観は様々である．設定したゴールがクリアできればさらに次の目標に向かって頑張るというモチベーションも強化される．このワクワクドキドキ感の源が報酬系神経回路といわれ，主にドパミンといわれる神経伝達物質を放出する．適度に報酬系神経が刺激されることは好ましい．

　しかし，覚せい剤などの薬物は，この報酬系を過度に刺激し神経細胞の末端から強制的にドパミンを放出させる．強制的な刺激が反復されると報酬系神経の働きは鈍くなりドパミン神経系の機能は低下してくる．これが「耐性」である．これまで得られていた「快体験」や「癒しの効果」は薄れていき，逆に不安で落ち着かない状態に変化していく．これは本人にとってストレスとなりアディクション行動はエスカレートしていく．これにより一時的にドパミン分泌は回復するが「快体験」は得られにくく，不快気分を苦し紛れに回避するだけである．おいしくもないのに酒を飲む，吸いたくもないのにたばこを吸う，必要もないのに物を買うといった，もはや自己制御不能な情報の流れが脳内に出来上がってしまっている．

　ドパミン報酬系神経回路は，脳幹部（中脳腹側被蓋野）から情動などをつかさどる大脳辺縁系（側坐核など）や人間らしさの根源である前頭前野に投射しているため（図1），この神経系の異常は冷静な判断を困難とし，目先のことにとらわれ衝動的でキレやすく，自殺や反社会的行為に至る危険性もはらんでいる．さらにドパミンと関連をもちながらセロトニン，ノルアドレナリン，グルタミン酸，GABA（γ-アミノ酪酸），エンドルフィンといった多くの神経伝達物質の働きに変化が生じ病態は複雑である．

　以上のようなドパミンを中心にした脳内メカニズムは，アルコール，薬物，ニコチン，ギャンブル，セックスなどの依存や，一部のゲーム依存で報告されている．これまでアディクションの脳科学的な研究は少なく，一般には脳の病気としての認知度も高くないため，意志や性格の弱さといった精神論で片づけられがちであった．脳と心の関係はまだまだ謎に満ちているが，今後は，脳イメージングなどの技術進歩と相まって詳細な機能的メカニズムが明らかになっていくであろう．

図1 アディクションに関係するドパミン神経回路

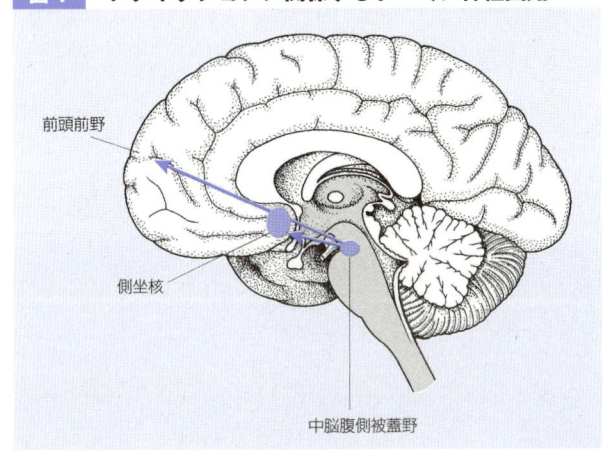

前頭前野
側坐核
中脳腹側被蓋野

2. アディクションと薬物療法

「心の病気」の治療には，多面的なアプローチが必要であることはいうまでもない．現時点では，アディクションに対する薬物療法は対症療法の域を出ず，他の治療的アプローチを補完するものであるが，アディクションの病態がより正確に解明されれば，合理的な治療法が模索され確立されていくであろう．

1）アルコール依存症に対する抗酒薬

アルコールは胃腸で吸収され，血液中を肝臓に運ばれアセトアルデヒドに分解され，さらに酵素の働きで酢酸を経て最終的には無害な水と炭酸ガスになって排出されるが，中間代謝産物であるアセトアルデヒドには強い毒性があり二日酔いの原因の1つと考えられている．

抗酒薬（シアナマイド，ノックビン）は，アセトアルデヒドを分解する酵素の働きを抑制し，抗酒薬を服用したうえで飲酒をすると分解されていないアセトアルデヒドの作用により，悪心・嘔吐，顔面紅潮，発汗，心悸亢進，血圧低下，呼吸困難などの症状が強く出現する．いわゆる「悪酔い」状態である（このリスクについてはあらかじめ本人に十分説明しておく必要がある）．抗酒薬は酒に対する嫌悪感を植え付け（負の強化），断酒の動機づけとしての効果はあるが，飲酒欲求そのものを抑制するものではなく，抗酒薬のみでアルコール依存症が治るものではない．

2）精神依存に対する薬物治療

アディクションの本質的な問題は，やめようと思ってもやめられない，つまり依存対象に対する抗しがたい欲求（精神依存）である．自己嫌悪や罪悪感にさいなまれながらも，アディクション行動は繰り返され事態はますます悪化していく．このバランスを欠いた状態を普通の状態と判断している脳が，依存対象を必死に欲して「バランスを欠いた状態」を保とうとしているのである．逆にいえば，健康な脳の状態になるのが苦しいのである．この「抗しがたい欲求＝渇望」に対する根本的治療は今のところない．地道に1回1回の渇望を効果的といわれる方法を総動員してやりすごしていくしかない．その積み重ねにより，本当の意味で脳のバランスがとれた状態に近づけていくのである．

ちなみに，対症療法として，離脱症状である不安，抑うつ，いらいら感，不眠などに対して向精神薬を使用することはしばしばある．また，抗てんかん薬であるトピラマート（トピナ®）や非定型抗精神病薬であるクエチアピン（セロクエル®）には，アルコール依存症の飲酒欲求を減弱させ大量飲酒を抑制するという報告がある．

3）性依存に対する薬物療法

現在，広く用いられているのは抗うつ薬の一種である選択的セロトニン再取り込み阻害薬（SSRI）である．SSRIは従来の抗うつ薬に比べると副作用が少なく安全性は高いが，性的な欲求を減退させるという副作用をもつものがあり，この副作用を逆手にとって性依存の治療目的で利用すると同時に，性依存は強迫性障害としての側面もあるため，SSRIがうつ病治療以外の効能として認可されている強迫性障害に対する効果も期待したものである．

4）併存障害（合併症）

アディクションでは，表面に現れている症状に振り回されがちであるが，気分障害，統合失調症，発達障害，パーソナリティ障害などにアディクションが併存することは珍しくない．これらの疾患が基底にあればアディクションの問題とは別に抗精神病薬などを用いた専門的治療を要する．

ed
第II章

アディクション看護とは

1 アディクションと看護

● 1. アディクション看護の本質

　依存症とは対象へのとらわれであり，依存である．ありとあらゆるものがその対象になりうるが，人を対象とした依存がその病理を最も端的に表している．ただし，依存の本質がみえやすいとはいえ，「甘え」のようにストレートな依存のみならず共依存のように裏面的な依存もあり，特に，深い愛情や献身のごとき共依存に対しては，依存の存在を疑うことさえできない．愛やケアの施し側が依存症者であるという発想はなかなかもちえず，むしろ，施しを受ける側のほうを依存症者としてとらえやすい．したがって，物質や行為の依存とは異なり，対人関係の依存は鑑別するのに時間がかかることも多い．

　以上より，アディクション看護の本質は，いかに，人を対象とした依存症を見きわめ，それに対応できるかということである．依存する心性を理解し，究極的には対「人」との間で展開される依存に対して，離れることなくほどほどの距離を保てること，一方で，そうしたかかわりを通じて本人に，対象との適切な，対等な距離感を学んでもらうことである．そしてそのために，看護職者が依存症者とかかわる際に常に意識しておくべきことは，今ある依存対象が何であれ，それが他の対象に移行する可能性があるということ，看護職者である自分自身もその対象になりうるという原則である．あえて依存されないようにする必要はないが，その可能性を承知していることは重要である．実際，依存されないようにする術などはない．それはややもすると，「かかわらない」ことを意味するからである．

　看護は対象の自立を促す支援であるという理解は，アディクション看護のためにあるかのようである．逆にいえば，アディクション看護が最も「看護の本質」を示しているといえる．これは本人ができることとできないこと，近い将来できることとできないことを瞬時に見きわめ，常に患者と自分の間にある境界と距離を意識しつつ，必

要なケアを，一貫性をもって展開する術である．たえず対象の自立を意識したアプローチである．

子どもが親の養育態度を想起して評価する尺度に，PBI（Parental Bonding Instrument）[1]がある．PBIでは親の養育態度を「養護性」と「過保護性」の2軸をもって評価する．松下ら[2]はアルコール依存症者を対象に，彼らの親の養育態度を評価してもらったところ，依存症者の親は全般的に養護性が低く，過保護性が高いことが明らかにされた（成人となった子どもがとらえた結果であって，本当にそうであったかどうかはわからない）．この場合の「過保護」をどのように解釈するかであるが，依存症者の心理特性や家族病理を加味して結局，「過保護＝コントロール」という構図にいきついた．コントロールとは対象の自立を妨げる行為であり，相手の自立をモニタリングしつつ，いざというときに介入する「見守り」や「調整」とは異なる．

ここで，看護のあり方を養育態度と同様に，養護性と過保護性という2つの軸からとらえ直してみたい．理想的には，養護性は高く過保護性は低い看護が望ましいであろう．より正確にいえば，自立している患者，または近い将来自立しているはずの患者が（看護職者がそのように患者を仮定していることが重要である），「ここの部分は支援を求めたい」と自己決定した部分について，専門性をもって査定し，必要時確認をとりながら，時に患者に助言・情報提供しながら十分なケアを提供することである．患者に自己決定する能力や意思がないかのように，看護職者が全面的に患者のニーズを査定し，本人に査定した結果を返すことなく不要な部分までケアするというパターンは，自立を妨げる看護であろう．近づきすぎることや引き受けすぎることが問題なのではなく，その結果として，相手の自立を妨げてしまうことが問題なのである．

2. 共依存と看護

1）共依存とは

対象の自立を目指してケアする看護職者と，対象のために自分の全エネルギーを投じて世話をする家族，たとえば妻との相違は何だろうか．「対象のために」という思いから発した行動である点は共通しているが，深層心理レベルの動機となると異なってくる．前者は，対象との「対等な関係性」を基盤として「相手のさらなる自立を支援したい」であり，「支援しないではいられない」という類ではない．一方，後者は一見，愛情や献身の様相を呈していても実は，自立や対等とはかけ離れた「支配・被支配」という「関係性」への依存である．前述した「コントロール」という言葉は，この「支配」から「（人が人に対して）絶対的な力をもって圧する」というニュアンスを若干弱めた感はあるが，中身は同じである．むしろ一見ソフトなイメージがあるがために，その本質が見えづらく，その分厄介である．なお，支配する側と支配される側の関係では前者が強者であり，自立している人のようにみえるが，「支配しない

ではいられない」という心性は，実は「（他者を必要とする）依存心」そのものである．また，後者の支配される側も，支配されることで自己決定を回避しようとするわけであるから，「依存したい心」そのものである．要は両者とも，「依存する」「依存したい」「依存せざるをえない」人たちなのである．したがって共依存とは，依存という「関係性」への強迫的なとらわれであり，「関係性」への依存といえる．そして共依存の背後には，共依存症者の自己不全感，自己否定感，罪悪感など，根深い負の感情がある．

2) 共依存と看護の関係

　一見，相手に対して養護的，献身的にみえる共依存的なかかわりが，時に，看護という大義名分をもって何の批判も受けることなく容認されてしまう．このことを看護職者に限らず援助職者は，常に意識しておく必要がある．一方で，看護職者が共依存症者とかかわる際は，共依存の病理を理解しておくことが重要である．共依存症者の多くは，前述した負の感情にゆさぶられ，またはその感情をもてあまし，他者を巻き込むこと（支配すること）でその解消を図ろうとする．支配とは前述したように，支配される人への依存である．では，どうしてそれが物質ではなく人なのだろうか．おそらくは，人に依存するほうが，物質に依存するよりも負の感情の解消効果が高いからであろう．物質以上に人をコントロールすることは難しく，その分投入するエネルギー量も多くなる．それでもあえて人のコントロールを試みるとなれば，それだけその人自身のエネルギーが高い可能性，それだけその人の依存の病理が深い可能性が示唆される．

　依存症者が物質や行為，人や関係性にのめり込むのは，極端にいえば，対象をコントロールしたいからである．依存症はコントロール不全の病気であるとともに，そのコントロール不全を否認する病気である．なぜ否認するのかといえば，コントロールできないことを否認しなければ，コントロールを試みることができないからである．コントロールできない対象を，自分であればコントロール可能と認識（否認）し，コントロールできない対象を，コントロール可能な対象と認識（否認）する．どうしてコントロールできるはずがないものをコントロールしたいのか，しなければならないのか，コントロールできると思ってしまうのか．それは，対象をコントロールすることでしか「律する」感覚が得られないからであり，自分を律することができないから対象を律することにとらわれるのである．この場合の「律する（自律）」とは，自立していることの具体であり，自律を通じてわれわれは，対象の自立を確認できる．「対象へののめり込み」「対象コントロール」「対象依存」いかなる表現をもってもそれが意味するのは，自己から限りなく離れようとする心性であり，自分のこと，自分の問題，自己決定してその結果を自ら引き受けることからの逃避である．看護職者には，以上を踏まえたうえで対象との関係性を構築していく能力が求められる．

● 3. 依存症とチームアプローチ

　依存症者の「対象に依存しやすい心性」を知りつつ，看護職者が自然に，さりげなく依存症者と対等な関係性を構築するのは，単独では難しい．したがって，依存症者への看護はチームでのかかわりが鉄則である．チームでかかわれば，たとえば1人の看護職者と依存症者の距離が近づきすぎた場合，他の看護職者がその看護職者にフィードバックすることができる．いくら自分を客観視しようとしても，巻き込まれている最中は，自身と他者との関係性を正確に把握することは難しいものである．むしろ周囲にいる看護職者や他職種の者が，それをキャッチできる．だからこそ依存症ケアにおいては，多職種者によるアプローチとともに，複数の看護職者がチームでかかわることが求められる．

　依存症は家族というシステムの病気であると述べたが，支障を起こしたシステムに，有効な介入をしうるのもやはりシステムのはずである．複数の医療職者からなる病棟チームというシステムが，あるいは，複数の看護職者からなる看護チームというシステムが，一堂に会してあたることが求められる．家族は不健康な関係性を媒体に，それなりの力を有している．単独で向かえば，介入すべきシステムに飲み込まれるだけである．

　このように「システム対システム」を前提とした方策の延長として，たとえば治療枠組みをシステムとして評価する方法がある．この場合，患者を含む病棟の構成員全体をシステムとしてみることもできるし，病棟の構造，病棟の規則や体制，治療構造などもある意味で，1つのシステムとみなすことができる．もし依存症者が家族と維持しているシステムや，他の依存症者や患者と組んでいるシステム，あるいは一部のスタッフとつくっているシステムに支障があれば，上記システムを媒体に治療的な影響を及ぼすことができるはずである．看護職者が依存症者に直接的にかかわるのではなく，依存症者がいるシステムに変化を生じさせるために，こちら側のシステムとして様々な枠組みを用意し，それらがシステムとしていかに機能しえるかをモニタリングするのである．

● 4. 看護職者にとってのアディクション看護の意義

　アディクション看護を通じて看護職者は成長することができるという話を耳にする．1つは，依存症者が成長する過程にかかわることで，自ずと影響されるというとらえ方がある．受け身的な考え方ではあるが，依存症者を看ることで自分自身を振り返ることになり，それを通じて己を知り，時に新たな自分を発見し，自分の新しい可能性を描くことができる．これらはすべて，人としての成長につながる経験といえる．

一方で，より積極的な考え方もある．依存症者とのかかわりのなかで，最も身近にいる看護職者は自ずと依存症者のモデルとして振る舞うことが求められてくる．それは依存しない1人の人としてのモデルである．人はだれでも1人の自立した人として振る舞うことが期待されている．周囲の人が自立している人であれば，それは難しいことではない．しかし依存症者とかかわる看護職者は，相手の依存性に対峙しながら，かつその依存性に教育的・治療的な影響を及ぼすことを意図しながらかかわるのである．繰り返しになるが，依存症者の依存性はそのパワーが大きいのみならず，時に非常に複雑で巧妙である．そのような状況にあって看護職者は，他者や対象を律するのではなく，自分自身を律していくことをより目指さねばならない．これが看護職者のさらなる自立を促し，さらなる成長につながることは想像にかたくない．

　アルコール依存症者の妻は，夫の依存症に巻き込まれて苦しむなか，逃げようと思えば逃げられる状況にあってもそこから離れないという定説がある．それが結局，共依存という言葉の誕生につながったわけである．しかし一方で，「巻き込まれるだけの妻に対して，賢い妻は依存症者と別れる．しかし，もっと賢い妻は夫と共に成長していく」という見方がある．依存症者とかかわる看護職者においても，3番目の妻と同じ役割をとることが可能なはずである．

5. 看護職者だからできること

　ここで，看護職者だからこそできる依存症問題への貢献をまとめておく．

1）援助職者に占める看護職者の絶対数の多さ

　依存症者に限らずすべての疾患や障害を抱えた人にとっていえることであるが，援助の如何はその質と量によって決まり，その量を左右するのがマンパワーである．依存症という病気ないし障害は，警察，法律，更正，福祉と多様な領域が関与するものの，こと物質依存や暴力に関しては必ず医療がかかわることから，その場のマジョリティである看護職者の貢献は大きいはずである．依存症者とその家族の最も身近にいる看護職者，特に依存症について学んだ看護職者は，他のいかなる職種よりも依存症問題を早期に発見することができる．また，依存症について学習が必要な人を対象に，教育することができる．つまり，予防も可能となる．看護職者が依存症アプローチの知識と技術を備えていれば，最適な看護をその場で提供することができる．

2）チームで活動するという特徴

　一般に個人のスタンドプレーとその効果はたかが知れている．チームとなると，その力が個々人のもつ力の単なる合算ではなく，その何倍にもなる可能性をもつ．それがチームの強みであり，看護の武器となる．ところで，依存症者にとって，最初に，一般社会のプライマリーな組織でどのように対応されたかが，その後の回復に影響する可能性は高い．依存症者が組織で問題を顕在化させたとき，依存症者を排除するの

ではなく，といって巻き込まれるのでもなく適切な距離をもって組織が対応するには，たとえ看護の組織でなくとも「看護マインド」が必要となる．ここでいう「看護マインド」とは，チームの力で成果を出そうとする精神，チームの一員であった対象を排除するのではなく，そのまま看続けようとする精神，その人が自立していくのを見とどけようとする精神である．ちなみに，このような看護マインドは，看護職者からなるおおよその組織が有するものである．

3) 看護職者のバランスよい母性

これは男性の看護職者でも同じである．ここでいう母性とは，対象を自分の分身として，しかし独立した個人として同時にとらえられる能力である．前者の意味では徹底的に愛し，育もうとする，後者の意味では命をかけて信じ，手放そうとする心性である．このような能力ともいうべき母性は，依存せざるをえない人たちに最もフィットする．ある依存症の中間施設のスタッフは，依存症者との長い交流から，依存症者の回復に欠かせないのは「愛」以外の何物でもないと語っている．様々な愛があるなかで前述の条件をもち，かつ無償の愛として耐えうるのは，やはり母性愛であろう．もちろん，母性愛といっても完璧なそれである必要はない．依存症の観点からは，完璧な母性よりもむしろバランスよい（完璧でない）母性が望ましい．

6. アディクション看護の可能性：海外文献より

わが国ではあまりみないが，海外，特に欧米にて展開されているアディクション看護の例を述べる．

まずは物質依存のニコチン依存症であるが，今でこそ日本も医療機関における禁煙支援が強化されてきたが，それでも看護職者が，医療機関やそれ以外の場でどれだけそれに関与しているかは不明である．欧米では20年前から，一般看護職者のみならず高度実践看護師（advanced practice nurse：APN）が禁煙支援を推進するユニークな立場にあるとし[3]，彼らを巻き込んだ禁煙対策に取り組んでいる．

アルコール依存症については，精神科はもちろんのこと，たとえばクリティカルケアユニットにおいても，入院後離脱症状を呈した依存症者のマネジメントとケアのあり方について検討が進んでいる[4]．また，肝臓移植のドナーやレシピエントにおけるアルコール問題も吟味されている[5,6]．そして，アルコール依存症者をスクリーニングするスケールの数は，日本の比ではない．対象の個別性に合わせて，状況に合わせてスケール（尺度）が使い分けられている．

また薬物依存症については，処方薬依存や常用量依存の問題が早々に看護界で取り上げられており[7]，その認識は高い．違法薬物については，特に妊産婦の薬物依存症とそれが育児や養育態度にどのように影響するかという問題，育児を支援する介入[8]が，アルコール依存症の母親から生まれた乳児へのケアとともに注目されている．

行為依存としては，虐待や暴力はもちろんのこと，ギャンブル依存，インターネットやポルノ依存[9]に対する関心も高い．対人依存は，その代表である共依存について，たとえばそのスケールの数が多いことに着眼したい．共依存の概念が定かにされる前に，スケールが1人歩きしてしまったことが指摘されている[10]．

以上の海外の先行所見からは，日本の今後のアディクション看護の方向性がみえてくる．将来は今以上に，物質依存症を重複した一般疾患患者に対する看護，そのための看護研究が必須となるであろう．精神科病棟のみならず一般病棟や産科病棟，移植病棟などの専門病棟が連携し，チーム医療や統合医療という形で全人的ケアを提供することが求められてくるであろう．行為依存については，看護職者がどこまで介入できるのか，介入すべきなのかが難しいところであるが，常に対象をトータルに看ることを基本とする看護において，対象が行為依存で苦しんでいればそれを掌握し，その解決に向けた方策を本人とその家族と一緒に考えていくことは責務といえる．それにはまず，対象との信頼関係の確立の意味と，対象のセルフケアに向けた支援の本質を学ぶことである．最後に，共依存については，看護職者の「他者をケアする」という行為との境界が難しく，その境界を科学的な観点から見きわめる能力を看護職者に期待したい．

7. セルフヘルプグループとの協働のあり方：看護の限界

前述したように，医療とセルフヘルプグループの連携なくして依存症医療はありえない．依存症という疾患は，医療でお手上げとなった病気である．医学の専門的知識や技術のみでは歯が立たず，といって当事者の経験から獲得された知恵や工夫だけでもままならない．たとえば，依存症が急性疾患モデルから慢性疾患モデルへシフトしたとしても，アルコール依存症や薬物依存症であれば急性期の離脱症状（振戦，せん妄，けいれん発作，精神運動興奮など）や栄養障害に対しては，迅速かつ慎重な急性期医療（処置）が求められる．離脱症状に身体疾患が併発することもあれば，離脱症状が遷延化することもあるからである．

一方，セルフヘルプグループは当事者の集団であるから，構成員は依存症者やその回復者である．彼らでなければできない部分と，彼らにはできない部分があるはずである．当事者性の強みは，当事者だけに許された心底からの共感である．当事者だからこそ「（相手の気持ちが）わかる」「（自分の気持ちを）わかってもらえる」というわかちあいの経験がある．この体験がもたらすエンパワメントは強力である．たとえどれだけ共感性の高い看護職者であっても，当事者としてのわかちあいを実現することはできない．看護職者や非当事者の限界である．

なお，セルフヘルプグループが度を越して他者の力を期待したり，それを求めたらセルフヘルプグループではなくなってしまう．セルフヘルプグループに「自らの力で」

という精神が欠けたら，グループメンバーである依存症者の自立を促す力も失われる．つまり，セルフヘルプグループと医療の関係はある意味で矛盾しており，近すぎても遠すぎてもいけない．セルフヘルプグループと医療が互いによい加減で補完し合えればよいが，一方が他方に頼りっきりでもいけないし，まったく手を組もうとしないのはもっといけない．依存症者と看護職者の関係にみられる均衡の難しさと，まるで同じである．

　ただし，看護職者は1人の専門職者であるとともに1人の人間でもある．一個人として看護職者がセルフヘルプグループにどれだけかかわろうと，また近づこうと問題はないはずである．セルフヘルプグループに魅入られて一緒に活動する人もいる．依存症に魅入られた，あるいは依存症という問題に関心をもった「当事者」という観点からみれば，同じ当事者同士である．そういう看護職者もおそらくは，依存症者と同じように自分の生き方に疑問や戸惑いを感じているのであろう．または，生き方の問題を抱えて一緒に勉強したいと思っているのかもしれない．依存はだれにでも共通する「生き方」の問いであり，「関係性」の問題である．

文献

1) Parker G, Tupling H, Brown LB（1979）．A Parental Bonding Instrument. British Journal of Medical Psychology, 52：1-10.
2) 松下年子・田口真喜子・山崎茂樹（2002）．アルコール依存症者における心理特性と親の養育態度 アルコールクリニックにおける患者調査から．精神医学, 44(6)：659-666.
3) Cataldo JK（2001）．The role of advanced practice psychiatric nurses in treating tobacco use and dependence. Archives of Psychiatric Nursing, 15(3)：107-119.
4) Corfee FA（2011）．Alcohol withdrawal in the critical care unit. Australian Critical Care, 24(2)：110-116.
5) Bramstedt KA, Stowe J, Lemberg B（2006）．The dilemma of alcohol use by potential living liver donors. Progress in Transplantation, 16(1)：24-27.
6) Newton SE（2007）．Alcohol relapse and its relationship to the lived experience of adult liver transplant recipients. Gastroenterology Nursing, 30(1)：37-42.
7) Finfgeld-Connett DL（2004）．Treatment of substance misuse in older women：Using a brief intervention model. Journal of Gerontological Nursing, 30(8)：30-37.
8) Porter LS, Porter BO（2004）．A blended infant massage-parenting enhancement program for recovering substance-abusing mothers. Pediatric Nursing, 30(5)：363-372.
9) Wieland DM（2005）．Computer addiction：Implications for nursing psychotherapy practice. Perspectives in Psychiatric Care, 41(4)：153-161.
10) Stafford LL（2001）．Is codependency a meaningful concept? Issues in Mental Health Nursing, 22(3)：273-286.

Column

アディクション看護と倫理的態度

1. 倫理とは

　幻覚妄想状態で入院してきた若い男性患者の荷物から白い粉の入った小さなビニール袋が見つかった．薬物依存を疑い患者に採尿検査を勧めたが，自分は違法薬物などやっていないと拒否した．ビニール袋についても「勝手に人の荷物を探るなど人権侵害だ．訴えてやる，退院を要求する」と怒り出した．

　これは，筆者が実際に体験した事例である．このような状況で，医療者としてどのように対応すれば正しい行動といえるだろうか．幻覚や妄想に対する治療を強制的に開始すべきか，採尿検査を強行すべきか，違法薬物らしきものを患者の同意を得ずに警察に届けるべきか，患者の主張を受け入れ，退院させるべきか．

　倫理とは，人として何を行うことが正しいのか，あるいは間違っているのかということを検討すること，あるいは，人間の行いで何が善で何が悪かについての価値観や信念，それに基づいた行為や行動をいう．

　人の行動として何が正しいのかは，その文化や社会による慣習・規範・宗教などに大きく影響を受ける．その社会で共有されている価値によって人としての行為の善悪の基準を定めているのが法律である．医療者として何が正しい行動か，倫理的判断を考える前提として，まず法律として何が定められているのかを知っておく必要がある．

2. 薬物依存症に関連する法律

　依存症は，依存の対象，依存欲求の強さ，依存行動の内容が社会的文化的な規範に照らし合わせて不適切であることがその特徴である．よって犯罪を誘因する可能性のある疾患である．依存対象を求め，窃盗など違法な行為を行ったり，依存する対象によっては，幻覚や妄想状態となり暴力を振るう可能性もある．薬物依存症の場合，依存する対象そのものが違法な場合もある．

　薬物依存症に関連する法律として「麻薬及び向精神薬取締法」「大麻取締法」「あへん法」「覚せい剤取締法」がある．医師は，麻薬中毒者および大麻中毒者を診察した場合，速やかに知事へ届けなければならない告発義務を負う．しかし，覚せい剤中毒者の場合は届け出る義務はない．医師以外の医療者や一般市民に告発義務はない（ただし公務員には刑事訴訟法 239 条 2 項に基づき告発義務がある）．告発義務がないとはいえ，市民としての犯罪可能性の告発を妨げるわけではない．つまり「告発することはできる」のである．

　覚せい剤は所持や使用をしていた場合，刑罰の対象となるが，大麻は栽培所持が刑罰の対象となっており，その使用が法律上禁止されていない．最近，若者の間で流行しているラッシュなどの違法薬物は，治療や研究目的以外での輸入や製造販売は刑罰の対象だが，その使用については刑罰の対象になっていない．違法薬物らしきものを所持していた場合，それを持ち主の承諾なしに届け出る義務は医療者にはない．しかし，もしその疑わしい薬物を医療者が廃棄した場合，それが麻薬であるならば廃棄した者が刑罰の対象となる．薬物に関する法律は，その薬物ごとに定められているため複雑で，医療者の判断を戸惑わせる．

　また，医療者に守秘義務が課せられていることは周知のとおりである．医師や歯科医師，助産師は「刑法」によって，看護師は「保健師助産師看護師法」によって，職務上知り得た秘密を漏らすことは禁じられている．たとえば，患者の採尿検査で覚せい剤や大麻などの違法薬物の使用が明らかになったとして，それを本人の同意なく，患者の犯罪を立証するための証拠として警察に届け出るべきだろうか．最高裁判例では，2005（平成17）年にこれを「正当行為」として守秘義務違反にあたらないとしている．しかし医療者は，治療のために検査をしているのであり，犯罪立証のための協力が一律に医療者の守秘義務よりも優先されるとはいいがたい．

　患者の意思に反する強制的な治療をすべきかどうかについては，精神科医療従事者が遵守すべき「精神保健及

80

び精神障害者福祉に関する法律（精神保健福祉法）」に基づいて判断しなくてはならない．治療を拒否している依存症者に入院治療を開始すべきかどうか，医療者が治療上必要だと判断する行動制限や入院中の処遇について，法律に則って人権に十分に配慮し治療・看護を行わなければならない．

これらの法律で定められている事柄は，医療者として重要な倫理原則である正義，自立・自律，善行，無害，誠実などよりも優位におくべき基準である．たとえば，依存症者がまだ若く，将来のことを考えると違法薬物使用を告発しないほうがよいと思われる場合，また，本人が薬物使用を深く反省しているので，治療を優先すべきだと考える場合などがあっても，法律で定められていることを遵守することが，医療者にまず求められている倫理的態度である．

3. 依存症者への医療者の倫理的態度

このように，依存症者への対応は法律的な側面から考えねばならないが，一方で治療や看護のあり方として望ましいことは何か．それは依存症者自らが依存の問題を認め，治療に取り組むことであり，また自らが薬物使用を犯罪であると受け入れ，自分で通報することだろう．しかし依存症者に共通する心理的特性の「否認」によって，依存症者は，まず自分が薬物などに依存していることを否認する．また依存することで生活上様々な問題行動を引き起こしていることを否認する．依存症者は何らかの対象に依存し続けなければならない自分の依存性や無力さに直面することができず，問題を否認し続けるのである．この否認が，依存症者の治療や看護に困難を生じさせる要因の1つとなっている．

医療者の倫理的態度として善行の原則に立てば，現在の状態が依存症により引き起こされており治療・看護が必要であることを本人に伝え，治療・看護をすることで将来的にも依存症者の最大限の幸福につながるので，治療・看護を受けるよう強く勧めるべきと考える．しかし依存症者はすべての問題を否認し，するりと治療から抜けて再使用を繰り返すのである．

依存症者が自分の人生の主人公として責任をもって判断し，その判断に従って行動することができるためには，医療者として何ができるだろうか．否認している依存症者の心理を受け止め，本人が自分の問題に直面できるまで根気よく待つという判断もあるだろう．依存症者自身が何度も失敗を繰り返し，「底つき体験」をしなければ治療・看護は始まらないという考えもある．依存症者の問題行動に振り回されながらも回復を願う家族の立場に立つと，強制的にでも治療を開始すべきという判断もある．介入が遅れるとさらに悪影響があるので，早期介入すべきという判断もあるだろう．しかし，周囲の人がどれだけ考えてもそのようななかで当の本人がまるで他人事のように飄々としているかもしれない．いずれにせよ，本人にとって何が最善なのか，1つの正しい答えがあるわけではない．否認を続ける依存症者を交え，様々な立場で考えを出し合い対話をし続けていくその姿勢が，依存症者の治療・看護における医療者の倫理的態度であると考える．

2 アディクション看護学教育の意味

● 1. 看護学生がアディクション看護を学ぶ意義

看護学生がアディクション看護を学ぶ意義は，以下のとおりである．
①看護学生自身が依存症問題を抱えやすい．
②看護学生はいずれ看護職者として働くなかで，依存症者に出会う機会が多い．
③関係性の病理を学び，それを踏まえて対人関係を構築する能力を養うには，臨界期のようなものがあると規定される．
④看護という仕事そのものが，他者との関係性を通じて実るものであり，つまり，関係性の病理のみならず関係性の本質に関する学びを要する．
⑤看護職者もまた，依存症問題を抱えやすい．
これらの意義1つ1つを，以下に詳説する．

1) 看護学生が抱える依存症

看護学生が依存症問題を抱えやすいことに関しては，実際の事例を紹介する．

(1) 事例1

Aさんは19歳の看護系大学の女子学生である．教員がAさんの問題を知ったのは，演習の時間帯，大勢の学生がいるところで前腕の火傷跡を指さし，「先生，これ見て．たばこの火で（彼に）やられたの」と笑って言ったのが最初である．事情を聞くと，その彼からは頻繁に暴力を振るわれており，自宅の前で待ち伏せされることも少なくないという．たまたま精神看護学の授業で薬物依存症を学び，何となく引っかかったAさんはそのことを彼に伝え，彼が過去にダルク（薬物依存症からの回復施設，第Ⅶ章，p.225参照）に入寮していたことを知る．結局Aさんはその彼とは別れたものの，その頃から徐々に，酩酊するまで飲酒するようになり，夕方から深夜まで飲み続けて朝は遅刻するというパターンに陥った．禁酒すると手指振戦が生じ，「学校に行くには，お酒を入れた水筒を持参するしかない」とまで思い始めた．最近は新しい彼

ができて飲酒量は若干減ったものの，その新しい彼はギャンブルに夢中で，Aさん以外にも交際相手がいるという．

　Aさんのケースはまさに，共依存と飲酒問題を抱えた看護学生の典型例といえる．Aさんには，自分の問題として依存症について学ぶよう指導する必要がある．

(2) 事例2

　Bさんは20歳の看護専門学校生で，グループのまとめ役を自ら引き受けるような積極的な女性である．精神看護学の授業で摂食障害が取り上げられた後，「ストレスフルな出来事があると食べられなくなる」といって教員のもとを訪れた．体型は中肉中背である．その後臨地実習が始まり，いつもどおりBさんは実習グループのリーダーシップをとっていたが，一方で「昼食は食べない」といって個人行動をとったり，突然不機嫌になったり，泣き出したりする場面が散見されるようになる．Bさんはたびたびグループメンバーに一方的に家族のことや，母親との不和について話した．メンバーはBさんの不安な言動や振幅の激しい気分や感情に振り回されつつも，それなりの距離を保っていた．しかし実習終了時，メンバーがそろって教員のところを訪れ，「Bさんとはこれ以上，一緒にやっていけない」と打ち明けた．

　Bさんは摂食へのこだわりをもち，対人関係の問題を抱えている．これがはたして依存症なのか否か，限られた情報のなかで確定はできないが，それでも教員にはまず，依存症を射程に入れてBさんと面接することが求められる．グループメンバーに対しても，Bさんのことも精神看護学実習の学びの1つであること，貴重なグループ体験であることを伝える必要がある．

(3) 事例3

　Cさんは21歳の看護学科の女子学生である．病棟の看護学実習中，学生は半袖のユニフォームを着用するため，教員はCさんの上腕にあるアームカット様の傷跡にすぐに気づいた．新しい傷はないものの，跡からは切創が深く大きかったことがうかがえる．Cさんは淡々と実習をこなしたが，実習終了時の教員との面接で，気分の落ち込みがひどく何をするのも億劫で，「家から出たくない」「人に会いたくない」という気持ちに頻繁におそわれると訴えた．頑張れるときは過剰なくらいに頑張れるが，頑張れないときには何一つできなくなってしまうという．

　Cさんは1年留年しており，その背景にも，自分ではコントロールしきれない気分や感情のむらがあった．自傷行為もそれに対処しようとするCさんの，ある意味では「手段」であった．Cさんのようなケースで認められる自傷行為は，依存症の可能性が高い．教員には，当時のCさんがなぜ自傷せざるをえなかったのか，自傷していた頃の自分を今はどのようにとらえているのか振り返れるよう，支えることが求められる．今，自傷せずに気分の落ち込みを言語化できていることをフィードバックし，場合によっては，受診勧奨することも必要であろう．

(4) 事例4

　Dさんは19歳の看護学科の男子学生である．もともと過剰に緊張するタイプで，授業で指名されて発言する場面や，演習の発表場面でいつも負担を感じていた．臨地実習が近づき，このままではグループメンバーに迷惑をかけてしまうと悩んでいた矢先，たまたま体調を崩して近くの内科を受診した．その際，医師にその旨を話したところ抗不安薬が処方された．内服すると確かに気持ちが落ち着く．それ以降，緊張しそうな場面の前に内服するようになり，徐々にその量が増えていった．罪悪感をもちつつも複数のクリニックを同時に受診し，同じ症状を訴え，さらに該当薬が効いたことまで伝えて同じ薬を処方してもらうようになった．受診を繰り返すなか，いつも声をかけてくれる教員にそのことを話し，教員から精神科の受診を勧められた．Dさん自身も自分が処方薬依存ではないかという思いがあり，素直にそれに従った．今も通院を続けている．

　本事例では，教員が処方薬依存の知識を有していたこと，本人も自分の行動に後ろめたさを感じていたことが早期発見，早期介入につながった．一部の看護学生は，薬理学を学んで薬物の危険性を知っているにもかかわらず，薬物依存症に陥ってしまう．看護職者は処方薬へのアクセスがよいことから，処方薬依存には十分気をつける必要がある．学生のときに処方薬依存を抱えていた人は，できるだけ処方薬を取り扱わない職場に就職するのが望ましい．

2) 看護職者と依存症者の接点

　看護学生はいずれ看護職者として働くなかで，依存症者に出会う機会をもつ．その具体例を以下に示す．

(1) 内科病棟での事例

　肝機能障害などの診断名で入退院を繰り返すアルコール依存症者の場合，アディクション看護を学んだ看護師であれば，入院するたびに「酒が飲める身体」に治してもらい，退院後も飲酒を続けている事実に気づくはずである．また，入院した高齢者が入院した当時はしっかりしていたのに，数時間後に突然不穏になるケースに出会う．その高齢者が普段から大量飲酒しているという情報を家族から得て，アディクション看護を知る看護師であれば，ひょっとしたらその不穏がアルコールの離脱症状ではないかと査定することができる．また，若い女性が救急で入院してくる．主な症状は脱水と電解質異常で，原因は不明であるが尋常でないやせ方をしている．もし依存症に精通している看護職者であれば，彼女が摂食障害かそれに準じた食行動異常を抱えているのではないかと疑い，その背景をアセスメントするはずである．さらに，がん治療で入院中の男性が，疼痛を訴えてたびたび鎮痛薬を希望する．実際，苦渋の表情で身体を曲げて激痛を訴えるが，たまたま隣のベッドの患者より，看護師がそばにいないときは元気そうに室内を歩いているという情報を入手する．そのとき，処方薬依存を知る看護師であれば，彼の不審な行動に対して適切に対応することができる．

(2) 外科病棟での事例

　形成外科に入院してきた30歳代の女性である．顔面に大きな打撲と小さな切傷が複数あり，本人は転倒して廊下から転げ落ちて打ったと説明する．しかし，それにしては切傷の数が多すぎ，打撲の位置も不自然である．そしてもっと不審なのは，患者にぴったりと寄り添う同伴者，夫の行動である．看護師が女性だけに話を聞こうとすると必ず邪魔をする．女性は夫に対して怯えているふうにもみえるが，時に楽しそうに夫と談笑する姿もみられる．そうしたある日，女性を激しく罵倒する夫の声が部屋から聞こえてきた．このとき，ドメスティックバイオレンス（DV）を学んでいる看護師であれば，女性の一貫しない言動に惑わされることなく，DVを強く疑うであろう．病棟全体で話し合い，必要な介入をすることになる．

　また，高齢の認知症患者が骨折で入院してきた．無職の息子との2人暮らしということで息子に電話連絡するが，なかなか通じない．母親は認知症とはいえ意思の疎通はよく，骨折の原因を尋ねると自宅で転倒したという．しかし診察すると身体中にあざが認められ，栄養状態もかなり悪い．そして最も驚いたのは，母親が出てきた病院食をがつがつとむさぼるように食べ，それでも足りず他の患者の残り物にまで手を出したことである．まるで何日も食事をしていないかのようである．不審に思った看護師が息子のことを尋ねると，母親は口を閉ざしてしまう．このようなケースに対して高齢者虐待の詳細を知る看護師であれば，母親が息子から暴力やネグレクトを受けていること，そのことを語らない母親の思いを査定でき，虐待を視野に入れたアプローチができるはずである．

(3) 小児科，産科での事例

　児童虐待やDVの事例，またその背後にある子どもの親の依存症問題が散見される．物質依存に限らずともギャンブルやショッピング依存，恋愛依存，共依存など，何らかの依存症問題が根を張っている．看護職者が目にするのは，幹が伸び枝や葉をつくりやっと花を咲かせた，その花にすぎないのである．花に栄養を送っているのは根っこの部分である．そうした依存症の本質を理解して看護することが求められる．

(4) 救急外来，救急病棟での事例

　救急外来はある意味で依存症の宝庫である．アルコール依存症と処方薬や違法薬の依存症，自殺企図を含む自傷行為，暴力，虐待といったケースが訪れる．いずれのケースにおいても，その背後には本人と家族の依存症問題が見え隠れしている．依存症を学んだ看護師であれば，これらの事象に対して表面的に対応するだけでなく，依存行為を通じて発するSOSに対し，プラスアルファの看護を提供できるはずである．その内容は主に，情報提供や専門機関の紹介になるかもしれない．しかし加えて，緊急時の看護師のていねいな声かけが，その後何か月も経過してから本人が紹介された病院を訪ねる後押しになっていたということもある．この場合のていねいな声かけとは，「こんなことをして……（本来の救急患者に対して迷惑です）」「また来たのね（私

たちの仕事の邪魔をしないでください）」「繰り返しても意味がないのに（治らない病気なのですね）」「しっかりしてほしい（気持ちをしっかりもてば大丈夫なはずです）」といった思いではなく，「それほどまで苦しいということですね」という思いから発した声のことである．依存症の病理を知っているからこそ，心底からそのように思えるのである．

(5) 一般外来での事例

小児から高齢者まで，急性疾患から慢性疾患まで，時に，病人ではなく家族だけが受診することもあり，多様な人々が集まる場である．ここもある意味で，救急外来や救急病棟と同様に依存症の宝庫である．本人の主訴が身体症状であっても，それに伴って精神的な問題，家族の健康問題や家族の悩みが浮上してくる．そのまま聞き流してしまえる話でも，依存症の枠組みをもって査定できる看護師であれば，その話の根源に依存症問題があること，本人ではなく家族全体の病であることに気づけるはずである．

以上，臨床の場で看護職者が出会う依存症のケースをあげたが，ほかにも看護職者が活躍する場は，在宅や地域（職場や学校），行政と幅広い．特に訪問看護師は家庭という密室に赴くわけで，依存症の事例に出会う頻度はより高い．一方，職場や学校の看護職者であれば，比較的軽い依存症ケースに出会う頻度が高いかもしれない．いずれにせよ，看護職者が依存症の知識をもっていれば早期介入できる事例は数多い．精神科外来や精神科病棟，心療内科のみならず多様な場における，看護職者のアディクション問題をめぐる活躍が期待される．

3） アディクション看護を学ぶ臨界期

看護職者は依存症者の依存対象になりやすい．そして看護職者が依存されず，しかし突き放すことなく，しかも自分自身も他者に依存することなく関係性を築いていくにはそれなりの技術が必要となる．そして，そのスキルの水準は部分的に，その看護職者のもともとの関係性づくりや，自立の程度にも依拠している．

対人関係能力は小さい頃からの人とのかかわりを通じて形づくられたものである．長い年月をかけて育まれてきたものであり，若ければ若いほど対人関係のフレームは柔軟であり，変化可能であることはいうまでもない．したがって，対人関係のフレームが完全に固定化していない時期，つまり看護学生の時期からそのような能力の習得を目指すことが望ましい．認知や理解だけではどうにもならない能力だからこそ，知識とも単なる技術とも違う，姿勢や態度とも違う，看護の本質に直結した「看護職者としての存在のあり方」だからこその臨界である．

4） 看護という仕事が対人関係に依拠することの意味

これまで述べたのは，依存症者への対応の学びを想定しての内容であった．しかし看護が本来，対人関係を基盤とした技であるならば，対象が依存症者か否かは関係ない．つまり，看護職者は常に対等で自立した者同士のかかわりを目指して，対人関係

を展開する能力が求められるということである．どれだけケアが必要とされる対象に対しても，たとえばセルフケアがままならない患者，それを認識できない患者や対象であっても，常に，対等な関係を築ける人として，その準備性をもった人としてとらえ，それを目指してかかわる能力が必要である．そのような能力をもつ人が，自立している看護職者である．

　看護が営まれる場面には必ず，ケアを必要とする人とケアを提供できる人が存在する．したがって自ずと，静かな力関係が生まれやすい．対等ではない関係性が生じやすい．だからこそ，看護職者にはそれに陥らない能力，自立した者同士の関係性を意図的につくり出し，それを維持できる力が求められる．長いキャリアを通じて極めていくべき能力ともいえるかもしれない．一看護職者として，一人間として，いかなる対象とも自立した関係性を貫きとおせる人は，最も経験に開かれた，可能性をもつ人であろう．

5) 看護職者が抱える依存症

　看護職者が抱えやすい依存症として典型的な事例を，以下に示す．

(1) 事例1

　Eさんは内科病棟に入職して3年目の看護師である．当初は何が何だかわからず毎日の業務をこなすのに精いっぱいであったが，やっと自分の時間を見つけられるようになった．周囲からの信頼も得，師長より「そろそろプリセプターをやってほしい」と依頼される．しかしある日のこと，ちょっとした気のゆるみから医療ミスを起こしてしまう．手術を受ける糖尿病患者に，手術当日の朝，インスリンを打ってしまったのである．手術は延期となり，患者の命に別状はなかったもののその責任は重大であった．このことをきっかけに，Eさんは職場に出勤できなくなった．上司や同僚が心配して電話やメールで連絡するが，それにこたえることさえできない．罪悪感に悩まされてどうにもならなくなったEさんは，自宅にあったウイスキーを昼間から飲むようになった．目が覚めると底知れぬ恐怖心に襲われ，再び飲酒するという毎日が続いた．主任がEさん宅を訪ねたときには，Eさんはひどい酩酊状態で立つこともできなかった．もともとEさんは，機会飲酒の際に泥酔するまで飲む傾向にあったという．

(2) 事例2

　Fさんは外科病棟の入職1年目の看護師である．もともと気分や感情が不安定で心療内科から抗不安薬を処方してもらっていた．就職後は3交代勤務に馴染めず，睡眠薬も処方してもらったが，その量が徐々に増えてとうとう処方された量では入眠できなくなってしまった．というよりも，薬を飲まないとどうにもこうにも落ち着かない．そのような状況下，夜勤時に患者の睡眠薬が余っているのを見つけ，それを盗むようになった．1回にたくさん持ち出したら発覚すると思い，少しずつ持ち帰った．ある日のこと，同僚にそれを目撃されて事態が露呈した．師長は違法薬物ではないことか

らその犯罪性と病理性を軽視し,「同じことを2度としない」という約束のもとFさんを「処分なし」とした．しかし，それで治まるはずがないのが依存症である．同じことを繰り返して結局Fさんは退職となり，その後も転職を繰り返しながら処方薬の窃盗と乱用を続けている．

(3) 事例3

　Gさんは精神科病棟に勤める38歳の独身の男性看護師である．勤務状況は良好で友人も多い．彼は大のパチンコ好きで，休日はもちろんのこと，夜勤明けには日中から夜遅くまでパチンコ台に座っている．パチンコのキャリアは長く，看護学生だった18歳の頃からである．腕前もなかなかであるが，それでもこれまでにパチンコ店に貢いだ金額は半端でない．ここ数年はパチンコ代を捻出するのに給料だけでは足りず，職場の同僚や上司に借金を重ね，サラ金やヤミ金にまで手を出し始めている．金融業者からの取り立てが厳しく，窮地に陥っている．彼のパチンコ依存を可能にする条件として，夜勤明けであれば何時間でもパチンコが続けられること（日勤であれば，就業後にパチンコ台に座れる時間は限られている），そのような夜勤が週に2日は控えていることがある．また，看護師という職業を告げると金融業者は簡単にお金を貸してくれる．その結果，複数の金融機関で雪だるま式に借金の額が膨らんでいく．彼はパチンコ台に座っているときが最もリラックスでき，パチンコ店に向かうときは常に，「今日は絶対に勝てる」と，まるで妄想のように確信しているのである．

(4) 事例4

　Hさんは33歳の独身の女性看護師で，16歳の頃から摂食問題をもっている．治療を受けたことはないが，自分がもつ医学的知識でどうにか対応している．というのは，過食や拒食をしてもほどほどのところでコントロールしている（食べたものを全部は吐かず，また，拒食期でも最低限の水分と少量の低カロリー食品は口にする）．しかし摂食行動以上に問題なのは，拒食・過食が比較的治まっているときは必ずといってよいほど，デパートで買い物をしまくることである．カード購入したブランド品のバッグや靴，衣類などはすべて自宅のクローゼットに放り込む．さらにもう1つの問題は，Hさんが最近，病院のロッカー室やナースステーションで同僚の財布から少しずつお金を盗むようになったことである．気づいた周囲の者は，犯人がHさんである確証が得られないため警察には訴えていない．状況を把握した看護部長は，すべては借金問題が根底にあっての事態と考え，Hさんを呼び出し，専門家に債務処理の相談をするよう助言した．債務処理をしたところで，依存行動である乱買癖，盗癖が止まるはずがないのはいうまでもない．

(5) 事例5

　Iさんは34歳の女性看護師である．仕事熱心な人であるが，その熱心さが時に，患者に対する個人的で圧倒的な思い入れとなり，その結果，患者を巻き込んでしまうことや，患者から巻き込まれてしまうことが少なくない．勤務時間外であっても常に

担当患者のことを心配し，患者の家族のことを思案し，「どうにかして彼らを支えたい」「私なら彼らを支えることができる」「私がやらなければだれがやる」といった強迫的な思いに陥ってしまう．他の日勤看護師は仕事を終えて退社している時間帯であっても，Ｉさんは１人担当患者の部屋を訪室し，かかわりをもとうとする．一方，患者は自分のことを心配してくれる熱心な看護師に対して感謝しつつも，何となく違和感を覚えている．周囲の看護師や上司も，ややもすると個人プレーにみえるＩさんの言動に，当惑しつつもその熱心さゆえに注意する言葉がない．

ある日，１人の患者より看護師長に「担当看護師（Ｉさん）を変更してほしい」という要請があった．師長がその理由を尋ねると，「Ｉさんの気持ちはありがたいが，根掘り葉掘りプライベートなことを聞かれるので，詮索されているような気持ちになってしまう」「自分ではあえて意識しないようにしているのにやたら『困ったことはないか』『心配はないか』と問われるので，逆に不安になってしまう」「心にかけてもらえるのはありがたいがその分，自分もそれにこたえなければならないという気になり，かえって負担になってしまう」という．師長はＩさんの心情に配慮しながら，Ｉさんを傷つけないように担当の交代を告げるが，Ｉさんは納得しない．逆に，「一生懸命に仕事をしている自分を師長は認めようとしない」といって抗議する始末である．

以上，臨床で散見される看護職者の依存症事例をあげた．事例１と２は，物質依存が前景となっており，事例３と４は行為依存が主体である．事例５は，看護職者や援助職者にしばしば認められる，患者やクライエントに対する共依存である．たまたま事例５に登場した患者は共依存の対象になりづらいタイプであったため，共依存の関係は成立しなかった．看護師長がＩさんの患者とのかかわりを共依存の観点から査定し，指導しない限り，Ｉさんは結果的におそらく，その後もターゲットとなる患者を探し続けるだろう．

このように看護職者は，薬物が身近にあるという職場環境から，夜勤という勤務形態から，さらに，医学的知識を有することから，加えて，他者を支援したいという思いがもともと強いことから，そのほかの職業人以上に依存症になる誘因をもっているといえる．こうした職業要因や個人要因を踏まえたうえで看護職者は，専門職者として「自立した」ケアを提供していくことが求められる．

● 2. アディクション看護の課題

依存症にかかわる援助職者の課題については，依存症の概論で述べた．そこで記された援助職者を看護職者に置き換え，看護に特化して課題を見直すと，以下のようになる．

アディクション看護の目的は，物質依存症の断酒・断薬，依存行動の停止だけでは

ないという認識を広めること，むしろ依存症者に必要な回復資源を提供し，彼らのQOLを高めることであり，その結果として依存症者が社会的責任を果たせるようになり，依存症者と看護職者が同じ市民として共生できるようになること，そのような世界の実現であることを周知することである．次に，依存症者の回復ステージごとのニーズに見合った看護，また同じステージにあっても，その人の心身の状態や個別のニーズにマッチした看護を提供することである．そして，統合された一貫した看護を提供するために，依存症者に直接的に関与する看護職者だけではなく，それ以外の看護職者も一緒になって依存症の問題に取り組むことが重要である．それには多領域の看護職者が連携し，アディクション看護の知識と技術を一緒に向上させていく必要がある．それを具現するためには，現在の看護学の各領域を横断するように依存症問題を扱う看護学分野の創設，すなわち看護学の再体系化が必要となる．

最後の課題は，依存症が提示するテーマはすべて，看護という仕事の本質をゆるがすような問いをはらんでいることの周知にもつながる．そうした周知を図るための，基礎教育から継続教育までを視野に入れたところの改革であり，挑戦である．今後は，依存症という概念を踏まえたうえで，看護に特化した対人関係論を創造していく必要があるかもしれない．

3. アディクション看護の専門性の発展

欧米では日本よりもはるか以前から，高度実践看護師（advanced practice nurse：APN），具体的にはクリニカルナーススペシャリスト（clinical nurse specialist：CNS）やナースプラクティッショナー（nurse practitioner：NP）が現場で活躍している．米国では，州によって条件や範囲は異なるものの，NPに診断や処方，検査指示などの裁量権を与えている．ただし，彼らが臨床ないし地域で患者や対象者に臨む姿勢は，たとえ医行為をしようと，いかなる裁量権をもとうと，やはり看護師のそれである．彼らが拠って立つところは「治す」ではなく「看る」にあるとの印象をもつ．そして「治す」と「看る」の相違が何かといえば，看る視点とは，患者自身の治癒力や回復力を期待しようとする姿勢である．その力の発露を待とうとする姿勢，発露の可能性をとことん見きわめ，その発露を促すためにサイドから心血を注ごうとする姿勢といえる．

この姿勢はまさに，これまで繰り返し述べた，アディクション看護において求められる自立した，対等な関係性を基盤としたケアの提供に相当する．病者や患者を弱者としてとらえるのではなく，今は支援や援助を必要としていても，それらを通じていずれより多くの可能性をもつ人になる人としてとらえ，そのような存在を絶対的に尊重しようとする姿勢である．それはまた，これまでの自分を喪失したかのように感じている患者にとって，最高の看護となるはずである．看護職者のそのような視線にエ

ンパワメントされて，回復の糧を得るはずである．

　以上の看護の基本を，最も端的に象徴するのがアディクション看護であり，その発展は，最も機能する人間関係の構築に資する知識や技術を創造する．将来，アディクション看護のNPに診断や処方を求めることもあるだろう．しかしアディクションNPにとってそれ以上に必須な高度実践力は，ケアを提供する人とそれを受ける人の間に，最高に機能する関係性を意識的に築いていく能力であろう．それをもって両者は触発し合い，共に成長することができるのではないだろうか．

Column

精神看護学におけるアディクション看護の位置づけ

1. アディクションの概念

　何かに夢中になるあまり，健康や日常生活に大きな障害が出てしまう状態が「アディクション」や「依存」という状態である．普通，何かに夢中になっても，日常生活を維持するため夢中になっていることをやめようとする．また何かに夢中になるときはそのことを楽しんで，あるいはそのことが好きであることが多いが，アディクションという状態は，「楽しんで」，あるいは「好きで」ではなく，害があることをわかっていながら「そうせざるをえない」心と身体の状態，すなわち不健康な習慣への耽溺をいう．たとえば，アルコールや違法薬物などのアディクション問題を抱えると，身体的な健康が破綻することが多い．周囲の人々は，アディクション問題を抱えた人を助けようとして振り回されたり，拒絶されたり，何度も期待を裏切られたりすることによって，傷つき，疲れ，混乱する．その結果，周囲の人々との関係が破綻し，社会生活も破綻していく．

　アディクションについて以前は，その人のおかれた環境や心理的な状態によって依存行動が起こると解釈されていたが，近年，脳内の神経回路やホルモンが解明され，その概念も徐々に変更されてきている[1]．それは，依存する物質が脳内に作用してホルモンが変化するという影響もあるが，依存行動が起こること自体が，脳内ホルモンの影響であるという説である．また，中枢神経系内の副腎皮質刺激ホルモン放出因子（corticotropin-releasing factor：CRF）が，ストレス反応の発現に重要な役割を担っており，摂食障害との関連が考えられている[2]．さらにこのCRF_1受容体拮抗薬がコカインやヘロイン，アルコールの再乱用を減弱させることから，重要な役割を担っていることが明らかになってきている[2]．また，ギャンブル依存症者は，60.1％の人がニコチン依存を，また57.5％の人が物質依存を併発していることが明らかになっている[3]．

　これらの研究結果を踏まえ，アディクションの概念を正しくとらえる必要がある．

2. 精神看護学の教育内容

　精神医学は，画像診断や脳内ホルモンの解析などによりアディクションのみならず精神疾患の病態を明らかにしつつある．そのため，診断基準が明確になるとともに，治療薬の開発や心理教育，認知行動療法などの心理社会的な介入も進んできている．このように近年の精神医学の進歩は目覚ましい．

　精神看護学は1996（平成8）年の看護基礎教育カリキュラムの改正以来，精神保健学と精神科看護学を含む内容を教授する科目として位置づけられている．精神科看護学では，精神疾患をもった人を理解し，その看護を実践できる基礎的な能力を養うことが目的になっている．精神疾患の病態が徐々に解明されてきている現在，その看護の考え方も変容することが求められている．たとえば，精神疾患をもった人を理解するとき，心理的な状況の解釈，あるいは心理的な分析を中心に理解するように教育してきたが，脳科学を踏まえて脳内ホルモンの様々な影響から，その人を理解するという視点に変更することなどである．しかし，現在は精神疾患のすべてが解明されたわけではないので，どこまで解明が進んでいるのかを常に把握しながら，教育内容を修正していく姿勢が教員には必要になる．また，対象者を理解するための基礎となる知識の進展に伴って，看護を実践するための方法も心理社会的な介入を踏まえた内容となっている．対象者の行動にはどのような意味があるのか，またどのような機序でそのような行動をとるのかを考え，対象者の状態に合わせた援助として，様々な治療的な介入や技術を提供できるのかを考えることも重要になってきている．学生には，医学の進展に伴って，対象者をより深く理解する方法を学習するよう促さなければならない．

　たとえば，連合弛緩（思考が次々と脈絡なく飛躍し，連想に緩みが生じてまとまりがなくなる）のある患者に

はどのようなコミュニケーション方法を活用することが有効なのか，薬物依存症者とのコミュニケーション方法との違いは何かやその方法の導き出し方を具体的に示すことが必要になる．このように精神科看護の技術を精神看護の理論に基づいて教授および学習することも求められている．

精神看護学で教授・学習する内容が広く深く発展してきているために，教育内容の精選が必要になってきている．そしてすべての看護学生が学習すべき内容は何か（達成目標），発展させる内容は何か（発展目標）を見きわめることも重要である．

3. アディクション看護の位置づけ

松下ら[4,5]の調査によるとアディクション看護に関する教育は，アルコール依存症，薬物依存症，摂食障害についてのみの大学が多く，ギャンブルや買い物依存，ドメスティックバイオレンス（DV）や児童虐待については講義で触れたとしても，アディクションという概念でとらえていない大学が多かった．しかしアディクション看護に関する教員の関心は高いことが明らかになっている．

アディクション看護は，松下ら[4,5]の報告にあるように，現在は精神看護学で教育している時間数は少ないが，今後アディクション看護の対象者となる人が増加し，社会的なニーズも高くなることが予測され，内容を充実させる必要がある．看護教育の内容は時代の変化に伴って，必要な教育内容を精選することが求められている．今後，アルコール依存症，薬物依存症などの物質依存だけでなく，摂食障害やギャンブル，買い物などの行為依存，共依存などの対人関係依存[6]にも焦点を当て，アディクション問題を抱えた人の看護として教育していくことが必要になる．学生の学習年限や許容量にも限界があることより，看護学生のレベルで学習すべき内容，修士課程または専門看護師として学習すべき内容を区別することが必要である．

松下ら[5]の調査において，アディクション看護を教えることに困難を感じている教員が37.0％であることが報告されている．これは精神看護学を担当している教員にはアディクション看護の実践経験が少ない者も多く，それで教育に困難を感じていると考えられた．そのため，まず教員自身がアディクション看護を十分に理解することが重要である．アディクション看護についての学習会などを設け，知識を普及させていくことや，精神看護学を担当している教員間での意見交換などが重要になる．教育方法として映画やドキュメンタリーの活用，セルフヘルプグループの見学，当事者からの講演など工夫可能なことを共有する．

学生がアディクション問題を抱えた人を自分とは別の，あるいは異なる状況であると理解するのではなく，身近な問題ととらえることができるように教育することが求められている．また学習を継続していくことができるよう教育方法の工夫が求められている．

［文　献］

1) Feltenstein MW, See RE (2008). The neurocircuitry of addiction : An overview. British Journal of Pharmacology, 154(2) : 261-274.

2) 大畠久幸・芝崎 保(2006). CRFニューロン系と摂食障害. Pharma Medica, 24(3) : 11-14.

3) Lorains FK, Cowlishaw S, Thomas SA (2011). Prevalence of comorbid disorders in problem and pathological gambling : Systematic review and meta-analysis of population surveys. Addiction, 106(3) : 490-498.

4) 松下年子・小倉邦子・斉藤美保(2009). 大学におけるアディクション看護教育の実態－全国の看護系大学を対象とした質問紙調査より. 日本看護学教育学会学術集会講演集, 19 : 149.

5) 松下年子・小倉邦子・斉藤美保・他(2009). アルコール・薬物依存症看護とアディクション看護教育－看護系大学を対象とした質問紙調査. 日本看護科学学会学術集会講演集, 29 : 499.

6) 斎藤 治・松本武典(2006). 精神作用物質による精神および行動の異常. 松下正明・坂田三允・樋口輝彦監. 精神看護学＜新クイックマスター＞. 医学芸術社, p.492.

第Ⅲ章

看護組織とアディクション

1 看護管理における アディクション問題

　アディクション問題は看護管理の現場においても，少なからず存在している．アルコール依存症や薬物依存症，摂食障害，ギャンブル依存症などのアディクション問題を抱えている看護職者や，アディクション問題を抱えた家族と共依存関係にある看護職者が存在することは珍しいことではない．したがって，看護管理の視点でアディクションをどう理解し，どう対処するかが課題となる．

　本節では，まず看護管理に関する基本的知識，特に実践の現場で活用される知識を中心に紹介する．より専門的な看護管理学，看護マネジメント，看護政策，リスクマネジメントなどについては，成書を参照してほしい．

1. 看護組織とは

　看護管理とは，一口に言って，看護にかかわる人・物・金・時間・情報の管理を行うことであり，看護管理を行うためには，看護組織を整備する必要がある．

1）看護管理および看護管理者における基本的な考え方

（1）**継続的かつ一貫性のある看護を提供するには組織化が必要であり，組織は理念をもたなければならない**

　看護を提供するには組織化（看護部の設置）が必要であり，かつ，組織は適切で効果的かつ経済的（時間的・金銭的な背景を考慮して）に運営されなければならない．また，その組織を運営するための基本的考え方，価値観，社会的有用性（社会的貢献度）などを理念として明示する必要がある．すなわち，病院は看護に関する服務規程，組織図を，看護部は看護の理念や看護部目標などを決定し，また看護師長など病棟管理者は，病棟の目標を設定するなどの方策をとることになる．

（2）**看護実践の組織化並びに運営は看護管理者（看護部長，副看護部長，看護師長，主任など）によって行われる**

　看護を提供するための組織化並びに運営は，看護実践に精通した看護師で，看護管

理に関する知識や技能をもつ看護管理者によって行われる．

(3) 看護管理者は看護実践に必要な資源管理を行う

　看護管理者は，必要な人員，物品，経費などを算定・確保し，それを有効に活用する責任を負う．物的資源や人的資源を補充し，また情報管理は資源管理の重要な要素となる．

(4) 看護管理者は，看護スタッフの環境を整える義務がある

　看護管理者は，看護提供のために必要な看護体制を保持し，看護職者がその職責にふさわしい処遇を得て看護実践を行えるよう環境を整えなければならない．賃金の問題と労働強度のバランス，有給などの休日のとり方などについての環境整備を行う．

(5) 看護管理者は，看護の質を保証し，看護実践を発展させていくための機構をもつ

　看護管理者は，組織の目的に即した看護実践の水準を維持するために，質の保証と向上のためのプログラムをもち，研究的視点に立って活動を行う．そのために，教育委員会，記録委員会，業務検討発表会などの委員会活動などを実施する（教育委員会は看護師の新人教育や継続教育を計画実施する委員会，記録委員会は看護記録やその他の書式を検討する委員会であり，業務検討発表会は病院内の看護業務の改善などについての研究や実践を発表する場である）．

(6) 看護管理者は，看護実践および看護組織の発展のために継続教育を保証する

　看護管理者は，看護職者の看護実践能力を保持させ，各人の成長と職業上の成熟を支援し，看護組織の力を高めるための教育的環境を提供する．そのために，教育委員会を組織し，院内研修（たとえば，入職時研修，新人研修，分野別研修，プリセプター研修，医療安全研修，感染予防研修など），院外研修，学会活動，症例検討会などを行う必要がある．

2） 看護組織の形態

　看護組織は病院や診療所などの施設の規模や期待される役割によって様々な形態が存在するが，一般的な病院の看護組織を考えると，病棟の看護師の集団を統括する師長（課長，科長，病棟長など）と師長を補佐する主任（係長など），各種の病棟内の業務に関する係，規模や必要に応じて副師長，副主任をおくこともある．こうした病棟の組織を看護単位（看護職が一まとめになった集団，病棟やユニットなどが基本となるが1病棟内に複数の看護単位が存在することもある）とし，看護単位の集合体として看護部（看護局あるいは看護課）が組織され，看護部長（看護局長，看護課長），副看護部長がおかれる．副看護部長は師長が兼任する場合も少なくはないが，これは病棟で働く労働力としてカウントするためであり，本来は望ましいものではない．

　看護部長は看護部全体を統括し，労働力としてカウントすることができない看護師であり，仮に看護師長兼看護部長という状況であっても，副看護部長とは異なり，その労働は有効な労働力として記録に残せない．つまり，診療報酬という病院の収入源を確保するには，決められた数の労働力として使える看護師の数が問題となり，不足

すれば，診療報酬が減額され，病院の収入が減ることになる．看護部長が労働力としてカウントできないということは，病院にとっては診療報酬上無駄に思えるが，看護部全体の運営を行うためには看護部長がきちんと仕事をしなければならず，患者のケアの片手間にやれるような仕事ではない．

　看護管理者を中心として，看護部を組織化し運営していくこととなるが，看護組織の様々な問題を克服するためにはフィッシュ哲学*のようなスタッフのモチベーションを上げるとともに，顧客満足度を向上するような取り組みが求められるようになってきており，単純に組織化ができればよいというものではない．

*フィッシュ哲学：米国シアトルにあるパイク・プレイス公営市場の魚屋で始まった考え方で，①態度を選ぶ，②遊ぶ，③人を喜ばせる，④注意を向けるの4つを実践するという哲学である．自分で自分の態度を決定し，仕事を楽しむことを第一として，顧客と徹底的に向き合って仕事をすることにより，顧客満足度を上げながら従業員の満足度も向上させている．この考え方が日本の医療機関，特に看護部を中心に広がり始めている．

2. 人的資源の管理

1) スタッフの配置

　どの部署，病棟，チームにどのスタッフを勤務させるかについての配慮が大切である．不適切なスタッフの配置は，各看護単位の人間関係に問題を生じさせることがある．また，病棟に悪い雰囲気をつくる．看護師長であれば，配置転換・異動について看護部長に検討を依頼し，人員不足があれば，それがどういう事情で発生しているかを報告し，増員を求める．

2) スタッフの教育

　スタッフの教育には職場訓練（on the job training：OJT）と 職場外訓練（off the job training：off-JT）の2とおりがある．OJTは，単に部下を現場に送り込んで成り行きで仕事の要領やコツを身につけさせるのではなく，管理者や先輩が職務遂行をとおして，①組織員として成長するための役割意識，②仕事に必要な知識や技能，取り組みの姿勢，③仕事をすることの価値や達成感などを，部下や後輩にどう効果的にかつ有効に身につけさせるか，意識的に取り組む育成・指導の活動である．off-JTは現場を離れて行われるEラーニングなどの個別教育や研修会などの集合教育などであり，院内教育・院外教育のいずれの場合もある．off-JTは教育目標がはっきりしており，参加人数にもよるが，知識や技術の獲得には有効性が高いと考えられている．

　近年，看護師一人ひとりに成長の目標を設定させ，ステップアップを図らせるクリニカルラダー*のような教育システムを構築する看護部が増えている．これにより，キャリア開発を各個人のレベルから始めることができるとともに，看護部全体としても有用な人材の育成が可能となる．

看護管理者は，病棟配置，教育，人間関係も含めて，異動や採用，退職を管理していくことになるが，これがうまくできないと，離職が多くなり，人員不足を生じ，診療報酬** が得られなくなる，あるいは減額されることがあり，工夫が求められる点である．

*クリニカルラダー：看護師が新人研修からベテランになる過程をハシゴを登ることにたとえて，ステップアップさせるキャリア開発の段階を表現したもの．臨床実践能力の項目がハシゴのような段階で表現され，表形式になっていることが多い．クリニカルラダーの原則では，各段階について各自の意思に基づいて選択し，各自の能力に応じて登れるという特徴があり，1年で終了すべき段階を2年かけて終了してもよく，ジェネラリストやスペシャリストになるコースを各自の希望に応じて選ぶこともできる．

**診療報酬：病院や診療所，訪問看護ステーションなどで行われる診療・医療行為やケアなどにかかる費用において，医療保険などの社会保険料でまかなわれる費用は，厚生労働省から告示された診療報酬点数により算定される．この診療報酬の点数を計算し，本人負担額を患者に請求し，残りの社会保険料の額を健康保険組合などの保険者に請求する．

3. 病院文化，病棟文化

病院文化，病棟文化とは，各病院，各病棟ごとに生じる習慣・慣例である．良い文化であれば問題はないが，悪い面が出てしまうと，病棟の雰囲気が悪化し，新しいスタッフが来ても馴染めず，離職の要因となる．良い面だけが存在したとしても，新しいスタッフが馴染めず，離職の要因となることもあるため病院文化や病棟文化をつくらないことが肝要である．病院文化，病棟文化は硬直化していることが問題なので，意識的に常に新しい風を取り入れられるような柔軟性のある体質をつくることである．

看護管理において，その病院文化，病棟文化を考慮しないと，行おうとしていることを無視されたり，実施目的を十分に活用できなかったりする．たとえば，看護部長がスタッフを対象とした無記名式アンケートを実施するときに，対象者に回答は自宅で1人で行うようにと注意をしても，アンケートをいつも師長がわざわざチェックしてしまうということも起こる．記入済みのアンケートを師長がチェックしている病棟ではアンケートを行う意義が半減していることを，チェックしようとする主任や師長はわかっていない．看護管理者はこうした細かな点にも気配りをする必要がある．

4. 看護管理とアディクション問題

以上の内容を前提として，看護管理とアディクションの関係を概説する．

看護管理の対象（看護職者）とその家族，そして看護の対象（患者・家族）がアディクション問題を抱えている場合がある．

1) 看護管理の対象（看護職者）がアディクション問題を抱えている場合

　アディクション問題を抱える看護職者は，何らかのアディクション行動を優先するため，看護に身が入らず，患者からクレームを受ける機会が増える．あるいは，たとえば急に身内に不幸が生じたり，子どもが発熱したりして，遅刻や欠勤が頻発するようになる．アディクション行動のために，こうしたすぐにわかるうそをつくことがある．結果として，周囲からうそつきであるとレッテルを貼られ，対人関係が苦手となる人が多い．あるいは，もともと対人関係が苦手な人がアディクション問題を抱える場合が多い．看護管理者としては，こうした看護職者は扱いにくく，部署替えをしては各部署から「あの人は働かない」「遅刻が多い」「欠勤が多い」などのクレームを受けることとなり，また，同じ対処を繰り返すということになりかねない．

　看護管理者は部下に対して陰性感情をもってはいけないが，実際には陰性感情を抱くことは少なくない．陰性感情をもつこと自体は自然なことであり，人間だれでも好き嫌いが生じることはある．陰性感情自体はもってもよいが，決定するにあたって陰性感情に左右されてはならない．陰性感情によって判断をくもらせることは看護管理者として恥ずべきことであることを理解しておいてほしい．特に，アディクション問題を抱えた看護職者に対しては陰性感情を抱きやすいので，看護管理者は感情に左右されず判断することを心がけてほしい．

2) 看護職者の家族がアディクション問題を抱えている場合

　状況が多少見えにくい面はあるが，欠勤や勤務交代など，何らかのメッセージがあったり，あるいは具体的に家族の問題として上司に相談する場合もある．夫のアディクション問題を抱えている場合は，自分の夫の恥をさらしたくないという思いから，なかなか表面化してこないが，家族全体が負担を抱えるようなレベルに達すると，周囲の同僚や上司に相談をもちかけてくることがある．

　看護管理者としては，アディクション問題への介入方法を理解し，適切な距離をとりつつ本人の話に耳を傾け，適切なアドバイスを与えることができるとよい．部下の家庭の問題に口をはさむべきではないという考え方もあるが，実際に，その家庭の問題が業務に支障をきたすほどの問題となってくる可能性が高いということを理解する．たとえば，夫がギャンブル依存症で，看護職者の妻に借金取りが連絡してくるなど，こうした場合，その看護職者が不在のときには，他のスタッフが「どこに隠しているんだ」といった脅迫まがいの言い方をされ，業務に影響することもありうる．あるいは直接病院に乗り込んでくる可能性も皆無とはいえない．家庭の問題だからといって放置できるものではない．

3) 患者とその家族がアディクション問題を抱えている場合

　アルコール専門病棟などのアディクションの専門病棟であれば，対処方法についてある程度周知できているので問題は少ないが，専門病棟ではない場合，対処方法が十分わからない場合もある．内科や救急外来などで，対処方法がまったくわからないた

1 看護管理におけるアディクション問題

めに，看護職者が患者やその家族に陰性感情をもち，トラブルを生じることもある．こうしたトラブルの発生を防ぐためにも看護管理者はアディクション問題を無視できない看護管理上の大きな要因であると考えなければならない．

文献

1) 医療法人報徳会宇都宮病院看護部(2008). 医療法人報徳会宇都宮病院看護部看護基準.
2) 信田さよ子(1999). アディクションアプローチ―もう一つの家族援助論. 医学書院.
3) 清水新二編(2001). 共依存とアディクション―心理・家族・社会. 培風館.
4) 井部俊子・中西睦子監, 井部俊子編(2004). 看護管理学習テキスト1 看護管理概説. 日本看護協会出版会.
5) 井部俊子・中西睦子監, 井部俊子・勝原裕美子編(2004). 看護管理学習テキスト2 看護組織論. 日本看護協会出版会.
6) 井部俊子・中西睦子監, 村上美好・木村チヅ子編(2004). 看護管理学習テキスト3 看護マネジメント論. 日本看護協会出版会.
7) 井部俊子・中西睦子監, 手島 恵編(2004). 看護管理学習テキスト4 看護における人的資源活用論. 日本看護協会出版会.

Column

動機づけ面接とアディクション看護

1. 依存症にみられる否認の問題

　依存症の根本的な病理は,「否認」の問題に集約されると筆者は考えている．否認とは,アディクション問題があるにもかかわらず,問題のすべて,あるいは一部を認めないことである．アルコール依存症であれば,否認には,以下のような段階を考えることができる．
①問題があること自体を認めない．
②アルコールの問題だと認めない（第1の否認）．
③アルコール問題は2次的であると思う．
④コントロール障害を認めない（「上手に飲める」）．
⑤治療の必要を認めない（「自分で治す」）．
⑥飲酒問題以外の問題を認めない（第2の否認）．

　様々な段階の否認があるが,そのなかには必ずといってよいほどアンビバレンス（両価性：アルコール依存症の場合ではアルコールをやめたい気持ちとやめられない気持ちが同居している状態）が存在する．つまり,いかに否認していても,その根底には酒をやめたい,酒に振り回されたくないといった思いが存在しているのである．ということは,酒をやめたいという動機づけがうまく導入できれば,断酒を促すことも可能となる．

2. 動機づけ面接とは

　動機づけは,アディクション問題があるにもかかわらず否認している人に対して,①熟考前・熟考期（問題に気づかせる）,②準備期（問題に取り組む気持ちにさせる）,③行動・維持期（取り組みを開始し,継続させる）の3段階の働きかけで進めていく．動機づけを進めるうえで大切なことは,自分の問題に気づいて回復過程がたどれるようになることである．

　ミラー（Miller WR）らは「屈辱,恥,罪悪感,不安は変化の原動力にはならない．……人の建設的な行動の変化は,その人の内的価値,重要なこと,大切にしているものに触れたとき起こるようである」[1]とし,アディクションによって本人の犯した罪業を責めることでは内的変化を促すことができないことを示している（内発的・外発的動機づけ理論については,p.31参照）．

　両価性にゆれる気持ちを抱えながら,表1にある疾病利得の部分を目の前に突きつけられれば,逆に否認が強化されてしまう場合も多いと考えられてきた．

　そのなかで,動機づけ面接は,「愛をもって手を放す」（たとえば,アルコール依存症者に対して「お酒を飲まないあなたを愛しているから,そうなるまで待つ」という姿勢）というキーワードを提示し,本人の自己効力を高めながら（やればできるという肯定的メッセージ）依存症からの回復を目指す治療法として,あるいは直面化させることのデメリットからの反省として,登場したといっていいだろう．

　動機づけ面接の具体的展開として,短期カウンセリングを3か月程度行う．動機づけ面接の原則は,アディクション行動によって現実に生じているその人の現在の問題と,その人の本来もっている健康や幸福に関する価値観や興味の間のズレを強調する．家族から寄せられる期待などとのズレも含めるとよい．それによってどう変化するのがよいかを考え,リラプス（再使用）を予防し趣味など新しい行動の計画を立てる．短期カウンセリングの内容を以下に示す．

1）フィードバック

　面接を通じて事実を返す．あせっているようにみえる,元気になったのを嬉しく思うなど,断酒が継続していれば,本人の表情も和らいでいるので,そうした変化を話せばよい．

2）責　任

　回復をどうするかは本人の責任である．本人の肩代わりはしない．依存症者は人のせいにしたがることを踏まえておく．なかなか自分の責任であることを認めず,他人のせいにしようという否認が認められる点に注意する．

3）メニュー

　たとえば退院後の選択肢として,マック（p.227参照）

表1　現状をどうみるかによる利得（アルコール依存症）

	肯　定	否　定
もし飲酒を続ければ	・飲むのが好き ・気が大きくなる ・ストレスが減少する ・付き合いがよくなる	・健康問題 ・家族の不和 ・法的問題 ・仕事がうまくいかない ・時には寝込む
もし飲酒をやめれば	・健康的になったと感じる ・法的問題を免れる ・家族の問題を免れる ・子どもたちと一緒に過ごせる ・仕事の時間がさらにとれる	・離脱症状 ・渇望 ・いらいらする ・失敗する ・孤独になる

などのリハビリテーション施設，作業所，昼間の自助グループなどがあることを示し，一緒に検討していく．

4）アドバイス

本人が具体的にメニューのなかから選んだらそれについて「○○会場の自助グループに週1回出席するのはどうですか」などと提案する．

5）共　感

AAや断酒会（p.63参照）など自助グループの回復者と出会い，回復のモデルを知る．自助グループのなかで，支え合う仲間をつくる．家族や周囲の援助者も，本人の言動に一喜一憂せず，励ましを与え続ける．

6）自己効力感

今までの失敗ではなく，今までの成功に焦点を当て，本人の強さ（ストレングス）を認める．本人に回復する力があることを信じて，励まし，回復の可能性を信じる．依存症者の大多数は自己効力感が低いため，依存症になったという可能性が高い．つまり，自己効力感を高めることは予防として効果的である可能性が高いといえる．

3. 動機づけ面接の基本技術

基本技術として，オープンクエスチョン，肯定，反映的傾聴，要約の4つがあげられる．

1）オープンクエスチョン

相手が具体的な内容を話せるような質問をする（「これから何をしたいですか？」など）．趣味など，より具体性のあることを提示して聞いてもよい．

2）肯　定

変化しようとする意思，依存症から抜け出そうとする動機や能力を認める姿勢を示す．

3）反映的傾聴

いろいろ行った結果，何がうまくいき，何がそうでないかについて，本人の言葉に注意深く耳を傾ける．依存症者はうまくいったことを誇大に表現し，うまくいかなかったことを過小に表現する傾向が強いことも併せて考えておく．「それはうそだ」という態度での傾聴はあってはならない．

4）要　約

全体の話をコンパクトにまとめる．たとえば，「自分はアルコール依存症ではないので，上手に飲めるということなのですね」．

・反映的傾聴の特別な形式
・明確なコミュニケーションを保障する

動機づけ面接法はだれにでも，どのような段階の依存症者にも有効というわけではない．やめたい思いと依存し続けたい思いの狭間でゆれ動き，動機が希薄で「底つき」が期待しづらい依存症者に，自分の依存対象に対する価値観と本来本人がもっている幸福観などとの間のズレに照準を当てて，どのように変化したいのか，疾病利得を考慮に入れながら一緒に考えアドバイスを与えていくものである．従来のカウンセリングのように本人の感情などに寄り添うというより，一歩踏み込んだ回復援助技術に相当すると考えられる．

[文　献]

1) Miller WR, Rollnick S (2002). Motivational Interviewing, Preparing People for Change. Guilford Press.／松島義博・後藤 恵訳（2007）．動機づけ面接法―基礎・実践編．星和書店, p.15.

2 アディクション問題を抱えた患者・家族，看護職者への看護管理者のかかわり方

● 1. アディクション問題を抱えた人へのかかわり方

　どの診療科を受診していても，アディクション問題を抱えた患者・家族は，対人関係の問題を抱えている．看護管理者は直接かかわることは少ないが，クレームや部下の看護職者の対応に問題が生じるなどでかかわることになる．

　アディクション問題を抱えた患者・家族に対する具体的な対処方法については他章に記載されているため，ここでは扱わない．本節では，看護管理者の視点で解説する．

　アディクション問題は表面からは簡単にはわからないが，看護職者が陰性感情をもったり余分な介入が多い人は何らかのアディクション問題を抱えていることがあるので，注意する．そうした人は何らかの依存的な行動，対人関係上の問題（否認する，自分をより大きな存在であると思わせるためにうそをつく，穏やかに話せず，威嚇的な行動をとるなど）を示しているので，そうした行動を見逃さないことが必要である．看護管理者は，スタッフがそうした行動を観察しているかを確認しつつ，可能なら，自分の目で確認する．これは必ずしも，患者や家族と直接対話することを意味しない．間接的な確認でもよい．できる限り相手のペースに巻き込まれないように距離をとることが必要であり，看護管理者が交渉相手になることは避けたい．しかし，アディクション問題を抱えた患者・家族は看護職者が適切に対処していても難癖をつけて，責任者を出すように要求してくるため，病棟の責任者である看護管理者が直接交渉の相手になることもある．

　以下に看護管理者が直接交渉にあたる場合の留意点をあげる．

(1) 特別扱いをしない

　アディクション問題を抱えた患者やその家族は，自己肯定感が低いため，他者から高い評価を受けたいという思いがあり，特別扱いを求める傾向がある．人間の欲求は実現すると際限がなくなり，一度，特別扱いをすれば，より多くのあるいは大きな特

別扱いを求めるようになる．公平性を保っていることを相手に伝え，特別扱いはしなくても，他者と同じ扱いであることをはっきり示すことができれば，渋々でも納得せざるをえない．「皆さんと同じに○○させていただきます．特別扱いはできません」と間接あるいは直接伝えることが大切である．

　もし，すでに特別扱いをしていた場合は，スタッフのミスで，特別扱いをしてしまったが，誤りなので改めることをきちんと説明し，スタッフに厳重注意することと，看護管理者として監督が不十分であった旨を伝え，謝罪の意を表する．もし，謝罪として金品や特別扱いを要求してきた場合，それ自体が問題であるので，そうしたことはできないことを伝える．また，「病院を訴える」と言ってきた場合も，「訴える権利はだれにも妨げることはできないので，ご自由に」と伝えてよい．執拗に「訴訟に持ち込まれたくなかったら」と繰り返すようであれば，その文言を記録するようにスタッフに指示を出しておけば，業務妨害などの犯罪を立証できる可能性がある．

(2) 相手の話を十分聞いたうえで，こちらの理解した内容を相手に確認してもらう

　主張している内容に齟齬，誤りがなければ，交渉を始めればよい．その際，交渉内容を書面にして，契約を結ぶことが大切である．口頭の約束では言った，言わないといったトラブルが生じやすいので，文書による契約を行うことが必要である．

(3) 本当の目的が何かを見きわめる

　アディクション問題を抱えた人が要求している内容がすべて虚構であるということはないが，本当に，要求したいことを要求していない場合がある．遠回しに表現したり，別のことを表現することがある．こうしたアディクション問題を抱えた人のコミュニケーションの特徴を理解したうえで，要求内容の本当の目的が何かを見きわめることが大切である．

(4) 看護管理者は陰性感情を交渉相手に表出しない

　仮に陰性感情があっても，「あなたの味方である」という態度をとることが必要であり，要求をしてくる相手をよく理解しようとする努力が求められる．

(5) スタッフに対するクレームがあった場合，そのスタッフの悪口に同調したり，悪口を言わない

　ミスや誤りがあったら，教育・指導が不十分であったことを伝え，管理者として謝罪することが肝心であり，対応した看護職者に責任を転嫁してはいけない．そして，看護サイドの不備はすべて謝罪し，改善する旨を伝える．

　以上のことは，アディクション問題を抱えた患者のみならず，その家族に対する対処方法としても理解しておきたい．

2. アディクション問題を抱えた看護職者へのかかわり方

　アディクション問題を抱えた看護職者は，他のスタッフと様々な形でトラブルを抱

えることがある．本人がうそをつき，約束を守らず，場合によっては，借金をして返済しないといったことはよくあることである．父親や母親が頻繁に危篤になったり，死亡したり，年中，法事があるといった不自然な欠勤や忌引，有休が多いといった特徴的な勤務態度がみられたら要注意である．ほとんどの場合，当人が精神科を受診することがないため，依存症の診断を受けていないが，診断の有無にかかわらず，診断を受けた者と同様な対処・対応が求められる．具体的な留意点について以下にあげる．

(1) アディクションは否認やうそを伴うことが多いことに注意する

　アディクション問題を抱えているということは，どんな理由があろうともアディクション行動をとろうとし，目的のためには手段を選ばないという点に留意する．たとえば，アルコール依存症者は飲酒のためにはありとあらゆる手段を用いて，そのために配偶者はもちろん，子どもや友人まで利用して飲もうとする．周囲の人間に自分の飲酒行動が正当であるといった承認を求めたり，酒代がなければ，子どもが病気になったから入院費が足りないとうそをついて借金する．このようにうそや否認，否定は日常茶飯事である可能性を理解しておかなくてはならない．

　また，相手を操ろうとする場合もある．あの人は信用できるからという考え方をしている管理者は裏切られることがあることを認識すべきである．つまり，信用できる人とできない人に分類するのではなく，だれもが一定の条件では信用でき，ある条件では裏切られる可能性があるということを理解しておく．看護管理者は初めから，大きな期待をもたず，だめな場合は自分で対処するといった気持ちでスタッフを信頼していくとよい．

　また，家族がアディクション問題を抱えている場合は，家族の共依存的傾向による心理，あるいは家族の世間に対する羞恥心などが働き，否認や否定，うそが生じることがある．結果的に，看護管理者は患者よりも看護職者への心理的距離が小さくなるように，日常的に人間関係を構築しておく必要があり，それができていないと，表面的なかかわりのみで終始する．このようなかかわり方では，何か問題が起きたときに，部下が相談に来てくれないことになり，結果として，対処が遅れ，部下を失うことになりかねない．あるいは部下がミスを頻繁に起こしている場合に，単なる不注意として対処し，本人の抱えている問題を見逃し，離職に結びつくかもしれない．こうしたことを避けるためにも，スタッフとのコミュニケーションを大切にする．看護管理者は病棟のラウンドを行い，スタッフが日常的にどのように働いているか，自分の目で見，スタッフの声を常に聞く態度を示す．ただし，表面的なコミュニケーションは，否認やうそが含まれていることも多い点を考慮する必要があることはいうまでもない．どのように親しくなっても距離を適切にとることによって，否認やうそによって生じる操作性などの問題を回避できる．

2 アディクション問題を抱えた患者・家族，看護職者への看護管理者のかかわり方

(2) ストレス解消法としてアディクション問題を抱えている場合，コントロール不能が問題であることを指摘する

　アディクション問題を抱えた看護職者に注意すると，アディクション問題がストレス解消法の1つであると弁明する場合が多い．しかし，ストレス解消というのは本人自身がコントロールできて初めてストレス解消法といえるのであり，コントロールができない状況ではストレス解消とはならないといえる．なぜなら，その解消法をセルフコントロールできないことによって不都合が生じ，規則や法を破ることがあると，コントロールできないこと自体がストレスとなる．あるいは，ごまかすためのうそや否認が生じてしまうこともストレスとなり，結果的にストレスが増すことになる．アディクション行動をストレス解消のために用いるということは，こうした悪循環を抱えるということであり，セルフコントロール不能な対処法はストレス解消法ではないのである．

　アルコール依存症になる人の多くは，自身のストレスから逃れるために，アルコールを飲んでいたという人が多い．嫌なこと，不快なことを忘れるためにアルコールに逃げても，本質的な問題の解決はまったくされておらず，かえって悪化させていることが多い．悪化したストレスからさらにアルコールを頼るようになり，依存症への道を突き進むといえる．つまり，ストレス解消法として，アディクション問題を抱えている場合，コントロール不能が問題であることを指摘する必要がある．

(3) 欠勤，勤務態度，人間関係を観察する

　アディクション問題を抱えた看護職者は，当然のように，同時に対人関係の問題も抱えている．また，アディクションをコントロールできないために，冒頭に述べたように，勤務態度にも悪影響が出てくることになる．欠勤や遅刻が多くなった場合は，何らかの問題を抱えている可能性があることを看護管理者自身は考慮する．

　アディクションは自分の行動をコントロールすることができなくなる状態である．たとえば，アルコール依存症なら，朝から飲酒欲求が生じ，それに抗することができず飲酒行動を起こし，連続飲酒が発生し欠勤する．インターネット依存であれば，やらなければならない仕事があっても，インターネットのゲームなどに熱中し，一晩中ゲームをして遅刻をしたり，書類などの提出期限が守れなかったりする．

　このように，勤務態度に様々な問題が現れてくればわかりやすいが，勤務態度自体は良好といった場合もある．たとえば，薬物依存の場合，患者の処方薬を盗むために，表面的な勤務態度は良好にしているという場合もある．この場合は，気づかれないまま患者の処方薬が不足していることになる．また，同じ患者の処方薬を続けて盗むことは少ないため，その場合はなおさらわかりにくく，しばらく経った後に，どうもおかしいといった声があがって発覚する．発覚した際に，管理者自身が管理責任を問われることから，退職を促して不問に付すことが少なくないが，こうした対処方法を改めていく必要がある．不問に付すことにより，この看護職者は他の病院に行っても同

第Ⅲ章　看護組織とアディクション

　様なことを繰り返すため，本人はもちろん，他院の患者にも迷惑をかけることになる．また，そうした対処を見ている残ったスタッフにも，悪影響を及ぼし，物品管理やコスト意識がいい加減でも問題にならないという誤った考えをもたせたり，ルールが守られなくなり，大きな事故を招く要因となることが考えられる．そもそも，こうした盗癖のある看護職者が職員にいるということは，物品管理，患者へのケア，コスト意識，人的管理など様々な管理上の面で問題であり，看護管理者はある程度の管理責任を問われることになる．特に，患者の物を盗むということは，都道府県に報告すること，あるいは警察に届け出ることも視野に入れる必要がある．その場合，師長，看護部長のほかに事務長，病院長などの病院管理者とも十分に意思統一したうえで行う必要がある．また，その看護職者自身の人権上の問題もあるので，単なるうわさなどを根拠にせず，十分な証拠を固めてから行う．いずれにしても，刑事罰の対象となる違法行為をしたことを本人および周囲のスタッフに理解させ，処分として，退職勧告をするなどの姿勢を示して，決して許されないと伝えることが必要である．

　このようにアディクション問題の存在がわかりにくいケースの場合，手がかりは，アディクション問題を抱えた看護職者は対人関係に関する問題を抱えているということを意識することであるだろう．対人関係の問題に着目できれば，アディクション問題を抱えているか，あるいはこれから抱える可能性があることをある程度見抜くことができる．ここで注意してほしいのは，対人関係に問題があるということの意味をはき違えないことである．人付き合いが悪いことが問題ではなく，人付き合いがよすぎることが問題になることもある．人から頼まれると断れない人や，自分ではやめようと思っていることを他人から誘われるとやってしまう，さらには変に目立ちたがる，親や先生，上司の意向によく従うなど，一見問題がなさそうな行動について，実は問題があるという点を見逃してはならない．その根底には，頼まれると断れない，良い子・良い人と思われたいなどというアディクション問題を抱えた人の対人関係の問題が存在しているのである．そのため，一見問題がなさそうな行動について，本人がどう考えて行動しているかを十分理解する必要がある．もし，相当な無理を頼んでも引き受ける場合は，アディクション問題を抱えている可能性を考慮したほうがよい．ただし，注意しなければならないのは，アダルトチルドレンの場合も同様な特性があり，必ずしもその時点ではアディクション問題を抱えているとは限らない点である．また，アルコール依存症などで依存症をやめようとしている途中経過であっても，行動特性自体は変化していない場合があるので，そうした場合は，本人から話せる状況ができるのに時間が必要であり，それを無理強いすることで，本人にストレスをかけてしまい，再飲酒などの行動をとらせることがあるので，あくまで，管理者自身の注意点として観察していくだけにとどめたほうがよい．そして，問題行動が起きそうな場合に限り，本人に働きかける．どう働きかけるかは，本人との関係性の問題や管理者自身の力量の問題もあるから，ケースバイケースであることを念頭においてほしい．

2 アディクション問題を抱えた患者・家族，看護職者への看護管理者のかかわり方

(4) 通院や自助グループへの参加を勧める

看護職者のアディクションでは，看護という仕事柄，ストレスが大きいこともあり，ピアグループ，自助グループが地域によっては存在している．看護職者や医療従事者同士の自助グループがある場合もある．あるいは，医療関係者が参加していないアディクションごとの自助グループへの参加も有効である．

もちろん，アルコール依存症の場合など，必要に応じて通院が必要な場合もある．通院は精神科外来やメンタルクリニックなどの精神科の診療所に通うことになるが，通院にしろ自助グループにしろ，なかなか簡単に自ら訪れ，参加することはない．そもそも自身が依存症，病気であることを認めることはそう簡単ではない．「アディクションは否認の病気である」といわれていることを念頭においてかかわらなければならない．いくら勧めてもそう簡単に行くものではないが，行くように勧める必要はあるといえる．また，通院は必ずしも必須ではなく，自助グループへの参加のみで十分な場合もある．ギャンブル依存症などの行為依存では通院を受け入れてくれる医療機関も多くはないため，通院よりも自助グループへの参加を重視する．

看護管理者の留意点として，通院にせよ自助グループへの参加にせよ，他の看護職者にわからないようにすることである．無論，本人自身が他の看護職者に自分の病気を言えるようになることは大きな一歩であり，否定する必要はないが，管理者から他の看護職者に教えることは当該看護職者の個人情報の保護にかかわることであり，不当に人権を侵害しないためにも厳に慎まなくてはならない．少なくとも，通院していること，自助グループに参加していることを評価し，援助することが大切である．

(5) 看護チームとして対人関係のコントロールに配慮する

他の看護職者から，「あの人の態度が許せない」「欠勤や遅刻をしても平気」「よくうそをつく」などのクレームが来る可能性がある．これについての対処を考えることも看護管理者が求められる役割の1つである．アディクション問題を抱えているだけでも，その看護職者は大きな問題を抱えているわけであり，対人関係が上手にとれないことに大きな問題を感じていても，どう対処してよいかわからず，クレームを本人がコントロールできないことは多い．看護管理者はそうしたクレームをきちんと把握し，本人に伝える必要がある．その際，「私が何とかする」といった安請け合いは禁物である．本人がコントロールできない対人関係上の摩擦をそう簡単にコントロールできるはずがないことを前提に，本人と話し合うことが大切である．変われといって変われるものではないので，一つずつ変化すればよいことを伝え，焦らずに対処するようにアドバイスする．

(6) 巻き込まれないよう適切な距離をとる

前述したように，アディクション問題を抱えた看護職者は他人を自分の意のままに行動させようとする操作性を発揮することがある．看護管理者はどこまでが操作でどこまでが操作でないかを見抜く必要がある．看護管理者は庇護者となりやすいため，

第Ⅲ章　看護組織とアディクション

　アディクション問題を抱えた看護職者との距離のとり方に気をつけ，巻き込まれないよう確認しながら対処すべきである．特に，師長や主任など，複数でかかわる際は互いに気をつけながら距離のとり方を確認するとよい．もし，一方の距離が近すぎると判断したならば，必ず，もう一方に明確に伝え，注意を受けたほうは否定するのではなく，自分の距離のとり方を振り返って，適切な距離を検討する．また，通院などの治療の機会を提供する，あるいは自助グループへの参加を促すといった社会資源の提供はよいが，交通費や治療費が足りないといった理由をつけて借金を依頼してくる場合がある．あるいは，急に，明日行きたいので勤務変更をしたい，あるいは有給休暇をとりたいと言ってくることもある．こうした金銭の提供や特別扱いは操作性を喚起し，管理者の介入が無駄になる可能性が高くなる．アディクションは依存傾向が強いので，特別扱いをされるということはその依存傾向に拍車をかけることにつながる点に留意する．

　以上，6点を特に注意すべき点としてあげたが，基本はあくまでアディクション問題を抱えた看護職者として対応するということである．
　アディクション問題を抱えた看護職者が部下にいるときは，看護管理者はアディクションの特徴を理解したうえで，基本的なアディクション看護の介入方法を実践すべきである．注意すべき点は，看護職者が相手であるため，操作性も患者より巧妙な場合があることに留意することである．

文　献

1) 信田さよ子(1999). アディクションアプローチ―もう一つの家族援助論. 医学書院.
2) 清水新二編(2001). 共依存とアディクション―心理・家族・社会. 培風館.
3) 井部俊子・中西睦子監, 井部俊子編(2004). 看護管理学習テキスト1 看護管理概説. 日本看護協会出版会.
4) 井部俊子・中西睦子監, 井部俊子・勝原裕美子編(2004). 看護管理学習テキスト2 看護組織論. 日本看護協会出版会.
5) 井部俊子・中西睦子監, 村上美好・木村チヅ子編(2004). 看護管理学習テキスト3 看護マネジメント論. 日本看護協会出版会.
6) 井部俊子・中西睦子監, 手島恵編(2004). 看護管理学習テキスト4 看護における人的資源活用論. 日本看護協会出版会.
7) 日下修一(2009). 事例20アディクション問題を抱えた看護師―看護管理者の対応法. 松下年子・吉岡幸子・小倉邦子編著. 事例から学ぶアディクション・ナーシング―依存症・虐待・摂食障害などがある人への看護ケア. 中央法規出版, p.248-256.
8) 濱田安岐子・日下修一(2009). 事例で学ぶハラスメント―透析室でこんな目にあっていませんか. 大坪みはる編著. 透析看護師のためのメンタルヘルス. 医薬ジャーナル社, p.167-191.

3 院内暴力問題に対する看護管理者の対応

1. 院内暴力とは

　院内暴力は医療機関のなかで起こる暴力のすべてを指す．ここでいう暴力は，物理的な力を加えるいわゆる暴行などの暴力と，言葉による暴力（暴言），心理的な暴力も含めたものである．物理的な暴力も心理的な暴力も，度が過ぎれば，刑事罰の対象になり，刑法では物理的暴力は程度により「暴行」「傷害」「傷害致死」などに問われる．

　「暴行」は第208条で規定され，「暴行を加えた者が人を傷害するに至らなかったときは，2年以下の懲役若しくは30万円以下の罰金又は拘留若しくは科料に処する」とされており，「傷害」は第204条で，「人の身体を傷害した者は，15年以下の懲役又は50万円以下の罰金に処する」とされ，「傷害致死」は第205条で，「身体を傷害し，よって人を死亡させた者は，3年以上の有期懲役に処する」とされている．

　「暴言」については，程度により「名誉毀損」「侮辱」「信用毀損及び業務妨害」の罪に問われる場合がありうる．「名誉毀損」として，第230条1項で，「公然と事実を摘示し，人の名誉を毀損した者は，その事実の有無にかかわらず，3年以下の懲役若しくは禁錮又は50万円以下の罰金に処する」とされ，「侮辱」は第231条で「事実を摘示しなくても，公然と人を侮辱した者は，拘留又は科料に処する」とされ，「信用毀損及び業務妨害」は第233条で，「虚偽の風説を流布し，又は偽計を用いて，人の信用を毀損し，又はその業務を妨害した者は，3年以下の懲役又は50万円以下の罰金に処する」とされている．

　いわゆるパワーハラスメント自体は刑法の規定にないが，状況により，労働基準法などに抵触することはある．

　実際に，医療機関での暴言・暴力により刑事事件となることは多くはないが，刑事事件までに至らないレベルでの暴言・暴力が横行していると考えることはそれほど大

げさなことではない．

さて，医療機関における暴力の加害者と被害者にはどのような組み合わせがあるのか．①患者から患者へ，②患者から医療者へ，③医療者から医療者へ，④医療者から患者へという組み合わせが考えられる．ここでいう患者には患者の家族も含んでいる．特に，④は絶対にあってはならないことであるが，実際には少なからぬ医療機関や施設においてそうした例が見受けられるのも事実である．

(1) 患者間の暴力
患者間のトラブルとして認められるものであり，医療者が介入する必要が生じる．

(2) 患者から医療者への暴力
特に暴言という形で，看護職者に向けられることが多い．あるいは，性的暴力として，身体を触られるということも，頻繁にみられる．

(3) 医療者間の暴力
医師から看護職者に対する暴言や性的暴力がある．性的暴力は，身体に触るといった「軽い」ものから，暴行・強姦に至る「重い」場合も存在するが，性的暴力に軽重はなく，すべて重い犯罪と考えるべきであろう．日本では，幸いにして強姦の報告はきわめてまれであるが，海外の医療現場では相当数報告されている．しかしながら，これも単に被害女性が被害届を出していない可能性もあり，日本では医療現場での強姦は少ないと言い切ることはできないと考えられる．近年の国際看護師協会（International Council of Nurses：ICN）大会における報告によれば，医療現場で起きる暴力の第1位が強姦であるということである．しかしながら，もっと多く見受けられるのは，暴言であろう．言葉の暴力，心理的暴力はハラスメントとして扱われることが多いが，実際に看護職者の離職要因として大きな割合を占めていると考えられる．ただし，暴言自体が正規の離職理由としてはあげられず，人間関係などを理由とした退職になるか，結婚などを理由とした退職となることが多いため，真実は表面に現れないのが現状である．筆者自身が看護職者に行った調査では，暴言は離職を考える動機として大きな比重を占めていた．

暴力が多い病院として精神科病院がイメージされることが多いが，実際には精神科病院では暴力に対するリスクマネジメントがなされているため，かえって暴力が少ないと考えられる．

● 2．暴力とアディクション

暴力をアディクションととらえる考え方がある．特に，ドメスティックバイオレンス（DV）では，暴力の周期説があり（図V-2，p.148参照），加害者に注目すると暴力を振るうことにより快感を得，被害者を支配し，あるいは被害者の愛情を保てると錯覚し，よりエスカレートしていくなどの特徴がある．特に，その根底に愛情欲求が

存在し，暴力を振るうことによって被害者が自分から離れていくのではないかという不安感を解消することが多い．こうした誤った認知のもとに暴力を行使し，加害者自身の欲求を満たそうとしている点および暴力をコントロールできない点で，アディクションとしてDVをとらえることができる．そして，DVに限らず，暴力一般にこうしたアディクションの側面が存在し，人に暴力を振るうことで快楽を得て，その快楽を維持するため，暴力を行使していると考えることもできる．また，アルコール依存症や薬物依存症者の相当数が配偶者や近親者に暴力を振るうことがある．こうした事実からも暴力をアディクションとしてとらえ，アディクションの視点から看護介入することが必要となってくる．

3. パワーハラスメントとアディクション

　パワーハラスメント，セクシャルハラスメントなどは心理的暴力に属する場合が多いが，ハラスメントの難しい点は加害者の意識ではなく，被害者の意識で決まる点である．被害者がハラスメントであると思った時点で，ハラスメントは成立するため，加害者自身がハラスメントの意識をもつことが少ない．看護管理者は常にハラスメントの加害者となる可能性があることを前提に管理を行わなければならない．このように書くと，ハラスメントは実態がないかのように思うかもしれないが，それは誤りで，心理的暴力を行使していることがハラスメントに直結することを理解しなければならない．ちょっとした一言が相手を傷つけることがあり，それを感じた人がハラスメントと受け取ることがある．加害者にとっては何でもない一言や行為が被害者にとっては大きな心の傷をつくることになるのである．

　パワーハラスメントやセクシャルハラスメントを指摘されても，自分は関係ないという態度をとる管理者は少なくない．少なくとも，どういう点で心理的負担を与えたのか，自分の言動について十分な説明ができるかを確認する必要がある．問題を起こしがちな管理者とは，パワーハラスメントやセクシャルハラスメントに快感を得ているような管理者の存在である．管理者本人は被害者である看護職者のために行った言動だと言っても，第三者が見て本人が楽しんでやっているとしか思えないようなハラスメントもありうる．この状態は，アディクションとしての暴力を行使している状況と何ら変わりがなく，アディクションとしてのハラスメントとなっている．特に不要なボディタッチや性的暴言などは，痴漢などの性犯罪と密接な関係があり，アディクションとして扱われるべき側面がかなり大きいと考えられる．近年，男性看護職者も増えてきており，看護管理者が男性である場合はもちろん，その逆の場合でも，セクシャルハラスメントが起こりうる状況が成立しているため，看護の現場でもセクシャルハラスメントを考えておく必要がある．

　パワーハラスメント，セクシャルハラスメントを受けたという看護職者が出た場合，

可能な限り，別の部署の職員に第三者的に調査にあたってもらい，その内容と問題点を公正に評価してもらう．その際，当事者同士は，直接連絡しないことが肝要である．

管理者側にパワーハラスメント，セクシャルハラスメントがあると考えられる場合，修正が可能なら修正すればよいが，アディクションとしてあるいはパーソナリティ障害としてハラスメントをしている場合や修正が不可能な場合は，被害者側または加害者側の配置転換も必要となる．アディクションとして心理的暴力を行使している場合は，加害者である管理者側のカウンセリングや治療などが必要となる．

管理者ではなくても先輩看護職者がパワーハラスメントやセクシャルハラスメントを後輩に行うこともある．特に，新人を鍛える名目で，パワーハラスメントやいじめを行うことが看護界では珍しいことではない．看護管理者はこうしたハラスメントに目を光らせ，見て見ぬふりをせず，きちんと両者に介入しなくてはならない．新人や後輩が先輩に従順に従っている場合はより注意深く観察する．従っている新人・後輩自身が共依存傾向をもっている可能性がある．そうでなくても我慢しているということはどこかで爆発する可能性があり，放置しておくと，労働基準局に訴える場合や，裁判に持ち込む場合が出現しないとは限らない．あるいはいじめが原因の自殺が発生した場合，管理者の責任が追及されることとなる．

4. 患者が暴力を振るった場合の対処

患者や家族が暴力を行使した場合の対処は，次のような対処方法が考えられる．

(1) 患者の心理・精神面・生活面をアセスメントする

防止策として，暴力の危険性をアセスメントする．精神科のアセスメントとしては必須であるが，精神科以外では軽視する可能性が高い．もちろん，アディクション問題を抱えた人や家族の場合，家族間でのみ暴力を振るうことが多いが，他者に対して暴力を振るうことがないというわけではない．特に，病院内での「弱者」である女性看護職者に対して暴言・暴力を行使することは十分ありうる．こうした点を考えて，家族に暴力を振るったことがある人や家族へ威圧的な態度をとる人については十分に注意する．この場合，特に，朝の申し送りやカンファレンスで，全スタッフに注意を喚起しておく必要がある．

(2) 部屋や座席を調整する

患者間でトラブルがある場合は，部屋やベッドを変えたり，個室に移したりする．

(3) 加害者の反省を促す

加害者自身にどうしてそうなったかを理解させ再発を防止するために，自己の問題を認識させるようにし，反省を求める．

(4) 暴行があった場合には原則として警察に通報し，都道府県に届ける

手続き上必要なことであり，情報を外部に向けて発信することにより，再発予防に

寄与できる．事件性がある場合は現場を保存することも必要となるため，勝手に掃除したりせず，またその空間を他の患者の目に触れないようにする．

たとえば，患者がスタッフに暴言を浴びせた場合や女性看護職者の体を触った場合などはあえて警察に通報する必要はないが（ただし，被害を受けた本人が訴えるという場合は，被害者本人の意思に任せる），加害者に厳重注意し，場合によっては，退院を願うことも必要となる．

以上，患者が暴力や暴言を行使した場合の基本的対処法をあげたが，患者がアディクション問題を抱えていても抱えていなくても，対処する方策自体は変わらない．しかし，アディクション問題を抱えている場合，看護職者に対する甘えが表出しやすく，弱者と考えて暴言・暴力を行使して，あるいは威嚇して，看護職者を操作しようといった行動がみられることがある点に注意する．

看護管理者は医療機関内において生じたすべての暴言・暴力，ハラスメントに適切に対処する必要がある．その対処の基本は，アディクションの有無にはかかわらないが，アディクション問題を抱えている場合は，発生する可能性が高いことに注意すべきである．また，看護職者については，仕事柄，共依存的傾向が元来あるため，暴力やハラスメントを受けやすい存在である点にも注意を払い，患者・看護職者間のすべての関係について看護管理者が十分な観察を行うことを意識すべきである．また，看護管理者自身が様々なハラスメントの加害者になる可能性がある点にも注意し，自らの言動に責任をもつことも求められる．

文献

1) 日下修一(2009)．アディクション問題を抱えた看護師－看護管理者の対応法．松下年子・吉岡幸子・小倉邦子編著．事例から学ぶアディクション・ナーシング－依存症・虐待・摂食障害などがある人への看護ケア．中央法規出版，p.248-256．
2) 濱田安岐子・日下修一(2009)．事例で学ぶハラスメント－透析室でこんな目にあっていませんか．大坪みはる編著．透析看護師のためのメンタルヘルス．医薬ジャーナル社，p.167-191．
3) 江頭憲治郎・小早川光郎・西田典之・他(2010)．ポケット六法．平成23年版．有斐閣．
4) 大谷 實(2009)．刑法講義各論．新版第3版．成文堂．
5) 信田さよ子(2002)．DVと虐待－「家族の暴力」に援助者ができること．医学書院．
6) 藤本 修・荒賀文子・他編著(2005)．暴力・虐待・ハラスメント－人はなぜ暴力をふるうのか．ナカニシヤ出版．
7) 熊谷文枝(2005)．アメリカの家庭内暴力と虐待－社会学的視点でひもとく人間関係．ミネルヴァ書房．
8) Browne K, Herbert M(1997)．Preventing Family Violence. John Wiley & Son．／藪本知二・甲原定房監訳(2004)．家族間暴力防止の基礎理論－暴力の連鎖を断ち切るには．明石書店．

Column

アディクションと診療報酬

1. 依存症・思春期医療の充実

2009（平成21）年9月にとりまとめられた「精神保健医療福祉の更なる改革に向けて」[1]では、「精神疾患は、あらゆる年齢層で疾病により生じる負担が大きく、また、精神疾患にかかることにより稼得能力が低下することがあるなど、本人の生活の質の低下をもたらすとともに、社会経済的な損失を生じている」として、「依存症」や「思春期」などの専門的医療の提供が必要な疾患における機能の確保・充実、さらに自殺対策の面からも「依存症」が取り上げられている。

それによると「依存症」に応じた患者の回復に向けた支援について、以下の3つの視点を踏まえた総合的な取り組みを強化すべきであるとしている。

①依存症が疾病であるという視点をもって、依存症の知識の普及・啓発や、患者の治療・支援にあたるべきである。

②依存症者の回復のための支援について、医療、リハビリテーション施設、自助グループなどの取り組みを踏まえ、効果を検証しつつ、役割を明確化して普及を図るべきである。

③依存症に対する医療の機能強化を図るとともに、依存症のリハビリテーション施設や自助グループがより効果的に活動できるよう、その支援のあり方について検討すべきである。

また「摂食障害」は「思春期」の精神医療のなかで取り上げられており、児童・思春期精神医療に応じた精神医療等の充実では、以下の3点をあげている。

①児童・思春期精神医療の普及を図るためには、まず、児童・思春期患者に専門的に対応できる医師数の拡大に取り組むとともに、一般の精神科医や精神科の後期研修医に対しても、児童・思春期精神医学の研修などを進めるべきである。

②医療機関が児童・思春期精神医療により積極的に取り組むための施策を講じ、専門病床および専門医療機関の確保など、医療提供体制の拡充を図るべきである。

③上記の対策を講じるにあたっては、児童と思春期での患者の特性を踏まえることが必要である。

以上より、専門的な医療機能（児童・思春期、依存症など）を担う精神科医療機関が必要と考えられ、その機能が適切に発揮されるよう、これらの医療機関と地域医療体制との連携を構築するための方策を講じるべきであるとしている。

以上の方針を反映し、精神科への入院医療にかかわる評価では、重度アルコール依存症、摂食障害などの専門的な医療の提供が必要な疾患について、適切な医療体制が提供されるよう、2010（平成22）年度の診療報酬の改定において評価が行われた。

2. 重度アルコール依存症入院医療の評価

重度アルコール依存症に対して、高い治療効果が得られる専門的入院医療を評価した「重度アルコール依存症入院医療管理加算」が新設された（表1）。

3. 摂食障害入院医療の評価

治療抵抗性を示すことの多い摂食障害に対する専門的入院医療を評価した「摂食障害入院医療管理加算」が新設された（表2）。

4. 精神医療の質の向上

以上のような経緯と内容で「重度アルコール依存症」と「摂食障害」に対する入院医療が評価され診療報酬上に算定されるに至ったものの、その質の向上が問題とされている。「精神保健医療福祉の更なる改革に向けて」[1]によると、諸外国においては、診療のプロセス（過程）およびアウトカム（成果）を評価し、診療の質の改善を図るために、クリニカルインディケータ（臨床指標）を収集・公開する取り組みが行われつつあるが、わが国で

表1　重度アルコール依存症入院医療管理加算（1日につき）

1. 30日以内 … 200点
2. 31日以上60日以内 … 100点

重度アルコール依存症入院医療管理加算について
1. 重度アルコール依存症入院医療管理加算は，アルコール依存症の入院患者に対して，医師，看護師，精神保健福祉士，臨床心理技術者等によるアルコール依存症に対する集中的かつ多面的な専門的治療の計画的な提供を評価したものである
2. 当該加算の対象となるのは，入院治療を要するアルコール依存症患者に対して，治療プログラムを用いたアルコール依存症治療を行った場合であり，合併症の治療のみを目的として入院した場合は算定できない
3. 当該加算を算定する場合には，医師は看護師，精神保健福祉士，臨床心理技術者等と協力し，家族等と協議の上，詳細な診療計画を作成する．また，作成した診療計画を家族等に説明の上交付するとともにその写しを診療録に添付する．なお，これにより入院診療計画の基準を満たしたものとされるものである
4. 家族等に対して面接相談等適切な指導を適宜行う
5. 精神科を標榜する保険医療機関である
6. 当該保険医療機関に常勤の精神保健指定医が2名以上配置されていること

表2　摂食障害入院医療管理加算（1日につき）

1. 30日以内 … 200点
2. 31日以上60日以内 … 100点

A231－4　摂食障害入院医療管理加算
1. 摂食障害入院医療管理加算は，摂食障害の患者に対して，医師，看護師，精神保健福祉士，臨床心理技術者及び管理栄養士等による集中的かつ多面的な治療が計画的に提供されることを評価したものである
2. 摂食障害入院医療管理加算の算定対象となる患者は，摂食障害による著しい体重減少が認められる者であって，BMI（Body Mass Index）が15未満であるものをいう

は研究段階にとどまっているという．また，精神医療の質の向上のためには，その担い手である医師などの医療従事者の資質の向上のための取り組みを継続していくことが不可欠である．医師については，精神科専門医の制度が2009（平成21）年度より正式に開始されるなど，精神科医の養成の充実が図られつつある．しかしながら，具体的な研修体制や研修方法の多くが各研修機関に委ねられているほか，精神療法，児童・思春期精神医学など，現状では研修機関や指導者などの研修体制を十分に確保しにくい領域もある．このような問題点を踏まえ，精神医療の質の向上が求められている．

今後の改定では，これらの質の向上が算定要件に関与してくることが予測される．特に医療機関においては，診療のプロセス（過程）およびアウトカム（成果）を評価し，診療の質の改善を図るためのクリニカルインディケータ（臨床指標）の収集・公開が求められていくと考えておく必要があるだろう．

［文　献］
1) 今後の精神保健医療福祉のあり方等に関する検討会．精神保健医療福祉の更なる改革に向けて．今後の精神保健医療福祉のあり方等に関する検討会報告書，平成21年9月24日．http://www.mhlw.go.jp/shingi/2009/09/dl/s0924-2a.pdf [2011. Jul. 29]

第Ⅳ章

母性・ジェンダーと
アディクション

第Ⅳ章　母性・ジェンダーとアディクション

1　母性とは何か

　アディクションは関係性の病であり，その治療や看護は関係性への働きかけを行うことである．アディクション問題を抱えた人を看護する看護職者は，関係性の本質である"自分を認め，他者を信頼する"といったあり方について，洞察する必要がある．関係性の原初といえる親と子の関係や性の関係について深くかかわる母性看護学では，「母性とは何か」をどのようなキーコンセプトで読み解いていくのか，そして，母性や育児などの問題を考える際に，無意識に行われているジェンダーバイアス（男女に関する固定的役割などの偏見や差別）に敏感であること，気づくこと，すなわち，ジェンダーセンシティブな見方で，母性あるいは女性をとらえ直してみることが必要である．

　特に女性と関係の深い自傷行為，摂食障害，成熟への不安，母親と娘の間に葛藤を引き起こす依存関係，成功不安（課題の達成や職業的成功によって周囲から女性らしくないと評されることを避ける傾向のこと），児童虐待，ドメスティックバイオレンス，家族との共依存など様々なアディクション問題を抱える女性たちを理解する重要な手がかりとして「母性」の問題がある．

　母親になること，母親であることは，女性の生涯発達の大きな課題である．母親であることは，生物的，心理社会的にも疑いようもない事実であり，他者が容易に承認できる．女性にとって母親であることは，自己の存在価値を見出し，承認欲求を満たすものである．しかし，女性の価値観や生き方も変化している．母親は子どものために生きるといった伝統的母性観に支えられた社会が変貌し，母性観も揺らいできている．そのようななかで，母性とは何かをとらえ直す意義は大きい．

● 1．母性とは

　母性は英語では，マザーフッド（motherhood），あるいはマタニティ（maternity）という．フランス語ではマテルニテ（maternité）である．広辞苑では，母性とは「女

1 母性とは何か

性が母として持っている性質，また母たるもの」，母性愛については「母親が持つ，子に対する先天的・本能的な愛情」としている．

健康科学の領域では，日本の母子保健法上の母性は，「すべての児童がすこやかに生まれ，かつ，育てられる基盤である」とうたっている（母子保健法総則第2条）．すなわち，妊娠，出産，育児という女性固有の生物的機能を指す概念として扱っている．同じく，世界保健機関（WHO）母子保健委員会は，「母性とは現に子どもを生み育てるもの（狭義の母性）のほかに，将来子どもを生み育てるべき存在および過去においてその役目を果たしたものをいう」という性役割，生涯発達という面で説明している．

1） 母性看護学における母性

看護学の領域には「母性」を扱う「母性看護学」がある．母性看護学においては，「母性」についてどのように説明しているのだろうか．

村本ら[1]は，母性本能を否定したうえで，母性とは命を慈しみ，育むものという観点から母子相互作用を介して母の心理発達が促され，母性愛が育つと説明している．

森ら[2]は，親になることを発達心理学的および，社会文化的な意味から考え，母性の定義の多義性について触れ諸家の母性観を紹介している．看護の対象としての母性を，マタニティサイクルにみられる生物的・生理学的側面からみた狭義の母性としてのみでなく，ライフサイクルにおいて存在する母性を身体的および心理社会的側面を統合した特性としてとらえている．

前原[3]は，「母性とは次世代を産み育てるという女性に備わった生理的・身体的機能の特徴のことを指し，生物学的特性だけでなく，女性が成長していく過程で形成されていく精神的，あるいは社会的特性」もその概念に含むとし，そのうえで，「母性看護学」の目的は，母性が健全に発達することを支援することであるとしている．すなわち，母性看護学とは，狭義には次世代を産み育てる女性の妊娠・出産・育児期のケア，マタニティサイクルを支援することであるが，広義には，女性が生涯発達を通じて身体的および心理社会的に健康な生活ができるように支援していくことであるとしている．母性看護学においては，援助対象である「母性」のとらえ方は，精神分析医でフロイトの門人であるドイッチェ（Deutsch H）が「母性とは社会学的，生理学的，感情的な統一体としての母の子に対する関係を示すもの」とした定義に近いといえる．

しかし，母性看護学のいずれにおいても母性概念を総合的に定義してはいるが，生物的存在を超えて社会文化的文脈で母性観・母性愛について深く考察することはしていない．子どもを産み，育み，慈しむことを賛美するにとどまり，その結果，女性の生き方を，産む人，育てる人といったステレオタイプの母性役割，伝統的母親役割から抜け出すことができなくしている．そして，看護学の教育者や学生を対象とした調査でも，母性観についてはそのような一面的な結果しか得られていないことが多い．

柴田[4]は1999年，母性看護学教育が母子関係の強調，父は外で仕事を，母は家で

育児を行うという母性観を強調していないか，教育者の母性観を問い直すという目的で，母性看護学を専攻する教員162名に18項目の母性観に関する質問をし，回答を因子分析している．高得点であった項目は，「子どもを産んで育てることは自分自身の成長につながる」「妊娠は女にとってすばらしい出来事である」「赤ちゃんを産むことは，女の特権である」「育児は妻だけでなく夫も分担すべきである」であった．反対に低い得点であった項目は，「妊娠した自分の姿は，想像するだけでみじめである」「結婚生活を楽しむためには子どもはつくらないほうがよい」であった．また，これらを因子分析した結果，「伝統的母性観」「母子一体感」「母性否定」「女の特権」「生きがい」「育児負担」の6因子を抽出している．1979〜1996年にかけて行われた女性を対象としたいくつかの先行研究と比較すると，母性看護学教員の伝統的母性観の項目の平均値は高い得点を表しており，伝統的母性観を強く抱いていることがわかった．

教育者の伝統的母性観の強調は，学習する側にメッセージとして伝わっていく．柴田が提言するように，母性を強調しすぎないこと，女性が自己決定できるように，中立的に客観的な知識，父性も包含する教育，両性がかかわる育児，社会がかかわる育児という観点から，援助にかかわる者の教育を行う必要がある．

2）母性本能論と母性学習論

母性の定義について，看護学以外の学問分野では，生物学，医学，文化人類学，教育学，心理学，歴史学，女性学，社会学など広い分野からの考察が試みられてきた．それらの定義は，学問分野の対象と立ち位置により定点があり，その内容は多義的ではあるが，「母性本能論」と「母性学習論」に大別することができる．

本能とは，遺伝子上にあらかじめセットされた生得的能力のことである．一般的には，動物個体が学習や条件反射，経験によらず生得的にもつ行動様式のことであり，帰巣本能，防御本能，生殖本能などがある．最近の研究では，乳児に備わっているある種の反射行動，それに惹起される母性的行動が明らかにされている．これらは本能であると考えられている．しかし，進化した人間では，母性的行動は本能行動よりも学習的要素が大きいといわれている．

母性本能という言葉は，通俗的に使用されることが多い．また，母性という言葉から連想される言葉として母性愛がある．「母性愛は本能か？」という論議が歴史的にあったが，現在では，本能であるとは考えられていない．諸科学の研究成果は母性や母性愛について，新たな見方を示してくれるだろう．母性を「本能」か，あるいは「学習」か，といった二元論から論じることではなく，それらが融合した形で「母性・養育行動」が獲得されていくと考える．

妊娠・分娩をし，母乳を与えるといった女性のもつ生物的機能が強調されるあまり，子どもを育てていく本能が備わっていると考えられた母性本能論はさすがに強調されることはなくなったが，通俗的な母性本能という言葉とともに，母親としての価値を絶対的なものとみなす伝統的母性観は根強いものがある．そして，現在においても，

伝統的母性観，すなわち女性は母親になること，そのことに存在理由および幸福があること，子どもを育てるのに適している性質をもち合わせているといった伝統的母性観にしばられている社会であることに変わりない．また，そのような伝統的母親役割に支配されている女性は少なくないのである．

2. 母性イメージ

佐々木[5]は，家族員（父，母，娘，息子）からみた母親イメージについて調査し，社会的に共有される母性観を検討している．それによると，世代間に共通する母性イメージとして，「受け手としての母」「支え守ってくれる人としての母」「受け入れてくれる人としての母」「敬う対象としての母」「子や家族や尽くす人としての母」が描き出されたと報告している．その母性イメージと個人の母親との関係については必ずしも一致せず，特に男性では，女性や母親に向けられる「理想」「期待」として抱かれていた．佐々木は，このような社会的に共有された「良い母親」があるからこそ，母親は「良い母親」に駆り立てられると述べている．

これらの母性イメージは，戦前まであった家族制度のなかの良妻賢母像にも一致するが，現代ではまた違った見方もできる．東山[6]は，「母性は良くも悪くも自己犠牲的エネルギーを他者につぎこむことで成り立ち，そのことが自己の喜びとして感受されるものであるが，生物的でだれにでもできる当たり前の，レベルの低い，そして過去の女性たちが恨みをこめて語る女の哀しみの根源としてのイメージが強い」とし，これに対して「自我の確立を目指し社会進出している女性はあこがれの的である」として，後者を「自己性」と定義している．そして「母性」と「自己性」の葛藤状態が現代女性の苦しい課題であると述べている．

文化人類学者であるマリノフスキー（Malinowski BK）が，「個々の文化において，母性はその文化と固有の関係にあり，他のいかなる母性とも異なっており，その共同体の社会構造全体と相関関係がある」と，その文化的・社会的なあり方に依拠することを述べている[7]．この定義は，80年を経た現在においても普遍性があり，現代の母性を考えるうえで重要である．

3. ジェンダーとしての母性という視点

1） 女に生まれる，女になる，母親になることの難しさ

母性がなぜジェンダーの視点をもって論じられなければならないのか．それは母性というディスクール（言説）が，女性に特有な生殖能力である，セックス（生物学的セックス）やセクシャリティ，女性の文化的・政治的なあり方と密接にかかわっているからである．

第Ⅳ章　母性・ジェンダーとアディクション

　　ジェンダーとは，文化的・社会的につくり出された性差である「男らしさ」「女らしさ」のことである．女性に生まれて母親になる，この一見当たり前にみえることが，心理的負荷を伴い生きづらさにつながり，大人の女性になる，母親になるという発達課題を上手に乗り越えられない女性がいることも事実である．

2) 準備された課題を乗り越えることの難しさ

　　母性をジェンダーからとらえることは，特に女性のアディクション問題の根底に潜む基本的信頼の問題を浮き上がらせることにつながる．その人の生育歴において何らかの心理的負荷があり，他者と信頼関係がうまく結べない，自尊感情が低く，依存と自立のバランスがうまくとれない女性たちをみていると，発達課題を乗り越えていくことの難しさを感じずにはいられない．思春期女子の摂食障害やリストカット，デーティングバイオレンス（デートDV），性依存症，繰り返す人工妊娠中絶など，何らかの心理的な葛藤を抱えている女性がいる．

3) 母という重荷

　　母性という言葉には，社会文化的文脈による女性の位置づけ（ジェンダー）や役割（ジェンダーロール）と密接な関係がある．この点については，母性を女性学，フェミニズムの立場から再定義する動きが，1980年代フランスの女性研究者のなかから起こった．フェミニズムは，母性本能を否定するところから出発している．母性本能を否定する議論が起こってきた背景について，東山[6]は，「社会的に女性が長い間抑圧されてきた歴史と関係する．近代になって，女性の社会進出が進み，男性競争社会で暮らす能力のある女性たちは，男性中心の社会，父権社会，それに合うような女性抑圧文化に対する反発を始めたのである」と説明する．そして，学問領域はそれぞれの視座をもち，「フェミニズムの論点は主に女性学，政治学，経済学，社会学からの視点に重点がおかれている」と，母性本能を否定してきた視点について述べている．

　　河合は，研究者や女性たちが「『母』を生きることに重心がかかりすぎると，自分の『個』が生きられないと感じる．といって個人として女性を生きようとすると，母性はまったくしがらみに感じられる．それでも思い切って『個』を生きようとすると，その『個』の中に実は『母性』も存在しているのではないかと感じ始める」としている．心理臨床の仕事のなかで，「母性は本能だからとか母性とは学習によって獲得したり，させられたりするとか単純な原理によって説明できるものではない」とし，母性とは何か，女性の生き方や日本人であるという視座をもつ必要があると述べている[8]．これは，アディクション看護にとっても重要な視点である．

　　戦前までの家制度にみられる父親に隷属した母親，情緒的には夫＝妻関係より母子関係が優位である家族関係は，「生きがいは子ども，子どもに無私の愛を尽くす」という日本文化としての母性イメージを育んできた．近年，女性の生き方は多様になり，個人としての自己実現を目指す女性は増えてきている．しかし，日本の伝統的な母親のイメージは急速に変化することはなく，西欧的自我のあり方と日本の伝統的なもの

の見方にはズレがある．この女性の葛藤は，母親になる過程や子ども，家族との関係に影響を及ぼす．子どもの思春期課題の克服において現れる抵抗や暴力，摂食障害や薬物などのアディクション問題に目を向ける必要がある．

4） 母性愛神話からの解放と両性による親性へのパラダイムシフト

小さいうちは母親に育てられなければ将来大きな負の影響を被る（性格がゆがむ，非行をするなど）という「三歳児神話」や，女性は他者への配慮に富み命を育む生来の傾向「母性」を兼ね備えているという広く共有されている信念や母性イメージは，現代においても根強いものがある．

バダンテール（Badinter E）[8]は，育児が一方の性役割になっていることについて，「理想的な母親でありたいと熱烈に望まない女－母親はいない．しかし，対立する欲求，すなわち自己愛的で自己中心的な衝動，与えると同時に多くを受け取ることの葛藤が今ほど深刻になったことはない．女である自己，連れ合いに対しての自己，子どもに対しての母親としての自己といった役割の三元性を強く自覚している」と述べている．これは現代の女性の多様な生き方の選択のなかで，揺れる母親像を如実に表している．女性として，妻として，母親としての役割が相克することなく，「良い母親」ではないといった罪の認識から解放するためにも，男性，そして父親たちが変わることが必要である．

最近では，「育児をする男性＝イクメン」が話題になったりする．確かに男性が育児を行うことが，偏見なく社会に受け入れられるようになってきた．しかし，それは，まだ一部の現象にとどまり相変わらず育児は専ら女性の仕事であることに変わりはない．社会は長い間に定着してきた性別役割にしばられているといえる．女性が家事，育児，介護の担い手といった心理的束縛から解放されたとき，女性たちの「私は良い母親になれない」「私は理想的な母親ではない」「母親のなかの母親ではない」「子どもがかわいいと思えない」という焦燥や不安から抜け出すことができるのではないだろうか．

4. 看護ケアにおける母性

1） 良い母，良い父，良い家族の幻想

「母性観」は，社会文化的要素を強く反映するため，医療の専門知識の価値基準のみならず看護職者個々の母性イメージや母性観というものがケアに大きく影響する．母性イメージ，母性観は，自分自身が培ってきた関係性のうえに形づくられている．看護職者は，母性イメージに対して，無限の愛，無償の愛，慈愛に満ちた，包み込む，といった肯定的なイメージをもっていることが多い．それらは，自らを生み育んでくれた母親であり敬愛する母親のイメージであることが多い．

看護職者の多くは，臨床で自己の理想像としての母親を妊産婦や褥婦に求める傾向

がある．それは，出産場面や授乳といった神秘的でさえある自然の営みを目の当たりにし，それを成し遂げた女性が特別な存在に思われ，さらに理想的な母親としての行動を期待するのではないだろうか．

　しかし，一方では，外来や病室で出会う妊婦や母親たちの未熟さや母親になるといった状況への不適応にいら立ちを感じたり，また未成年の奔放な性行動や繰り返される望まない妊娠に憤りを感じる看護職者がいる．これは，ケアをすることと自己の価値観のズレによって起こる職業的ジレンマである．

　看護職者は，職業的良心から，あるいは職業に忠実であろうとして「良い母」「良い父」「良い家族」を暗黙のうちに強制していないだろうか．またそのような前提で看護の対象をみていないだろうか．

　小児科医・精神分析医であるウィニコット（Winnicott DW）は，母子関係における理想的な母親像を「ほどよい母親（good enough mother）」といった概念で示した．「ほどよい母親」とは，ごく普通に子どもの欲求を満たしながら依存と自立を促せるような母親のことを指している．また，ド・ヴィレーヌ（De Vilaine AM）[9]は，「良い母親」とは，子どもを自己に目覚めさせることのできる女，すなわち子どもを「他者」として認められる母親のことであるだろうといっている．

　もちろん「良い母」「良い父」「良い家族」，それが問題であるということではない．しかし，父親，母親，家族には，それぞれ異なる見方や受容の仕方が存在するということであり，個にとっての父，母，家族が存在するのも確かであり，それらの表象は多様であるということである．そして特に「良い母」の根底にある「母性観」については，前項の社会文化的要素であるジェンダーからの視座が，女性のアディクション問題を考えていくうえで重要である．

2） 医療現場の母性をジェンダー問題としてとらえ直す

　医療者は健康を介して人の幸福を追求する仕事である．日々の医療実践や研究を通じて新しい治療やケアが生み出され，最近では，性別の違いに配慮した診断や治療のあり方は，性差医療として特に女性医療の一分野を形成するまでになっている．性差の著しい生殖医療の現場である産科医療や母性看護学においても，高度生殖医療（assisted reproductive technology：ART）などの新しい技術や，生命や子どもをもつことについての新たな考え方・価値観が導入されてきている．このような科学の進歩の陰に，ジェンダーセンシティブな見方が必要な問題も出てきている．

　現在の医療には，医療者が気づきにくいジェンダー問題も多々ある．たとえば，産科の臨床現場において最近強調したり推奨したりしているケアにおいて，それらに潜むジェンダーバイアスについてベロッティ（Belotti EG）は「新しい母性文化」と称していくつかの点をあげている．それは，母子関係を強調するあまり子どもの発達や将来起こる問題を「母子関係＝母親の責任」にする傾向，出産にまつわる諸々の決まりが，ますます煩瑣(はんさ)になって新たな信念に変わり，うまくいかなかった場合，後に女

性たちに罪悪感を抱かせるようになってきたこと，夫の立会い分娩に過剰な意味づけをすることは，親としての責任や子育てを実際に分担するようになるより，むしろ夫婦間での，また子どもに対する男性の権限が増大していくおそれがあることなどをあげて，母性文化がはらむ矛盾と危険を指摘している．

　これらの指摘のように，母性愛という絶対的信仰が良い母親と悪い母親というステレオタイプを生み出し，母親たちは良い母親モデルに近づこうとして重い責任感や「悪い母親」の不安や育児への不適応感を抱くことになり，過剰なまでに子ども中心の生活を強いられることになる．

　看護職者は，できるなら自然分娩をして赤ちゃんを裸のまま胸に抱き，生まれると同時に授乳を始めること，乳児の間は昼夜を問わず子どもの求めに応じて母乳を与えてもよいことなどを母親に伝え指導している．看護職者にとっては，根拠に基づいたケアであり，母親や子どものためになると思い勧めているが，看護職者の職業的良心の実践が，女性たちの不安をつくり出していることにも気づく必要がある．

文献

1) 村本淳子・森 明子編著(2007). 母性看護学概論, 第2版. 医歯薬出版.
2) 森 恵美・高橋真理・工藤美子・他(2007). 母性看護学概論＜系統看護学講座＞, 第11版. 医学書院.
3) 前原澄子編(2000). 母性Ⅰ 妊婦・産婦＜看護観察のキーポイントシリーズ＞. 中央法規出版.
4) 柴田芳枝(1999). 母性看護教育における母性観の再検討. 関東学院大学社会学会社会論集, 5：153-168.
5) 佐々木美恵(2001). 社会的に共有された母性観と家族内で交渉される母性観－家族成員による自由記述から見た母親イメージとその実像. 名古屋大学大学院教育発達科学研究科紀要. 心理発達科学, 48：391-392.
6) 東山弘子(2006). 母性の喪失と再生－事例にみる「母」としての愛と葛藤. 創元社, p.74.
7) 松園万亀雄・宮田 登(1987). 性行動と性表象－課題の発見. 文化人類学4, 3(1).
8) 東山弘子(2006). 前掲書6). 序.
9) De Vilaine AM, Gavarini L, Le Coadic M編著, 中嶋公子・他訳(1995). フェミニズムから見た母性, 勁草書房, p.57-58.

2　ジェンダーとアディクション

● 1. 女性の生涯発達とアディクション問題

1）女性の生涯発達の問題とは

　女性の生涯発達の問題は女性として母親として生きていく段階で，乗り越えなければならない発達課題を乗り越えることの難しさという一言に尽きるだろう．一生をまっとうするのに男性も女性もそれなりの発達危機があるが，人によっては，女性ジェンダーを生きる困難があるといってよい．

　女性の生涯発達の危機と関連の深いアディクション問題の詳しい内容については後の章で触れるが，アディクションとの関連が深いものを列挙すると，思春期の自傷行為やリストカット，摂食障害，恋愛依存症，性依存症，繰り返される人工妊娠中絶，飛び込み出産（妊娠中の健診を受けることなく，陣痛が発来して緊急入院するもの），妊婦体重増加不良（極端な体重コントロールやダイエット），胎児虐待（後述），マタニティブルー，産後うつ病，児童虐待，ドメスティックバイオレンス（DV：配偶者，パートナー，恋人からの暴力）などがあげられる．また，母娘関係，成功不安（課題の達成や職業的成功によって周囲から女性らしくないと評されることを避ける傾向）など女性特有の関係性やアイデンティティに関する問題もある．

　これらの背景には，心理的葛藤や共依存の関係があることが多い．また，配偶者やパートナーが伝統的性別役割観（男性は仕事，女性は家事育児に専念するのがよいとする考え）をもっており，夫と妻の間に価値観の不一致がある場合には，DVが起こる頻度が高いといわれている．

2）妊娠・出産期の問題

　特に，妊娠・出産はストレスの高い出来事であるので，この時期には，心理的な葛藤や解決されていない関係性の問題などがあらわになることがある．胎児虐待は耳目に新しいが，胎児を虐待するとはどのようなことなのだろうか．胎児虐待というと，

妊婦やパートナーによる腹部や腟からの暴力的な攻撃を想起する．この直接的な暴力行為は，未熟児出産や流・早産，低体重児の出産などに影響を及ぼす．一方で，間接的な虐待行為である母親のアルコール摂取や喫煙によるニコチン摂取は虐待と気づかれないことが多い．

妊婦のアルコール摂取は，胎盤を経由し直接胎児に移行する．胎児性アルコール症候群（fetal alcohol syndrome：FAS）は，奇形をはじめ，身体発育・知的障害など脳神経系に影響を及ぼす．若い女性の飲酒機会は増えてきており，妊婦になったときに習慣的な飲酒がどのように影響するのか心配である．女性の喫煙率は横ばい状態であるが，20～30代の若い女性の喫煙率は増加傾向にある．喫煙は血管系に影響を及ぼし，胎盤の異常，破水や早産とそれによる低出生体重児，周産期死亡，乳児突然死症候群などを引き起こす可能性があることが報告されている．嗜好品としてのカフェイン（コーヒー，緑茶，紅茶など）摂取は，胎盤を通過し，流産・死産との関連が疑われている．

妊婦にとってアルコール，たばこ，嗜好品の使用は，いずれも薬物依存と同様の状態ということができる（悪いといわれていてもコントロールできないという意味で）．単に生活習慣の問題だけではなく，間接的な虐待ととらえる必要があるのではないだろうか．また，これらの女性たちのなかには，自分が妊娠している，母親になるということを受容していない，むしろ否認している場合がある．特に妊娠してから喫煙や飲酒，極端なダイエットを始める妊婦には，社会が女性に期待する母親役割を担うことへの不安や抵抗，ジェンダー役割への抵抗があることに気づく必要がある．

2. 医学モデルや看護モデルではないアディクションアプローチ

1) アディクションという見方に気づく

臨床で遭遇する身体的問題とアディクションの関係に気づくことは難しいかもしれないが，アディクションという見方を常にもつことによって，産科診察で身体的暴力を発見することができるかもしれない．妊娠期の体調不良や性的不満をきっかけに起こる周産期DVや児童虐待には，パートナーのアルコール依存やギャンブル依存など他のアディクション問題が併存していることもある．

(1) 妊娠期の問題とケア

「母親になれない」といった自己否定を伴った妊娠期の過度の不安や緊張は，幼少期からの養育者との関係のあり方や心理的葛藤が潜んでいることがある．

安田[1]は，ジンバーグ（Zimberg S）のアディクション行動の発展モデルを参照して，アディクションのメカニズムについて，「幼少時の拒絶体験や過保護などの緊張状態によって，過度の依存欲求，愛着欲求が育っていく．その後の人生で何度も拒絶感，拒絶体験を味わうことになり，自己の存在不安から人間関係の失敗を重ねていく．

そして自責の念，罪悪感，寂しさ，怒りなどの感情から逃れるために，酔いを求めていき嗜癖行動が発展していく」を引用し，人生の初期における母子関係で獲得できなかった基本的信頼がアディクションの根底にあると説明している．

これは，ボウルビー（Bowlby JW）の愛着と内的ワーキングモデルでも説明される乳幼児期の他者との信頼関係がその後の人間関係のパターンを決めるということに共通する．養育者，特に母親との関係は，その意味においても重要であり，母親になる早い時期から妊産婦にかかわる母性看護では，女性の「母子関係」をはじめとした家族関係についての情報を洞察する必要があるだろう．

また，生まれてくる子どもとの母子関係，父子関係，家族関係がうまくいくようにケアを行い，虐待や暴力の世代間連鎖を断ち切る看護が求められている．

(2) 周産期の問題とケア

周産期のケアでは，妊産婦一人ひとりの成育歴や愛着に着眼したきめ細かい心理的サポートは十分にできていないのが現状である．妊娠中から出産後まで一定期間かかわる看護職者は，妊産婦のありのままを受け入れ，相手を認め，話を聴くという基本的な姿勢が必要である．胎児を育んでいることを評価し，適応力を引き出す援助が必要である．外来で出会う妊婦のなかには，育児がスムーズにいかず虐待につながるのではないかと危惧されるケースがある．母親になることにうまく適応していないこれらの人々は，自分は人から愛されるに値しない，自分を助けてくれる人の存在を信じられないといった愛着の問題を抱えていることが多い．そして，虐待されることや暴力を受けることは自分に非があるからではないかと自己を責め，自尊心が低い傾向にある．

定期的な妊婦健診の相談の機会をとらえ，妊婦を受容し，自尊心を回復させるかかわりが重要である．最近では，虐待やDVの当事者，被害者向けの回復プログラムなどが行われるようになってきている．そのような専門機関との連携も必要である．

2) 女性のアディクション問題にはジェンダーセンシティブであること

ジェンダー問題については，教育，研究，医療，行政の分野で少しずつ配慮されるようになってきた．しかし，最近ではまた，ジェンダーフリー（固定的な性役割の通念から自由になる）問題に対するバックラッシュ（反動，揺り戻し）が起きているのも確かである．ジェンダーセンシティブ（ジェンダー問題に敏感になる，配慮する）なアプローチとは，性差を無視するということではなく，ジェンダーが及ぼしている影響に配慮し，援助対象の問題をとらえることをいう．

対人援助職である医療に限っていえば，看護職者のほとんどは女性である．過去には医師－看護職者間のパターナリズムが存在し，それは現代においても医療現場に影響を及ぼしているジェンダー問題である．近年は，女性医師の増加や男性看護職者の進出により医療現場におけるジェンダーロールの問題は薄れてきているが，長い歴史のなかで培われてきた医療文化は一挙には変化しない．「女性としての性役割」を生

きてきた看護職者にとって，自らのジェンダーを意識する（ジェンダーセンシティブ）ことと，援助対象のジェンダーを意識することは困難であることが多い．

桝田[2]は，そのことについて，対人援助職の事例検討会では，必ず事例の性別が記載され，「男性であること」「女性であること」が援助方針の決定やケース解釈に影響を受けていると述べている．しかしその分，ジェンダーやセクシャリティにかかわる価値観を浮き上がらせることは難しくなっているという．援助対象である女性，母親の生きづらさ，罪悪感，不全感を理解する際に，ジェンダーセンシティブである必要があると考える．

3) 母性のアディクションアプローチ

アディクションアプローチとして，いろいろな方法が提案されている．セルフヘルプグループ，グループ療法，セルフコントロール，エンパワメント理論，システムズアプローチ理論など（第Ⅰ章参照）．母性看護領域のアプローチは，ジェンダーセンシティブであろうとすれば，ジェンダーの視点を生かすフェミニストカウンセリングという方法が必要ではないかと思う（後述）．最近では，女性ジェンダーだけではなく男性ジェンダーの視点からもみる必要があるのではないかといわれている．周産期はアディクション問題を発見する機会でもある．一定の問題をもつ者だけではなく，スクリーニングとして，愛着パターンや心理状態，家族の問題，ジェンダーバイオレンス（GV）*，DVや共依存などをアセスメントするための情報を得る必要がある．

*ジェンダーバイオレンス（GV）：配偶者，元夫婦，恋人などの関係において，性差別に起因した男性から女性への暴力をいう．GVのことを，ドメスティックバイオレンス（DV）ということがあるが，DVの意味は家庭内暴力であり，配偶者間のみならず，親子間，同胞の暴力など広い範囲を含む．

4) フェミニストカウンセリング

フェミニストカウンセリングは1970年代から米国で始まった心理療法である．その特徴は，女性が伝統的性役割観に基づいた「あるべき姿」にしばられることなく，自分の欲求をあるがままに表現し，自分自身を解放することを目指している．「女性として育てられる」過程で，身につけた規範や押しつけられること，たとえば配偶者の親の介護や職業上の成功に躊躇すること，母親になること，子どもをもつこと，家庭の中で幸せになることが一番であるという考えに，違和感や欲求不満を感じたりすることを，そのまま受け入れ認める．そして女性の立場で解決していくことが従来のカウンセリングとの違いである．

フェミニストカウンセリングでは，女性が自己表現するトレーニング（アサーティブトレーニング），グループのなかで語り合い自分を見つめるトレーニング（コンシャスネスレイジング）などをとおして女性自身がエンパワメントし，自分自身の力に気づき，自尊感情を回復し，意思表示や自己決定ができるよう支援する．

5) システムズアプローチの視点

アディクションの視点をもった母子看護では，子どもや家族を対象とするので，家

族ケアは重要である.

　家族の心理療法として,「家族療法」は1950年代に米国で生まれた. 家族の一員に起こった問題は, 家族員に互いに影響を及ぼし, 家族システム全体に変化を起こすことから, 現在では家族療法はシステムズアプローチをとることが多い. 子どもの摂食障害や不登校, 性依存症や妊婦のパニック障害など, 当事者だけでなく母親や夫のカウンセリングを行うことによって快方に向かうことがある.

　家族療法やシステムズアプローチについては, Ⅰ章を参照してほしい (p.28). 以下, ハワード (Howard G) による, 家族機能のアセスメントについて示す. それによると, 家族機能は一般的に,「厳格－無秩序」「絡まり合い－無関心」の双極のどこかに位置する. 家族の位置が2軸の交点から遠くなれば遠くなるほど家族は機能不全である (図Ⅳ-1)[3].

　また, 家族には,「普通の家族」といった1つのモデルをあげることは, 家族の文化的多様性の点から難しい. しかし, 看護職者は家族のなかで起こっている出来事に気づき, 看護対象が家族との関係を再構築するために必要な関係のあり方について知る必要がある. たとえば, エバンス (Evans K)[3] は,「気が進まないことや危険なことを拒否する権利がある」「恐怖が行動の動機であってはならない」「あらゆる感情をもつ権利がある」「泣きたいときにほほえむ必要はない」などを個人の権利としてあげている.

　大人の女性になる, 母親になるという女性の生涯発達の重要な時期にかかわる看護職者は, 特にアディクション問題を抱えた女性たちを, 彼女たちに認められる自尊心の低さや自虐性, 自責感から解放し, 価値のある人間であること, 幸福で健康な生活を送る権利があること, 完璧でなくても認められること, 感情を押し殺す必要はないことなどを伝える必要がある. そして, 若い女性や妊婦の周りにいる人々, 家族や医療関係者などが問題を抱えた人の存在に気づくことが重要である.

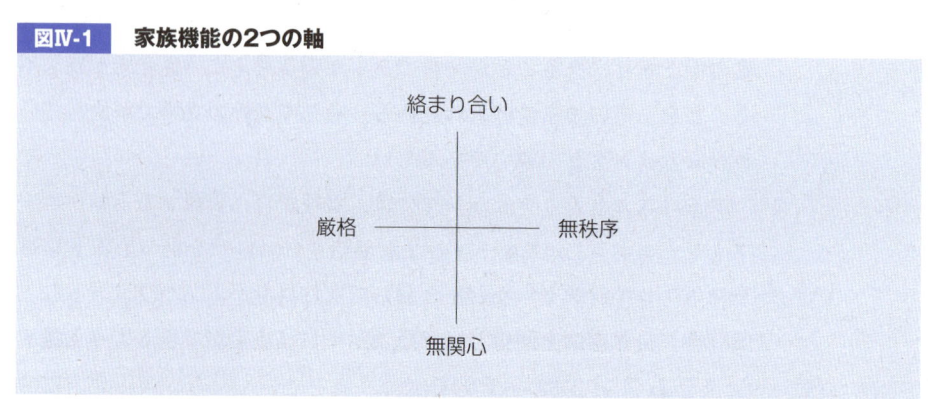

図Ⅳ-1　家族機能の2つの軸

```
          絡まり合い
             │
   厳格 ─────┼───── 無秩序
             │
           無関心
```

(Evans K, Sullivan JM (1994). Treating Addicted Survivors of Trauma. Guilford Pubn. ／斎藤 学監, 白根伊登恵訳 (2007). 虐待サバイバーとアディクション. 金剛出版, p.207. より引用)

● 3. アディクション問題を抱えた学生の実習体験：ケアすることの意味

　看護をはじめとして，ケアという職業を担っているのは女性であることが多い．それはジェンダーの観点から考察されなければならないが，ここではケアを行うということが発達上どのような意味をもつのか考えてみる．

　たとえば，看護学生の場合，看護実習をとおして行われるケア体験は，本人にとって大きなストレスであるといわれている．すなわち，病める人との関係のなかにおいて，患者の生命の危機，心身の苦痛に寄り添うこと，不慣れなケアを行う緊張感などの非日常を体験する．そして，正解のないケアを試行錯誤し，心身の疲労を感じることも多い．

　岡本[4]は，ケアという言葉には，「人の面倒をみること」と「人を慈しみ愛すること」の2つが含まれていると述べている．苦労を伴うケアの実践によって，自分自身の成長，精神的な成熟を体験している人も多く存在すること，そしてその成長・発達の極みは，自己と他者の受容，さらには自分の体験を他の人のために役立てようという「昇華」であることを示唆している．

　このことは，ケアがいかに人間の本質的な営為であるかを説明している．ケアすることが，看護職者の職業人としての成熟を支えるだけでなく，アディクション問題を抱えた学生にとっては，自己の居場所を確信し他者を信頼する体験の場になると考える．また，そこにかかわる支援者（看護教員や実習指導者など）にとっても，ケアをすること，すなわち関係性をもつことが，職業的アイデンティティを育てるだけではなく，個のアイデンティティを育てることになると考える．

　また，母性看護学の臨地実習では，学生は，出産の場面や授乳をはじめとした，母子関係の始まりの場面に立ち会うことになる．母親の関心のすべてが乳児に注がれ，乳児は絶対的な信頼のもとに母親に抱かれている．

　しかし，母親（養育者）との関係性に問題を抱えた学生は，その場面に強い抵抗や拒絶を示すことがある．それに対し，教育者は学生のだれもが生命への畏敬を感じ母となることのすばらしさを認め，自分をこの世に生み出した母親に感謝することを信じて疑わない．予想に反して，共感しない学生に何とか「すばらしい体験」を押しつけがちである．しかし，親子の葛藤や人間関係の問題は自身の感情の気づきや解決に時間がかかるものである．学生にとって「自分の感情に気づくこと，そのままの自分をみつめること」が，自分の母子関係の葛藤に気づく第一歩であるので，学生を受け入れる姿勢が大切である．

第Ⅳ章 母性・ジェンダーとアディクション

文献

1) 安田美弥子(2003). アディクション－回復支援と看護＜現代のエスプリ＞. 至文堂.
2) 桝田多美(2008). ジェンダーの視点からトラウマを考える－ドメスティック・バイオレンスを例に. トラウマティック・ストレス, 6(2).
3) Evans K, Sullivan JM(1995). Treating Addicted Survivors of Trauma. Guilford Press. ／斎藤 学監, 白根伊登恵訳(2007). 虐待サバイバーとアディクション. 金剛出版.
4) 岡本祐子編著(1999). 女性の生涯発達とアイデンティティ －個としての発達・かかわりの中での成熟. 北大路書房.

第V章

暴力とアディクション

第Ⅴ章　暴力とアディクション

1　暴力の構造

　あらゆるアディクションの根底には，対人関係依存の問題がある．アディクションは物質依存と行為依存に大きく分類されるが，そのすべてに暴力が関係しうるといっても過言ではない（図Ⅴ-1）．

　現代社会における，児童虐待，ドメスティックバイオレンス（DV），高齢者虐待などの対人関係暴力では，その背景には加害者の対人関係依存の問題と心的外傷後ストレス障害（posttraumatic stress disorder：PTSD）などのトラウマが必ずといってよいほど存在し，場合によっては被害者にも同様の精神的な問題が絡んでいるケースもある．暴力被害の結果，被害者が加害者像を内面に取り込んでしまった結果，たとえば暴力を見て育った子どもが大人になって加害者になってしまう事例など，暴力の世代間伝播が起こってしまう事例も決して少なくない．また，監禁，軟禁，拉致などに

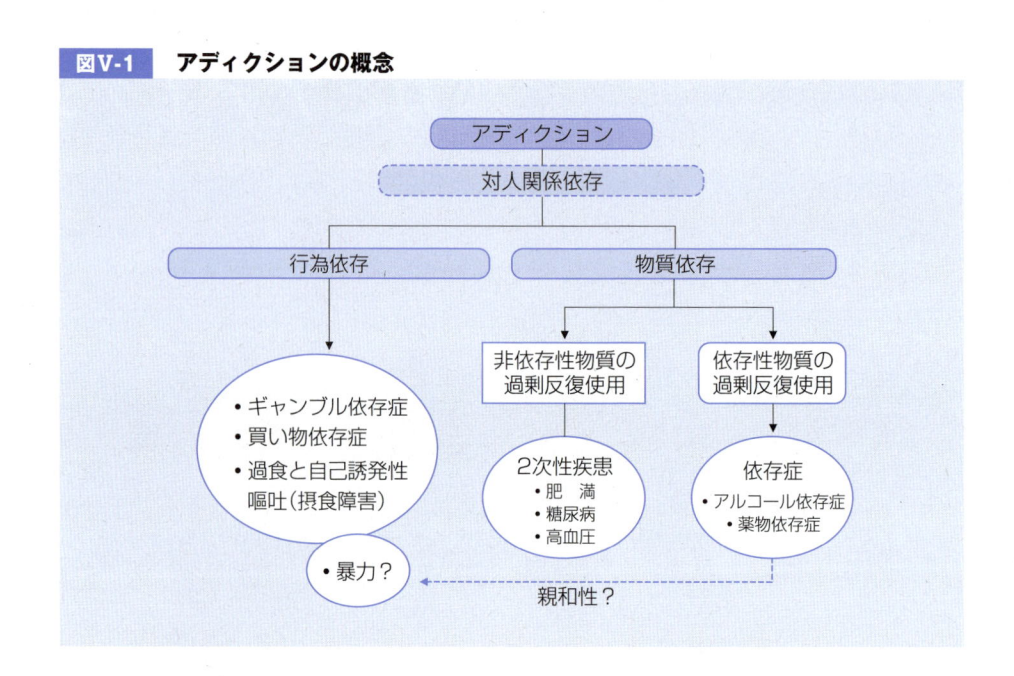

図Ⅴ-1　アディクションの概念

おかれた状況でも，被害者が加害者に絶対的服従を強いられることで加害者を内面に取り込んだ結果，加害者を擁護してしまう場合がストックホルム症候群として報告されている．

　加えて，暴力は様々な物質関連障害とも親和性が高い．特にアルコール依存症や薬物依存症では，薬物は思考や行動制御機能を抑制するため，加害者の暴力を深刻化させる傾向がある．一方で，女性のアルコール依存症や薬物依存症の場合，ほとんどのケースで暴力被害の経験があるといわれる[1]．また，アディクション問題の渦巻く家庭では，身近な家族が暴力被害者になりやすいが，医療や看護場面でこうした暴力の問題が取り扱われることはほとんどなかったといえるだろう．なぜなら，多くの家族は暴力被害の責任は自分にあると考え，被害を受けたことを恥と考えることによって，あるいは相談することで被害がさらに増大するおそれを抱くため，相談することへの抵抗を覚えるからである．医療関係者も，家族や暴力の問題は，自分たちのかかわる問題ではないと考えがちである．しかし，暴力は実は健康問題なのである[2]．

　被害者に何らかの問題があったとしても，暴力加害の責任はすべて加害者にあり，被害者に暴力被害の責任を嫁してはいけない．加害者は，あえて暴力を選んでいる．いまだ一般社会において，特に性暴力被害では，被害者にすきがあった，被害者が暴力を誘発させたなどの「神話」がまことしやかに信じられている．

　「神話」が信じられるのは，「逃げたり抵抗したりすれば，被害にあうことはない」と被害の深刻さを無視したり，だれもが被害にあう可能性があることを否認したい心理が働いているからではないか．大人あるいはより年長の近親者から子どもへ向かう性暴力でも，一般的に「近親相姦」という表現が使われることが多いが，正確には「近親姦」とすべきであろう．「近親相姦」とは，大人である加害者が自らの責任回避のためにつくり出した，子どもが暴力に合意しそれを望んでいるかのようなファンタジーを想起させる言葉である．しかし，子どもは大人の言うとおりに心身ともにコントロールされ，極端な場合ではそれがしつけなどとして正常なことであると思い込まされて育つ．信用できる大人の他者がいなければ，子どもが自らの体験を暴力と認知し，暴力被害から逃れることは容易なことではない．そして，子どもたちが暴力と身近に接して育つということは，人間関係が暴力でコントロールできると学習してしまうことにほかならないのである．

　近年の改正児童虐待防止法（児童虐待の防止等に関する法律の一部を改正する法律）およびDV防止法（配偶者からの暴力の防止及び被害者の保護に関する法律）では，子どもたちがDVにさらされて育つことは，すなわち子どもへの虐待であると定義されるようになった．過去の被虐待経験がトラウマとなった場合，被虐待児が育つ，あるいは被害者がトラウマから癒えるプロセスにおいて，アディクションはトラウマの痛みを一時的に軽減させる力を備えている．しかし，より若い時期からアディクションに魅入られた人は，その身体的・精神的・社会的健康が確実にむしばまれ，社会生

第Ⅴ章　暴力とアディクション

活に大きな禍根を残すことになる．

　本章では，人間関係における暴力とアディクションについて，メンタルヘルスの視点からどのように理解したらよいのか，そしてどのような看護が考えられるのかについて述べる．基本的事項として，本節では暴力の構造について解説し，また，次節ではDVや虐待，特に医療現場で問題となる，患者やその家族からの暴言や暴力について触れる．

　2011（平成23）年3月11日には，東日本大震災が起こった．被災地の復旧支援のために災害救援隊などが派遣されているが，アディクション問題に関して理解不足であるため，不適切な支援になりかねない場合も危惧されている．被災地でのアディクション問題は，阪神・淡路大震災後に注目された．震災を免れた人が仮設住宅のなかで飲酒し，孤独死が相次いだためである．被災者にとっては，アルコールは一時的には被災後の様々なストレスを緩和すると感じられたのだろうが，酒量が増えることによって，新たなストレスを呼び込む．依存症者は症状が悪化し，依存症ではなかった人も問題飲酒を深めてしまう危険性がある．加えて，飲酒が絡んだ暴力行為や迷惑行為によって，人間関係がむしばまれ，仮設住宅というコミュニティのなかでも疎まれる存在になっていく．こうしたことから，災害時に問題になりやすい暴力とアディクションについても次節で解説する．

1．暴力の類型

　対人関係における暴力は，配偶者，恋人などの親密な関係で起こるDVや，若者や付き合い始めたカップルの間で起こるデーティングバイオレンス（デートDV），親子間などの血縁関係で起こりがちな高齢者虐待や児童虐待がある．高齢者や子どもへの暴力では，ケアを提供する立場にある援助者，介護者，看護職者，保育者，教育者，宗教関係者などが加害者となる場合もある．

　また，職場や学校，一般社会で起こる対人関係暴力では，パワーハラスメント，セクシャルハラスメント，モラルハラスメントなどがある．モラルハラスメントとは，言葉や態度，身振りや文書などによって，働く人の人格や尊厳を傷つけたり，身体的・精神的に傷を負わせて，その人間が職場を辞めざるをえない状況に追い込んだり，職場の雰囲気を悪くさせることである[3]．

　暴力は様々な人間関係で起こるが，暴力のタイプをいくつかに分けることができる．ここでは大きく5つに分けて，それぞれの暴力の特徴について述べる．

1）身体的暴力

　これは，直接身体に加えられる暴力である．なぐる，ける，叩く，噛みつく，平手打ちする，髪の毛を引っ張る，小突く，突き飛ばす，階段から突き落とす，首を絞めるなどのほか，たばこなどで火傷をさせる，風呂などの水につける，木や柱などに縛

りつける，逆さ吊りにする，刃物などで切りつける，武器などを使用するなど様々である．身体的暴力は，身体的な痛みや外傷が生じるために，被害者も暴力を受けていると認知しやすい．被害によっては，受診が必要な場合もあるが，子どもでは直接被害を訴えられないために骨折などが繰り返される場合がある．また，DVでは加害者が付き添って受診した場合，被害者が加害者からのさらなる暴力を恐れて受診をしぶる場合や，受診できたとしても暴力被害の結果であると真実を言わない（言えない）場合がある．また，治療者も，DV被害に対して無知である場合や，偏見があるために被害者に対して2次被害を与えてしまう場合もある．

一方で加害者は，暴力の程度を矮小化しやすい傾向があるが，決して，「ちょっと手が触れただけ」で，骨折や捻挫，肋骨にひびが入る，前歯が折れる，顔面や身体にあざができるようなことは起こらない．一般的に，わが国では昔から酒席での暴力は「無礼講」などと大目にみられる傾向があった．しかし，飲酒の有無に限らず，被害者にとっては同じ暴力である．また，暴力の究極の結果は殺人であり，加害者にとって飲酒が事件の免罪符になることはありえず，れっきとした犯罪となる．

身体的暴力で被害者が受診した場合には，医療者は被害者の身体的ケアに加えて，他の暴力被害についても予測してかかわる必要がある．また被害者が入院した場合には，被害者の安全を確保すると同時に加害者の危険性をアセスメントする必要がある．

2）精神的暴力

これは，直接身体には触れない暴力である．言葉や物やペット，あるいは子どもなどの他者を利用して，精神的に被害者を追いつめ，苦悩させ，被害を与えるものである．たとえば，大声でどなる，ばかにした言葉を浴びせる，「自分の言いなりにならないとどうなるかわからない」と脅す，被害者の人格を否定することを言う，「いらするのはお前のせいだ」などと何でもうまくいかないことを被害者のせいにする，被害者の大事にしているものを無断で捨てる，あるいは壊す，子どもやペットに八つ当たりする，子どもを使って脅す，何を言っても無視する，被害者を殺すあるいは自分が自殺するなどと脅す，などである．また，待ち伏せなどの付きまとい行為（ストーキング），メールや電話・ファックスなどでの脅しなども，精神的暴力である．

特に若者のコミュニケーションでは，メールなどの頻繁なやりとりが「付きあっている関係ならば当然のこと」とする風潮があるが，メールや電話などで相手の行動や居場所を常にチェックする（いつでもすぐに返信を求める）のは，相手の言動を自分の監視下におき相手を支配する，精神的暴力にあたる．

精神的暴力は目に見えにくいものが多いため，第三者には暴力の存在がわかりにくい．被害者にとっても，暴力被害を受けていると認知されない場合もある．しかし，被害者が相手にいつも言われる言葉によって気持ちが落ち込む，相手から自分が尊重されているとは思えない状況が続く，相手の言葉によって自分の不安や恐怖が募る，自分が落ち着かなくなる，気持ちが落ち込んで身体の不調が現れるなど，様々な症状

が出現する場合には，精神的暴力が起こっている可能性が高い．精神的暴力は，実態がみえにくくても，決して軽視してはいけない．被害者がうつ状態になり，さらに追い込まれて自殺してしまう場合もあるからである．

また，加害者にアディクションの問題がある場合には，被害者すべてに精神的暴力があると考えたほうがよい．加害者はアディクションによって，「自らの気分を変える」必要性を抱えている．本人にとって苦痛な気分は，周囲の家族や被害者に攻撃的な形で表現されることが多い．また，加害者自身に攻撃性が向かうと，引きこもりや抑うつ状態，自殺念慮となり，いずれであっても家族や周囲の苦悩につながる．

3） 性的暴力

性的暴力とは，被害者にとって望まない方法あるいは望まない身体の部分を使って，被害者を性的に脅かすことである．たとえば，被害者の身体を安全でない方法によって触る，被害者が望まないのに性的に迫る，性行為を無理強いする，避妊に協力しない，望まないポルノグラフィなどを見せる，などがある．

性行動は非常に個人的な行動であるため，性被害にあった場合でも，被害者がなかなか第三者に相談しにくい．特に，加害者が被害者の見知らぬ人であった場合には，第三者から被害者に何らかのすきがあったために「被害を招いた」とされ，被害者が責められることも決して少なくない．被害者も，自分が悪かったからだ，被害を避けることができたはずだと自分を責めてしまい，PTSDが長引く結果になることもある．しかし実際の加害者は，まったく見知らぬ人ではなく，多少見知っている人である場合が少なくない．また，被害を警察などに届け出たにもかかわらず，被害とは直接関係のないことを根掘り葉掘り尋ねられ，2次被害を受けたという話もよく聞く．

加害者が近親者の場合は，暴力被害が長期化することがある．児童虐待における長年続く性的暴力は，被害者の自尊心や自己効力感を傷つける．子どもが親からもらう愛情と，望まない暴力がセットになっていることによって，被害者の対人関係能力にも大きく影響する場合が少なくない．愛情と暴力を区別することに困難をきたしたまま成長することによって，子どもが自分自身を危険から守ることができなくなってしまう結果と考えられる．加害者は，顔見知りの大人で，保育園や学校あるいは児童養護施設などの職員である場合もある．

DVにおける性的暴力では，避妊に協力しないことで，被害者が望まない妊娠・出産を繰り返す場合，中絶を繰り返す場合などもある．特に，被害者が何らかの精神疾患や知的障害を抱えている場合には，暴力から逃れて適切な支援を得る情報や方法が限られ，支援が届きにくい場合がある．被害者および加害者に他のアディクション問題がある場合も同様である．

また，性暴力被害者の身近な関係者も，被害者同様に傷つく場合がある．被害者が子どもならば，その親や兄弟，被害者が大人ならばその恋人や配偶者，親なども，本人の被害や傷つきをどのように受け止めたらよいのか戸惑い，また自分が一緒にいた

ならば被害を防ぐことができたのではないかという自責感や罪悪感を募らせてしまうためである．周囲のこうした態度は，被害者にとって悪意はないにもかかわらず，2次被害を与えてしまう場合さえある[4,5]．

　加害者が義父や実父などの近親姦の場合は，被害がさらに複雑になる．「実母（あるいは義母など）に言うな」「これは2人だけの秘密だ」などと脅されて相談できない場合や，相談したにもかかわらず逆に無視されたり叱られたり拒絶される場合がある．こうした場合は，被害が二重三重となり，のちに解離性同一性障害などを発症する場合も決して少なくない．

4）ネグレクトおよび養育の放棄

　児童虐待において，養育責任のある大人が，子どもの養育や世話を放棄し，あるいは子どもの世話を怠り無視することである．また，高齢者虐待においても，自力では判断したり行動できない高齢者に対して，世話を放棄したり無視することである．食事を与えない，あるいは相手に不十分な食事や水しか与えない，着替えをさせない，不潔なままにしておく，入浴させない，医療が必要な場合でも受診させない，などである．ネグレクトは，被害者が当然与えられるはずの必要なケアを受けられないことによって，心身ともに被害者の生命が脅かされることである．子どもがネグレクトされると，乳幼児では脱水や餓死などによる死の危険を伴い，児童でも夜中に食べ物やケアを求めて街中を徘徊（または家出）することによって，さらなる暴力被害を招く危険性がある．家出少年の背景には，自宅や家族が子どもにとって安全・安楽・安心ではない環境があると考えてよいだろう．

　養育者にアディクション問題がある場合では，たとえばギャンブル依存症者がパチンコ店でゲームに熱中している間に，駐車場で車中に残したままの乳幼児が熱中症で死亡する，などの痛ましい事件が起きている．

　ネグレクトは，他の暴力とほとんど複合的に起きているため，軽く考えてはいけない．

5）経済的暴力

　高齢者虐待あるいはDVにおいて，被害者の自律した経済活動が阻まれることである．被害者にお金を渡さない，通帳や印鑑などを加害者がすべて管理している，被害者が自分のお金を使えない，買い物するごとに加害者にお金を請わねばならない，被害者の年金などの財産を加害者が勝手に使い込む，加害者がつくった借金を被害者に支払わせる，加害者が働かないで被害者に貢がせる，が経済的虐待にあたる．

　高齢者虐待では，ケア役割を担う施設の職員などが加害者になる場合もあるが，高齢者を介護する家族が加害者となる場合が少なくない．特に，夫や息子などの男性が介護にあたる場合，介護やケアに不慣れであること，介護やケアの情報が乏しいこと，支援者に恵まれないことなどから追い込まれて，虐待に至る場合もある．また，嫁姑問題やDV問題など，長年の家族内人間関係が反映されて，つまり今までの支配関係

が逆転した結果虐待が生じている場合もあると考えられる．

　いずれの暴力においても，加害者が被害者を権力によって支配する構造があり，その結果，被害者の人権が損なわれ，被害者の自己効力感や自尊心が傷つけられる．また，暴力が長期に及び深刻化すると，被害者が無力感に陥り（学習性無力感の獲得）他者との疎外感を深めることになる．被害者への支援がなければ，さらに抑うつ状態に陥り，被害者の自殺または加害者による殺人に至る場合もある．被害者が，深刻で長期化する被害状況から，自らを回避あるいは麻痺させる手段として，何らかのアディクションを用いる場合もある．つまり，「生き延びる手段」としてアディクションを必要とする場合である．しかし，アディクションによっても問題解決には至らないばかりか，新たな暴力や暴力被害を招くことにつながり，結果的に暴力やトラウマが次世代に引き継がれてしまうことが少なくない．

　トラウマからのサバイバーが，1つのアディクションのみならず，複数のアディクションを抱えている場合，また1つのアディクションから回復しても，モグラたたきのように次々と別のアディクションにすり替わる症状が現れることがある．これをクロスアディクションという．アルコール依存症から回復するために，自助グループにつながったメンバーが，断酒は続いているが，パチンコなどのギャンブルがやめられなくなる，砂糖のたっぷり入ったコーヒーがやめられなくなる，あるいは自助グループで知り合った人間関係に依存を深めていくなどの話はよく聞く．

　つまり症状は変わっても，根底にある自尊心の問題に対処しなければ，回復が難しいということになるが，フリエル（Friel JC）らの示した「アディクションの氷山モデル」（第Ⅰ章，p.14参照）によってこのことを十分に説明できる．

2．権力（パワー）と支配（コントロール）

　さて，すべての暴力には，権力と支配の構造が存在する．暴力は，加害者が被害者に対して力ずくで自分の意志や意向を押し通すことで，被害者を支配することである．加害者は被害者を支配する手段として，時に自らアルコールや薬物を使用して感情をぶつけたり，相手の判断力を弱めたり意識レベルをコントロールするために相手にアルコールや薬物を使用させる場合などがある．しかし，アルコールや薬物は大量にあるいは長期に摂取すると，加害者の意識レベルにも影響するので，暴力の危険性がますます高まる．

　一方で，アディクションとは自己コントロールの喪失の病でもある．アルコールや薬物の使用や，ギャンブル，食べ吐きなどを自己制御できると思っていても，結果的には健康を害し，生活が脅かされ，生きることがままならなくなる．アディクションは，「何らかの酔い」を必要とすることでもある．その背景には，何らかのトラウマ

が隠れていることが少なくない．トラウマを回避したり，それを忘れるために，あるいは嫌な気分を消し去り気分を盛り上げるために，「何らかの酔い」を必要とするのである．「何らかに酔う」ことは，ギャンブルでも，飲酒でも，恋愛でもセックスでも，ハラハラドキドキする非日常的な感情を味わえるものならば何でもありうる．ところが，こうした「酔い」が得られるのは一時的であって，酔い続けるためには，長期にわたる同様の刺激か，さらなる強い刺激を求めなければ期待する結果が得られなくなる．

薬物を継続使用すると，薬に耐性ができ，以前の用量では酔えなくなる．より強い刺激を求めるために，薬に対するコントロールが失われ，自分自身をも喪失していくのである．これが，アディクションが自己喪失の病といわれるゆえんである．そのために，アディクションからの回復では，「（アディクションとなるものに対し，自分が）無力であることを認めた」ことが回復の重要なステップ[6]となる．

3. 自立と依存

人間は，まったくの1人では生きていけない動物であるといわれている．人間は，誕生してからは親などからの愛情とケアを必要とし，1人で歩けるようになるまでは少なくても1年以上を要する．乳幼児の段階では，親的な存在に依存しなければ子どもは生きることができない．未熟な存在として誕生した子どもは，親に依存することで親からケアを引き出すことにもなるため，この時期の依存は成長のためには必要なことであるといえよう．子どもは，親に依存しつつも，ある発達段階に到達すると自立を目指す．親も子離れを迫られることになり，親子双方に多少の痛みが生じる．この時期を乗り越えられた親子は，その後も良好な関係を保つことができると考えられるが，子どもの自立を阻害する親は常に子どもを支配する親であるかもしれない．一方，自立できない子どもは，大人になっても親に依存し続けるかもしれない．ある種の障害を抱えた子どもが，結果的に親への依存度が高くなってしまうのはやむをえないことであるだろう．

大人同士の健康的な関係では依存は相互に起こりうるのだが，対人関係依存では，一方が依存する人，他方が依存される人というように役割が固定化することで問題が生じる．また，そうした依存の関係では，必ずといってよいほど境界線が曖昧になり，依存する側に退行が起こる．

依存症の家族が陥る対人関係依存で，共依存という問題がある．依存症者を抱えた家族は，家族の恒常性を保つために過剰なまでにも依存症者をケアする存在に変化する．主として依存症者の妻や母親がなりがちな共依存症であるが，「私がいなければあの人はどうにかなってしまう」つまりは「私があの人の命の鍵を握っている」という強力な支配関係が出来上がってしまうのである．そのために，暴力被害者であるは

ずの妻や母親は，自分が逃げることで加害者を世話する人がいなくなり，それは結果的に加害者を見捨ててしまうことになる，と考える．そのために，加害者のもとから逃げることができなくなる．彼らは被害者でもあるのだが，加害者の生死に，異常なまで責任を感じてしまうためである．加えて，被害者である家族のせいで加害者が暴力を振るうという「周囲の誤解」や，家族のほうが責められてしまうと感じる「周囲の目」の影響も多分にあるかもしれない．

共依存症者は，基本的に自分が「他者から必要とされる必要」がある．共依存症者は，自尊心や自己価値が低くなっているため，常にだれかのために役立っている自分を確認することで，自分の価値を感じとろうとする．そのために，自分の意志や感情を感じることができず，自分よりも常に他者の価値観を優先させてしまうのである．特に，共依存症者は自分のケアを引き出してくれる人の世話をすることに，生きがいを感じる．その結果，共依存症者は，他の様々なアディクション問題を抱えた依存症者とペアをつくりやすい．そして，ケアすることをとおして，共依存症者は重要他者である依存症者を意図せずにして，結果的に支配してしまうのである．

もちろん家族が共依存症であったとしても，そのことを家族を責める理由にしてはいけない．家族は情報や支援がないことによって，生き残る方策を探る．しかし共依存によって，必死に家族としてのバランスが保てていると錯覚しても，実は家族もその病を深めていくことになる．家族を共依存だと批判するだけでは，医療者は当然自分たちの仕事であるはずの，家族の支援や治療を放棄したまま，無責任にも家族の窮状をネグレクトすることになるのではないだろうか．

共依存の妻が依存症の夫に対して，「私がいなくても何とかなる」と思えるようになるには，専門家や自助グループメンバーの支援の重要性が理解でき，回復のイメージをもてるようになり，自分にできることとできないことを区別できるようになることがその助けになるだろう．

自立を尊重するには，実はエネルギーが必要となる．相手の健康な部分を信じる，待つ，という行動が期待され，結果が現れるまでには長い時間がかかるためでもある．家族も含めた依存症治療および看護が重要となる．

4. 生き延びる手段としてのアディクション

トラウマサバイバーが生き延びる手段としてアディクションを必要とする場合がある．暴力被害者が，PTSD症状を緩和あるいは回避するために薬物やアルコールを使う場合，不快な感情や体験を浄化しようと過食・嘔吐を繰り返す場合，あるいは自傷行為を繰り返す場合などがある．また児童虐待や性暴力被害のサバイバーのなかには，被害にあったときと同様の体験を繰り返している場合がある．これは「再犠牲化」といわれ，被害者が加害者を誘っていると誤解されかねない．これは，被害者の安全を

感じる境界線がゆがめられ混乱しているために生じている現象と考えられるが，被害者は以前と同様の場面で「今度こそ」という思いで行動する．しかし，加害者のほうが「境界線が弱い」対象を選んで行動していると考えられるために，結果的にそうした被害者が被害を繰り返してしまうことになる．しかし，こうした場合であっても，繰り返すが，被害者は悪くない．加害者が対象を選んで暴力を振るっているからである．決して被害者に，暴力被害の責任があるのではない．

　また，暴力被害者のなかには，加害者を自分のなかに内在化させて，加害者との間に強力なきずなをつくり上げる場合がある．それが，「外傷性のきずな」といわれるものである．虐待されている子どもが，加害者である親に対して，「自分が虐待されるのは自分が悪い子であるからに違いない．自分の親はすばらしく良い親で，その親に愛してもらうには自分も良い子にならなければならない」と考え，虐待する親に執着し，関心を引こうとする場合がある．被虐待児が児童相談所に措置された後，虐待した親のもとに帰りたがること，あるいは虐待している親のことを理想化しすぎる場合などは，外傷性のきずなを疑うべきであるだろう．また，監禁された女性が加害者である男性の思想や行動を全面的に擁護し，加害男性と行動を共にする，という事件があった．米国で起こった，新聞社社長の娘だったパトリシア・ハーストの誘拐事件である．

　こうした外傷性のきずなが生じる背景には，恐怖の体験が深く影響していると考えられる．親のDVを目撃して育った子どものなかで，加害者を内在化させ，加害者と同様に強い親になり被害者のようなだらしのない親にはなりたくないと考える子どもと，決して加害者のような親にはなるまいと考える子どもがいる．暴力被害の恐怖を回避するために，子どもなりの合理化がこうした外傷性のきずなを生じさせているのかもしれない．

文　献

1) ダルク女性ハウス 当事者研究チーム「なまみーず」(2009). Don't you? ―私もだよ からだのことを話してみました. ダルク女性ハウス, p.38.
2) WHO (2002). World report on violence and health.
3) Hirigoyen MF (1998). Le Harcèlement moral. La violence perverse au quotidien. France : Syros. ／高野 優訳 (1999). モラル・ハラスメント―人を傷つけずにはいられない. 紀伊國屋書店.
4) 小林美佳 (2008). 性犯罪被害にあうということ. 朝日新聞出版.
5) 小林美佳 (2010). 性犯罪被害とたたかうということ. 朝日新聞出版.
6) AA文書委員会訳. AAの12ステップ. AA日本ゼネラルサービス・オフィス.

2　ドメスティックバイオレンス(DV)と虐待，暴力

● 1. ドメスティックバイオレンス(DV)とデーティングバイオレンス(デートDV)

1) DVおよびデートDVとは

　DVは，親密な(性的な)関係にある主に男性から女性に向かう暴力のことであるが，10人に2～3人の割合で女性から男性に向かう暴力もある．女性から男性に向かう暴力も，れっきとしたDVである（逆DVとはいわない）．近年問題になっているのは，付き合い始めて間もないカップルや，より若い世代でのデートDVといわれる問題である．特に若者の間では，携帯電話やメールが頻繁に利用されることによって，相手を精神的に支配し追いつめていくことになるが，意外とそれが相手に対する暴力であることが理解されず，被害者も被害にあっていることを理解できていない場合が少なくない．その理由は，①恋愛によって相手との物理的・精神的距離が近くなり，境界線が曖昧になる，②自分の感情や意思よりも相手のそれを尊重することが愛であると誤解している，③自己主張すると相手に嫌われるのではないかという恐怖がある，④メールなどはすぐに返信しなければ付き合っていることにはならないという思い込み，または今どきの「フツウ」からはずれたくないという思いがある，などが考えられる．一方，出会って間もない相手とデートの際に，加害者が飲み物などに薬物を混入させ，被害者の意識状態を低下させてレイプする事件も海外では頻発している．
　わが国でも，アルコールが絡むデートDVあるいはレイプは，決して少なくないと予測されるが，被害者が加害者と酒席を共にしたことが被害者に非がある理由にされてしまうため，被害者が訴えにくい現状があると考えられる．
　デートDVは，加害者と被害者は同居していないが，決して暴力の程度が軽いなどと軽視してはいけない．加害者の被害者への付きまとい行為（ストーキング），電話やメールによる嫌がらせ，「付き合ってくれないなら殺す」あるいは「自分が死ぬ」という脅迫，被害者が嫌といったら何が起こるかわからない恐怖を与えることなどに

2 ドメスティックバイオレンス（DV）と虐待，暴力

よって，被害者を（加害者の言動により）がんじがらめに支配してしまう．

結果的に，被害者は自らの安全を守ることができなくなり，被害者と別れて逃げることができなくなる．付き合い始めた時点から暴力があったにもかかわらず，加害者に押し切られた形で結婚や同居に至ってしまうと，DVが日常的に起こる状況に至る．

DVでは，加害者から被害者に対して様々な形の暴力が振るわれる．身体的暴力，精神的暴力，性的暴力，経済的暴力，そのほかにも地域社会ぐるみで「女はこうすべき，嫁はこうすべき」などのルールを押しつけられること（社会的暴力）もありうる．加害者に他のアディクション問題があると，暴力が深刻になる場合がある．

たとえば，加害者がアルコール依存症である場合，被害者は様々な暴力被害を経験している可能性が高い．飲酒に関しての言い争いや，大声でどなるなどの感情をぶつけられることがあるかもしれない．また，アルコールによって衝動抑制がゆるむことから，身体的暴力の程度が重くなることが予測される．ドラマや漫画などでよく描かれる，アルコール依存症者が，気に入らないことがあるとすぐに，「ちゃぶ台をひっくり返す光景」は，実際にそういう行動を起こす依存症者と生活を共にした経験のある人にとっては笑えない情景であるだろう．ちゃぶ台は，昭和の時代の家族団らんを象徴する，畳や板の間で使用する折りたたみ式の食卓である．被害者となる家族は，加害者がいつちゃぶ台をひっくり返すか予測がつかないので，加害者の気分を害さないように，細心の注意を払う緊張した生活を強いられる．また，アルコール依存症によって性的機能に不具合が生じている加害者は，被害者に対して引け目を感じることから，被害者が浮気をしていると嫉妬妄想に至り，被害者に対する暴力を正当化する場合もある．

加害者は，被害者に非がある，被害者に落ち度があった，と自分の暴力を正当化し，被害者の被害を「ちょっとしたけが」などと矮小化する場合が多いが，相手に非があり，落ち度があった場合に，相手に対して暴力を振るうことが許されるのだろうか．相手が親密な関係であれば，どんなことをしても許されると考えるのは，相手に対して過剰な依存関係にあるためと考えることができる．また，相手を対等な人間関係ではない，自分の所有物か自分の意のままに扱える財産のように考えると，加害者は被害者に対して何をしようが自分の勝手であると思えるのかもしれない．DV防止法ができる前は，このような人権侵害が配偶者間でも起こっていたのである．相手が他人ならば傷害罪で現行犯逮捕されるところであるが，理不尽なことに，配偶者が加害者である場合の暴力は犯罪とならなかったのである．

2）**DV 被害者の心理**

さて，DVの被害者は，暴力を振るわれているにもかかわらず，なかなか逃げない場合がある．加害者から逃げ出した場合でも，後に被害者が加害者のもとに戻ってしまうことも決して少なくない．DV被害者のそうした行動は，被害者への一般社会の理解を妨げ，被害者の自己責任論へと誤解を招きかねない．

第V章　暴力とアディクション

図V-2　暴力のサイクル理論

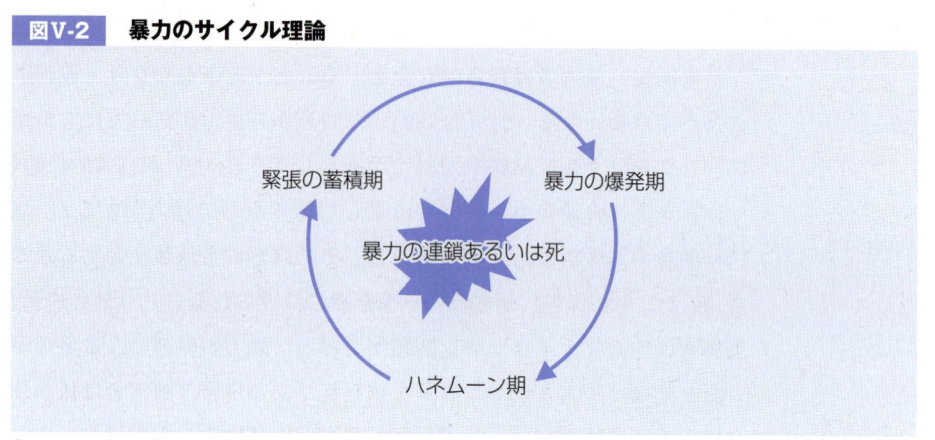

緊張の蓄積期　　暴力の爆発期
暴力の連鎖あるいは死
ハネムーン期

(Walker LE (1979). The Battered Woman. Herpercollins. ／斎藤 学監訳 (1997). バタードウーマン－虐待される妻たち. 金剛出版. を参考に作成)

　米国のウォーカー（Walker LE）[1]は，DV被害女性へのインタビューから被害者心理について，暴力のサイクル理論で説明している．ここでは，暴力は3相で表現される（図V-2）．

(1) 緊張の蓄積期

　第1相は，加害者の不機嫌や些細な暴力が繰り返し出現する時期で，被害者は時に加害者と口論になることもあり，加害者の緊張が高まっていく時期である．DV被害女性は，この時期に起こる些細な暴力事件に対して様々な方法で対処しようとする．加害者をなだめたり，加害者の暴力の原因は自分にあると納得しているように振る舞ったりすることもある．これは被害者が本心からそう信じているのではなく，そう振る舞うことによって，うまくいけば加害者の暴力をエスカレートさせないことができると考えるためである．結果的には，被害者は，自分が虐待されていることを否認して暴力に耐えてしまうことから，学習性無力感に陥りやすくなってしまう．

(2) 暴力の爆発期

　第2相は，緊張感が絶頂に達したときに加害者が爆発的に暴力を振るう時期である．時間は第1相や第3相よりも短いといわれている．しかし，加害者がいつ暴力を振るうか，第2相がいつ来るかの予測はだれにも不可能である．被害者はけがやショックなどで多大なダメージを受け，殺人事件が起こることもある．

(3) ハネムーン期

　第3相では，暴力の後の加害者の，後悔に満ちた，優しい，愛情深い態度が特徴となっている．この時期はハネムーン期ともいわれ，被害者が加害者に愛され必要とされていると感じる期間があるため，被害者が加害者と別れることが困難になっているというわけである．しかし，ハネムーン期は徐々に暴力の緊張が高まる時期に移行し，爆発的な暴力が発生し，再びハネムーン期が訪れるというサイクルに陥る．被害者が，自力でこのサイクルから逃れ出ることは，時間がたつほどに困難を極める．DV被害

者はこのような心理状態に陥る場合があるため，被害者理解を難しくしていると考えられる．

2. 児童虐待

　改正児童虐待防止法では，「子どもがDVにさらされて育つことは子どもへの虐待である」と定義づけられ，「何人も児童を虐待してはならない」と明文化された．

　しかし，アディクション問題を抱えた家庭には，虐待が満ちあふれているといえる．アルコール依存症の例では，アルコール問題があることで家族関係はゆがんだ状態で恒常性を保とうとする．依存症である父と，その父を支える母，母の相談相手となる長女，家族の雰囲気を和らげようとする長男がいると考えてみよう．父は，親としての機能を果たすことができず，家では飲酒し不機嫌でどなることが多い．母は，そうした夫の世話を焼く一方で，ため息をつき，娘に愚痴をこぼす．娘は，母親のカウンセラーのように，母親の話を聞くことで母を支えようとする．また息子は，重苦しい緊張感の漂う家中の雰囲気を明るくするのは自分の役割だとばかりに，タイミングを狙って場を盛り上げようとする．依存症者を抱えた家庭によくあるパターンの機能不全家族の例である．

　この家族のなかで起こっている暴力を考えてみよう．

　まずは，父から母へのDVである．次はわかりにくいかもしれないが，父からの児童虐待，母からの児童虐待である．父は子どもの世話をせず，子どもの養育に責任をもっていないネグレクトがあると考えられる．それどころか，母に対する暴力によって，子どもたちに恐怖や不安を与え，緊張感に満ちた生活を強いている．これは子どもへの直接的な身体的暴力がなくても，十分に精神的な暴力に値する．次に母からの暴力であるが，母は，子どもの世話をしているようにみえるが，母のため息は子どもに不安を与え，母の愚痴の受け手となっている長女は，母のケア役割を担っているために，子どもらしく振る舞うことを自らセーブして世話役に徹してしまう．ここで，母と娘の立場は逆転し，母は子どもの世話をしているようで実は子どもに世話をされている．そして，結果的に子どものニーズにこたえられないことによって，子どもをネグレクトすることにつながる．家族からの関心や愛情が薄いと感じる息子は，問題児として振る舞い，非行や暴力，けがなどの問題を起こすことによってスケープゴート役を担い，家族の関心を自分に引きつけようとするかもしれない．

　アディクション問題を抱えた家族では，問題は異なっていても，同様の事柄が複合的に生じている可能性が高い．このような家族で育った子どもたちは，大人になっても人間関係において何らかの生きにくさを抱えがちな「アダルトチルドレン（AC）」となる．子どもが育つ家庭において，安全ではないことはつまり，虐待が生じている危険性につながると考えられる．

● 3. インターネットといじめ

　いじめは，個人や集団が，他の個人に対して中長期にわたって行う心理的ないし身体的暴力のことである．その被害者が，被害から逃れることができないように感じる暴力でもある．些細なことをきっかけとして，加害者と被害者が入れ替わることもある．他者から疎外される恐怖が，すなわち自分の属するコミュニティでは生きることができないという絶望感に変わることから，相手への攻撃で相手を支配することに拍車をかけると考えられる．

　また，近年のインターネットや携帯電話の普及による，人々のコミュニケーションパターンの変化も，いじめを促進している背景があるのではないか．ある若者は，現実の人間関係よりも，仮想空間での付き合いのほうが身近に感じられるという．現実の人間関係では，傷つくことがあると逃げ場がないと感じるが，仮想空間ではハンドルネームや匿名でコミュニケートするので，自分のすべてを表現しなくても付き合うことができ，都合のよい部分のみで付き合える．嫌な人間関係からは，スルー（受け流す，無視する）できるからだという．

　自分も傷つきたくないし，他人も傷つけたくない，という優しい世代かとも思われるが，見方を変えると他者とのかかわりや変化を恐れている世代といえるかもしれない．相手と同じであることが常に期待されるので，互いにそのように振る舞う．めったに本音は明かさないことが，自他の安全を守るということなのだろうか．

　インターネット上では，相手と意見が異なる場合には，徹底的に相手を批判し，「炎上」という，言葉で攻撃し合う状態になってしまう場合もある．

　また，現実世界で付き合っているときの態度とはまったく裏腹のことをインターネット上に書き込み，被害者が人間不信に陥るようなことを加害者がしている場合がある．きっかけは些細なことであっても，加害者の行動がエスカレートする場合があるのだが，残念ながら，被害者はそれをあらかじめ察知することはできない．学校裏サイトや○チャンネルとよばれる掲示板では，こうしたトラブルがよく聞かれる．

　加害者が被害者への罵詈雑言や，悪質な嫌がらせをインターネット上で行った場合，被害者には甚大な被害が及ぶ場合があるので注意が必要である．被害者の暴力を受けた写真（特に性的暴力）などが特定のサイトに掲載された場合，その回収は非常に困難になるという．サイト上でリンクを張られてしまうと，最初のプロバイダーの管理が及ばないところへ，ファイルがどんどん転送され，コピーされる危険性があるからである．直接掲載された情報は，削除されたとしても，ネット上に広まった情報は管理が及ばなくなってしまう．こうしたインターネットを使ったいじめの被害者が，自分の写真がウェブ上に広まってしまったことに絶望して，自殺を図った事例も米国で報告されている．

2　ドメスティックバイオレンス（DV）と虐待，暴力

このようないじめに共通していえることは，加害者も被害者も，周囲から自分がどう見られているかという不安と，見えない周囲からの攻撃に多大な恐怖を感じているということである．攻撃される前に攻撃する．攻撃の言葉は，一見するとゲーム感覚で投げかけられているように感じられるが，その言葉は「バカ」「死ね」「殺す」など，被害者の人格を否定するような強い言葉であることが多い．加害者は，相手が直接見えないことで，自分のなかの否定的な感情を増幅し，インターネット上に無責任に書き込む．そのため，加害者も被害者のダメージを認識していないか，被害者の受けるダメージへの想像力が乏しい．もしも加害者のそうした行動が繰り返されている場合は，加害者にとってそうした加害行動が「すっきりする」感覚につながり，ストレス発散として意味づけられ，アディクションになっていると考えられる．

特にインターネットを使ったいじめを予防するには，インターネットリテラシーに関する教育と，対面によるコミュニケーション教育が重要となる．

4. 高齢者虐待

高齢者の虐待でも，身体的暴力，精神的暴力，性的暴力，ネグレクト，経済的暴力などが起こる．高齢者では，何らかの疾病や障害によって，自力での移動が困難な場合，認知症などのために正常な判断力がなく環境の変化に柔軟に適応できない場合などが増えてくる．そのため，高齢者が暴力被害を受けているときは，自ら逃げることが困難である場合が多いと考えられる．また，認知症の高齢者では，暴力被害を受けていることを他者に訴えにくく，そうした高齢者虐待を発見する兆候についてのアセスメント能力を持ち合わせた関係者が少ない現状もある．

高齢者虐待の加害者は，子ども，配偶者，孫などの親族である場合と，施設などでケアを提供する職員である場合がある．加害者の加害に至る理由も，介護者がケアに追われて身体的・精神的に追いつめられた結果生じる場合（情報や社会資源およびマンパワー不足）と，長年の人間関係が反映された結果である場合（DVや児童虐待の結果，立場が逆転するなど），または，やむをえず介護になった場合（もともと引き受けるつもりはなかった，できるだけ手抜きをしたい）などがあるだろう．特に親族による経済的暴力は，高齢者の財産を搾取し，高齢者の安全感を脅かすものである．

加害者がアルコールや薬物問題をもっている場合では，高齢者の命の安全を守ることに注目しなければならない．高齢者も，乳幼児と同様に，飲食が制限されることで脱水状態に陥り，脳血管障害を引き起こすこともある．特に身体に障害や何らかの疾患がある場合は，要注意である．

また，認知症高齢者では，介護者が非常に熱心でも，排泄の問題（大小便の失禁や弄便など）や徘徊が介護者の暴力の引き金になる場合がある．認知症高齢者の症状としての感情の不安定さ，易怒的な態度，理解しがたい行動，異臭などが，時には介護

者の負担感を強めることがあるからである．この場合の加害者は暴力の後で，非常に強い後悔や自責感を感じることになる．

介護専門職者による暴力では，加害者の怒りや欲求不満などが被害者に様々な暴力で表現される．加害者が被害者に暴力を加えるときに，加害者が相手を自分の意のままにできると感じる達成感が得られるために，加害行為を繰り返すことにつながると考えられる．

5．医療現場での暴力

医療現場で起こる暴力について，意外に思う人がいるかもしれない．しかし，医療における知識や情報，そして技術は圧倒的に専門職者の管理下におかれている．そのため，権力は医療者の側に集まる傾向がある．対等ではない関係では，医療現場であっても暴力は起こりうる．

1） ケアが内包する支配の構造：医療者からのパワーハラスメント

他者の世話をすることは，世話をする人が世話をすることで世話をされる人よりも優位な立場に立つことによって，相手を支配する危険性を内包している．世話や何らかの援助をされることを必要としている人は，ある部分で自分の非力や無力を認め，それを他者に委ねることを決断しなければならない．このとき，被援助者（＝患者）の自己肯定感や自尊心が傷つき，アイデンティティがゆらぐことがあるかもしれない．その場合，援助を必要とする人が自ら可能な範囲で情報を集め，自分でできることに挑戦する知恵や強靭さがあると，援助職者（＝医療職者）に対しても「すべてお任」せといった依存的態度にならないで，ある程度自己効力感を満たすことができる．援助職者も，被援助者が自らどうしたいのか主体的に表現できることによって，援助の方向性を定めることができ，援助の責任の負担感を分担することができる．

しかし，援助職者が一方的に，被援助者に対して「すべて私たちに任せなさい」という態度でかかわると，被援助者は自立の機会を失い，援助職者に対して依存的にならざるをえない．なかには，「われわれの方針に従っていただきます，さもないと医療は提供できない」という上から下への一方通行の医療が行われている場合もある．今では，セカンドオピニオンもサードオピニオンもまれではなくなってきたが，いまだにそのような手段を受け入れないという医療職者もいる．また，そうした援助職者に対して，自立を貫こうとする被援助者は「わがままな患者」と映り，援助職者から疎まれる場合もある．「常に医療職者が正しく，患者は無知蒙昧である」と考える医療職者は，患者やその家族に対して，パワーハラスメントを行っていると考えることができる．援助職者と被援助者の間が対等ではなく，互いに正直に率直に意見を交換することができない場合では，特にこの傾向が強まると考えてもよいだろう．また，結果的には互いが互いのためによかれと思っての行動だとしても，互いのためになら

ないことも起こりうる．援助職者が，自分たちに対して依存的な対象を「良い患者」あるいは「管理しやすい患者」などとみなし，自らに権力があるかのような錯覚に陥ってしまうと，実は被援助者の境界線を侵し，非援助者自身の健康を認めることができず，回復力を尊重することができなくなってしまう．

　筆者はたとえ話として，「保健師にとって統合失調症の当事者は，保健師のかかわりをいつもウェルカムで待っていてくれるので『かかわりやすい患者』だが，アルコール依存症に代表されるアディクション問題を抱えた人は，保健師のかかわりを拒否し，断酒を約束しても再飲酒（スリップあるいはリラプスという）やトラブルを繰り返すことなどから『かかわりにくい患者』とみなされることが多い．皆さんはどう考えるか」と，研修会などで話すことがある．すると，苦笑いしながらうなずく関係者は決して少なくない．実は患者は，医療職者からそのようにみられていることを，瞬時に感じ取る．そして患者は，当事者の回復を信じていない医療職者からは，回復に関する情報やモデルを見出すことは当然ながらできないのである．

　入院中の患者でも同様である．どんなに医療職者が最善策を尽くしても，医療職者の力が及ばないことがある．そのとき，医療職者もある時点では，自らの無力や非力と向き合うことを強いられる．ところが，自らの有能感や万能感を得たいがために，ケアを生業に選ぶ人のなかには，アダルトチルドレン（AC）が少なくないといわれる．ACは，自己評価の低さを，ケアを提供することによって得られる「偽りの万能感」によってカバーしようとする．それがかなわないときに生じる攻撃性が被援助者に向かうか自分自身に向かうかの違いはあるが，燃え尽き症候群に陥る危険性が高まる．もちろん様々な援助職者がいるので，援助職者がACであったとしてもそのこと自体が問題なのではない．自らのそうした特性を自覚してかかわること，被援助者を支配してしまう危険があることを常に自戒してかかわる姿勢が重要だと筆者は考えている．

　一方で，自立が困難な重度の障害や，進行性の難病を抱えた人などのなかには，自分での判断はおろか，意思の疎通さえも困難である場合がある．しかし，そういう状態であったとしても，被援助者の発達段階およびニーズに応じた，相手を尊重する態度をもって接することが求められるのではないだろうか．ささやかであっても，相手のできることを探す，相手ができるようになったことをフィードバックする，相手の努力や変化をほめる，そして相手を脅かさない，相手の心地よさを共に探す，特に看護職者の距離のとり方がここで試されることになるだろう．

　ケアの頂点に立つ医療職者は，こうした構造が医療現場で起こりやすいことを，十分に自覚してかかわる必要がある．

2) 患者からの暴力とセクシャルハラスメント

　医療現場における患者からの暴力も，実は決してまれではない．患者の疾患によって，せん妄などの症状が対人暴力となる場合もあるが，「患者の要望は何でも聞き入

第V章　暴力とアディクション

れられるべきである」という患者の依存が暴力を正当化し,「患者様の要望にはすべてこたえねばならない」という医療機関の誤った姿勢が暴力を助長する場合がある.特に,医療機関における男性患者から女性職員へのセクシャルハラスメントは,被害が見過ごされがちである.これは療養環境や医療処置や看護ケアが加害者の性的な刺激を喚起し,白衣がある種の患者の性的なファンタジーをあおる場合があるためと考えられるが,セクシャルハラスメントに至る加害者は,患者になる以前からこうした行動を地域や職場,家庭で行っていることが容易に予想される.性的暴力の常習者である場合も考えられる.彼らの多くは,セクシャルハラスメントが被害者をいかに傷つける行為であるかの理解がなく,「たいしたことではない」「挨拶程度のこと」「ちょっと手が触れただけ」「事を荒立てて大人気ない」などと,逆に被害者を非難し,被害者に落ち度があったかのような態度をとることが多い.しかし,加害行為の責任は加害者にある.被害者にとっては,逃げ場のない状況や,夜勤帯など人手が十分ではない時間帯に,安全であると信じていた場所や人から被害にあうことが,恐怖を募らせる体験となり,安全なケアを提供することができなくなる.

　被害者も,「患者の要望には,嫌なことでも笑顔でこたえなければならない」と信じ込み,「自分にすきがあったから被害を受けてしまった」などと,自責の念を募らせる場合がある.医療職者のなかには,自分の仕事が「感情労働」[2,3]*の側面をもつことを理解できず,セルフケアを怠ってしまう場合が少なくない.自分が傷ついているにもかかわらず,そのことに気づくことができない,あるいは自分の気づきを認めたくない,気づいていても自分を大事にすることができないので,自分よりも相手へのケアを優先させてしまうという場合である.周囲も,こうした被害者のケアや支援をすることなく,そうした事実をなかったことと否認して,被害者に被害の責任があるとした場合は,被害者に2次被害を与えることになってしまう.被害者は,適切な対応がされないと,孤立を深め,うつ状態に陥る.身体的にも,不眠や食欲や集中力の低下が起こったり,あるいはしばしば解離を起こしてしまうなど記憶が飛んだり,時間感覚がゆがんでしまう場合がある.これらは,異常な状態に対する正常な反応で,急性ストレス障害やPTSDと診断される場合もある.

*感情労働:米国の社会学者ホックシールド(Hochschild AR)[2]は,感情がどのように商品(サービス)となっているかを,米国の航空会社の客室乗務員を対象に調査研究を行った.その結果,次のように定義づけた.
①人々と対面で,あるいは声をとおしての直接的かかわりがある労働
②労働者は,顧客に喜び,感謝,恐怖など特定の感情をもたらすことを求められる
③雇用者は労働者の感情を,訓練や指導監督を通じてある程度コントロールすることができる

　セクシャルハラスメントは性的暴力の1つである.どのような場合であっても,被害者に被害の責任はない.加害者が,被害を与える対象と機会を選んで,自らの欲望を満たすために,行為に及んでいるのである.加害の責任は,加害者がどのような疾

2 ドメスティックバイオレンス（DV）と虐待，暴力

患でどのような状態であろうとも，加害者にある．医療機関としても，こうした患者の暴力に対しては毅然とした態度で接し，加害者の行為をうやむやにしてはいけない．加害者には，「加害者の行為が医療者の安全や信頼を脅かす態度であるため，医療職者も加害者へ質の高い医療を提供することが困難になる」と伝える必要があるだろう．また，被害者のプライバシーには十分配慮する必要はあるが，セクシャルハラスメントはだれもが被害者になる危険性があるため，組織で対応策を立てておくことが強く望まれる．

6. 災害時の暴力とアディクション

大規模な災害が発生した場合，まずは被災者の救命救急措置，外傷の処置，感染症の治療および予防，慢性疾患の管理などの健康問題が急がれ，その後にメンタルヘルスへの対応となる．統合失調症などの既往歴がある患者では，服薬コントロールができなくなったり，環境の変化によって症状が再燃する場合もある．うつ病患者でも同様のことが起こりうる．また大きな災害であればあるほど被災者は，様々な喪失体験を抱え，今後の生活の見通しが立たなくなることでうつ状態に陥り，場合によっては絶望して自殺に至る場合もある．

1） 災害時の暴力

2002年に出されたWHOのレポートでは，米国での研究から被災後のDVや児童虐待が急増し，長期的には地域の犯罪や暴動が増えることが報告されている[4]．これは，被災後に，人々がそれまで築き上げてきた財産や，コミュニティ，生きがいといったものが失われることによって，被災者のストレスや無力感が高まり，PTSDなどの精神保健問題が浮上し，基本的な食糧不足，ソーシャルネットワークの崩壊，法的規制の崩壊，暴力防止プログラムなどが停止し，経済の混乱などが引き起こされるといわれている．アフリカからは，災害後に増加する暴力では，児童虐待とネグレクト，親密なパートナーによる暴力と性的暴力，また性的搾取を含む略奪（被災者が食料や安全な住居を獲得することとセックスが交換材料とされるなど）や人身売買（誘拐）が起こったことが報告されている．被災による自身や家族などの重要他者の安全や生命が危機にさらされた経験に加えて，被災者はさらなる暴力によって2次被害や3次的な被害を受けることになりかねない．

2） 阪神・淡路大震災で提起された問題点

わが国では，阪神・淡路大震災後，DVや児童虐待および性的暴力事件などの発生について，女性支援団体からのレポートが報告されている．被災直後は子どももショックを受けているため，親にまとわりつく，すぐ泣くなどの一時的な退行を起こす場合がある．少し状況が落ち着いてくると，今度は逆に興奮しがちで，被災した状況を再現して遊ぶことや，騒々しくはしゃぐような言動がみられる場合がある．このよ

第Ⅴ章　暴力とアディクション

なことは，子どもなりに変化に対応しようとする行動（ストレス反応）なので，安全が守られる範囲であれば大人は叱ってはいけない．このような状況のときに，大人が子どもをコントロールしようとして，虐待が起こりやすくなるのである．また，大規模な避難所では，更衣の際など十分にプライバシーが守りきれない，トイレなどの照明がないなどのことから，女性が性的暴力にあいやすいリスクが高まったという．また，被災後にDVが激化するケースもあったため，それらのことを踏まえて，女性や子どもの視点に立った支援策が必要だと述べられている[5]．

また，阪神・淡路大震災後の仮設住宅で孤独死した人のなかには，もともとのアルコール依存症者が多かったとの報告もある[6]．被災後に，不眠や精神的緊張，不安を和らげる手段としてアルコールを使用すると，それまで抑圧されていた感情が爆発したり，行動の抑制がきかなくなり，けんかなど，新たなトラブルを招きやすい．以前からのアルコール依存症者の場合は，被災後の生活でもアルコールに頼る傾向が強まり，症状が悪化した．

当時は，震災直後から復興期にかけては「ハネムーン期」とよばれたように，コミュニティの再生，地場産業の復興などを目指して連日のように飲酒する人がみられた．災害支援ボランティアや一部支援団体のなかにも，アルコールを救援物資として配給したケースがあり，アルコールに対して寛容な風潮，すなわちアルコールへの依存を助長する風潮があった．しかし，被災者の理想がかなわない現実がみえてくる「幻滅期」になると，アルコール摂取は不満や怒りを発散するためのはけ口となり，復興を目指すコミュニティメンバーからも飲酒者は疎まれ避けられる傾向が強まった．もともとの依存症者は，ここで孤立を深めていくことになった．こうしたことが社会現象として発生したため，震災後の神戸では特にアルコール依存症の社会的認知が進んだといわれている．

一方で，自らも被災者であるにもかかわらず，仕事で救援活動を行っていた人のなかには，PTSDを発症した場合もある．精神科処方薬に加えて不眠解消のために，アルコールを常用するようになり，アルコール依存症になってしまった例である．大規模な災害で時間がたつほど生存者救助が困難となり，遺体の捜索，検死，遺体の埋葬などにかかわる人が必要となる．被災者の支援においても，地元の専門職や行政職員は不眠不休で働かざるをえない．多くは，医師，看護師，保健師，消防士，警察官，行政職員，自衛隊員などがこのような被害にさらされやすい環境にあることから，こうした支援が必須であると想定したうえで，被災者支援の後方支援策を立てることも望まれる．

こうしたことから，被災地支援では禁酒・禁煙など，アディクションフリーを目指すことを課題としたい．避難所ではプライバシーが守りにくく，分煙も実施できにくい．このようなストレスフルな環境においては，もともとのアルコール依存症者が重症化するリスクが高まることに加え，依存症ではない人が飲酒することで一時的な緊

2 ドメスティックバイオレンス（DV）と虐待，暴力

張を解くことができたとしても，新たなトラブルを招く起爆剤となってしまう危険要素が大きい．たばこでは，子どもや女性などの非喫煙者が，受動喫煙に曝露される危険性が高まる．避難所の安全や平和のためにも，アディクション問題と暴力の予防は大きな鍵となる．

文献

1) Walker LE(1979). The Battered Woman. Herpercollins. ／斎藤 学監訳(1997). バタードウーマン－虐待される妻たち. 金剛出版.
2) Hochschild AR(1983). The Managed Heart. University of California Press. ／石川 准・室伏亜希訳(2000). 管理される心－感情が商品になるとき. 世界思想社.
3) 武井麻子(2006). ひと相手の仕事はなぜ疲れるのか－感情労働の時代. 大和書房.
4) WHO(2002). World report on violence and health.
5) ウィメンズネット・こうべ編(2005). 災害と女性－防災・復興に女性の参画を.「災害と女性」情報ネットワーク.
6) 麻生克郎(1997). 阪神・淡路大震災後のアルコール関連問題. 日本アルコール関連問題学会分科会講演資料.

Column

アディクションとパーソナリティ障害

1. 事例紹介

　Aさんは25歳の女性で，大学を中退すると同時に1人暮らしを始め，アルバイト先で出会った同い年の男性と付き合い始めた．Aさんは常に彼とのつながりを確かめようと，頻繁に電話をかけ，メールを送る．少しでも返事が遅くなると，激しい口調で彼を責め立てる．そして，「生きていても意味がないから，今すぐ死んでやる」と言い，電話を一方的に切ってしまう．彼があわててAさんの部屋を訪ねると，リストカットで血まみれになった手首を見せ，激しく泣きながら謝るというような行為を繰り返した．ほどなく，彼との仲は破局を迎えた．

　その後，Aさんは露出度の高い派手な服装をして，1人で夜の街を歩き回り，次々と男性との付き合いを重ねるようになった．そのようにして付き合い始めた男性から違法薬物を勧められた．ある日，いつものように薬を使用していたところ，幻覚が出て路上で異様な振る舞いをした．通行人が警察に通報し，薬物の使用が疑われることから措置入院となった．診察の結果，薬物依存に加え，境界性パーソナリティ障害と診断された．

2. パーソナリティ障害とは

　パーソナリティ障害は，ドイツの精神医学者シュナイダー（Schneider K）により，異常人格および精神病質として定義されて以来，長い間，精神医学的な治療の対象とは考えられてこなかったが[1]，1980年のDSM-Ⅲから概念化され，現在ではDSM-Ⅳ-TR[2]やICD-10[3]による診断基準が適用されている．

　パーソナリティ障害のなかでも，アディクションと深く関連しているのは，Aさんのような境界性パーソナリティ障害や，反社会性パーソナリティ障害である[4]．なかでもアルコール・薬物依存には，社会的規範から著しく逸脱した行動を示す反社会性パーソナリティ障害の合併頻度が高い[5]．

　なお，パーソナリティ障害患者の少なくとも50％は，2つ以上のタイプのパーソナリティ障害を併発し，特に境界性パーソナリティ障害では，その割合が80％に上る[6]．この複雑さが，アディクションとパーソナリティ障害を併せもつ患者の治療をいっそう困難にしている．

　また，パーソナリティ障害は，「対人関係依存」という視点からとらえることもできる．依存は，患者が生きる過程で身に付けた対処行動でもある．対人関係への依存は，「コントロール」という形をとって現れる．患者は，医療者同士の関係や，医療者と家族との関係を，自傷行為や自殺企図といった衝動的で自己破壊的な行動や怒りの爆発，極端な理想化と否定によってたくみに操作し，その関係性を分裂へと導いていく．その背景には，過去の家族関係や学校・職場などにおける虐待やいじめといった傷つき体験があることが多い．そのために，患者は自己肯定感や自尊感情を抱いたり，他者を信用することが難しくなっている．さらには，見捨てられることへの不安や，人間関係における手ごたえが感じられないために慢性的な空虚感を抱えてもいる．

　他者との関係をいつでも自分でコントロールしたい反面，他者の評価に敏感で，周囲の期待に沿うような自分でありたいと願うといった葛藤を抱えるパーソナリティ障害の患者に対し，看護職者は巻き込まれないよう過剰に距離をおいて接したくなる．しかし，それでは患者が依存的な人間関係を脱し，健全な対人関係を築くための基礎となる治療的な人間関係を構築することは難しくなる．

　アルコールや薬物依存の場合，原因物質の摂取を禁止するというアプローチが可能となるが，パーソナリティ障害のような対人関係依存の場合，他者とのかかわりをまったくもたずに生き続けることは不可能である．むしろ，治療契約を交わした医療者との間で，温かく，情緒的な人間関係を体験することこそが，これまで人とのかかわりで深く傷つき，病むに至った患者の回復には不可欠であるといえる．

　また，パーソナリティ障害には，自己同一性にも障害

があるとされ，自己像を他者の反応を通じて知ろうとするともいわれる．境界性パーソナリティ障害患者にしばしば認められる自傷行為は，身近な他者を巻き込んで振り回すことで，相手が信用できるかどうかを試したり，自分が相手に与える影響力の大きさを推し量る手段でもある．アディクションは，はじめは本人の意思で始まり，習慣化するものの，もはや本人の利益にそぐわず，むしろ本人の心身をむしばみかねないという点で，自傷行為の１つの形とみることもできるであろう．

不快な現実や苦痛から逃避し，真の問題との直面化を避ける手段として，アルコールや薬物，他者に依存するアディクション行動が一時的には有効であるとしても，その行為が彼らの欲求を永続的に満たすことはない．かえって不快感や自己嫌悪の度合いが深まるという悪循環に陥ることになる．

3．事例の解説と看護のポイント

Ａさんは，不機嫌な表情でナースステーションに居座っている．病棟では，患者同士のトラブル防止や安全管理上，物品の貸し出しや外出などの時間を決めているのだが，Ａさんはスタッフによる対応の違いを理由に，ことごとく反発する．しばしば外出したまま連絡もなく姿を消し，さんざん看護師や家族を心配させた後で，ケロッとした様子で病棟に戻り，今度はべったりと甘えてくる．こうしたＡさんへの対応に，看護師たちは疲れ果てている．Ａさんを信じては裏切られることが繰り返された結果，看護師は彼女の訴えを淡々と聞き，ルールを確認するだけの表面的で素っ気ない対応をするようになる．このことにもＡさんは敏感に反応し，自分だけが不当に差別されていると怒りを爆発させ，物を投げつけたり，ますます語気をあらげて抗議するようになった．

Ａさんのような言動には看護師も巻き込まれ，嫌悪感や徒労感，無力感などの否定的な感情に悩まされる．しかし，患者が抱える見捨てられ不安や空虚感を看護師が敏感に感じとりながら，支持的，共感的にかかわることで，患者は徐々に安心感を抱き，自らの対人関係のありようにあらためて目を向けることができるようになる．その過程で，看護師自身が患者との間で体験している感情体験を伝える機会を設定し，患者が様々な出来事を「投影」によって他者に押し付けるのではなく，自分自身の問題として引き受けることが可能となるようなサポートが求められる．

看護職者が心のゆとりを保ちながらこのような"生きにくさ"を抱える患者にかかわり続けるには，看護職者が自らの感情を意識化・言語化し，患者との距離を的確に見きわめながら，チームで機能することが大切である．

[文　献]

1) Schneider K（1950）．Psychiatrische Vorlesungen fur Arzte．／西丸四方訳（2000）．臨床精神病理学序説，新装版．みすず書房．

2) American Psychiatric Association(2000). Quick Reference to the Diagnostic Criteria from DSM-Ⅳ-TR．／高橋三郎・大野　裕・染矢俊幸訳（2003）．DSM-Ⅳ-TR精神疾患の分類と診断の手引，新訂版．医学書院．

3) World Health Organization（2003）．The ICD-10 Classification of Mental and Behavioural Disorders : Clinical descriptions and diagnostic guidelines．／融　道男・中根允文・小見山　実・他監訳（2005）．ICD-10精神および行動の障害－臨床記述と診断ガイドライン，新訂版．医学書院．

4) Gunderson JG（1999）．Personality disorders. Nicholi AM Jr. ed. The Harvard Guide to Psychiatry, 3rd ed. Belknap Press.

5) Skodol AE, Oldham JM, Gallaher PE(1999). Axis Ⅱ comorbidity of substance use disorders among patients referred for treatment of personality disorders. American Journal of Psychiatry, 156(5) : 733-738.

6) 新宮一成・加藤　敏編（2008）．現代医療文化のなかの人格障害＜新世紀の精神科治療5＞，新装版．中山書店．

第VI章

地域における
アディクション看護

第Ⅵ章　地域におけるアディクション看護

1　在宅看護とアディクション問題

　在宅看護といった場合，訪問看護ステーションによる訪問看護がその中心に位置づけられる．訪問看護・介護の利用者は高齢者が多く，アディクションの視点から特に問題となるのが，高齢者虐待や機能不全家族ということになるだろう．無論，訪問看護・介護の利用者自身がアディクション問題を抱えている，たとえばアルコール依存症者という場合も考えられるが，訪問看護を利用するような高齢者の場合，自身でアルコールを買いに行くことはできないため，ありうるとすれば家族などが飲ませている場合である．つまり，在宅看護においてアディクション問題を考える場合，直接，物質依存に陥っている人はまれであり，家族が抱えている問題に目を向けることが必要となる．

● 1．在宅看護・介護におけるアルコール依存症者

　物質依存の大半はアルコール依存症であり，その数は多い．アルコール依存症を抱えた人の典型が，退職後にアルコール依存症になった場合，あるいは長期にわたる飲酒歴をもつアルコール依存症の場合である．退職後にアルコール依存症になる人は多く，退職後の人生設計がうまくいかなかったり，やりたいことがなくなったりした人などにみられる．やることがないから家で酒を飲み，いつの間にか連続飲酒や過度の飲酒を生じる場合などである．長期にわたる飲酒歴をもつアルコール依存症の場合は，肝機能などの身体機能に問題が生じなければ，アルコール依存症者として診断されて断酒などの治療を行わないため，連続飲酒を繰り返し，家庭内暴力などのアルコール関連問題を引き起こしたり，脳に障害が生じ，たとえばコルサコフ症候群による認知症になることがある．こうした高齢者は，身体的な問題などは少ないが，酒浸りになり，寝たきりや引きこもりなどになっている．

　いずれの場合でも，アルコールに関する問題を抱えた高齢者の特徴は，飲酒により失禁などを生じやすいことで，失禁していても気づかない場合すらある．高齢者にか

ぎらないが，アルコールの影響で認知症を生じやすくなり，あるいは認知症を悪化させる可能性も高まるとされている．介護が必要な状況では，当然，自力で酒を買いに行けないので，家族あるいは介護職員やホームヘルパーなどに酒を買ってきてもらうことになる．介護職員は，依頼された物を買いに行くのが原則であるため，事前に在宅サービスを提供する看護職，介護職，福祉関係者，保健師などの間でケア会議をもち，酒などの不適切な買い物を拒否することを申し合わせておく必要がある．

家族や介護従事者などが酒を買いに行かないと，依存症者がみりんやアルコールを含む整髪料などを飲んでしまう．最悪の場合，アルコールを含む自分の尿を尿びんから飲むことさえある．こうした状況をみて，本人が望むようにアルコールを買い与えたほうがましであると家族が考えることもある．

70代という高齢で断酒を志す依存症者はいるが，その場合ほとんどが寝たきりではなく，断酒会やAAなどの自助グループに参加できる能力，つまり公共交通機関を利用して自力で移動する能力がある人である．では，自助グループに参加できないアルコール依存症者はどうなるか．そのまま，アルコール依存症による問題行動を継続し認知症を悪化させるか，酒を手に入れる手段がないため結果的に節酒・断酒となるか，家族やホームヘルパーなどの介護担当者に依頼して飲酒することとなる．

アルコール依存症者自身が断酒を志す可能性は，利用できる自助グループやサポートの存在により高まると考えられる．こうしたサポートを受けられない寝たきりや引きこもりの状態は，断酒を行うことはきわめて困難といえる．もちろん，家族が酒を渡さなければ，結果的に断酒はできるが，探索行動や解毒（離脱）症状が現れて家族が対処できなくなる可能性が高い．もっとも，高齢であるため，解毒症状が出ないあるいは出にくい場合もあり，一概に家族が対処できないとは限らない．また，アルコール専門病院でも，こうした患者をアルコール依存症の治療対象者として扱ってよいのかという問題があり，認知症が進んでいると入院自体を拒否される可能性がある．軽度の認知症の合併であれば，受け入れられる可能性はあるが，ケースバイケースといえるだろう．

認知症がある場合，認知症を扱う精神科病院などでアルコール依存症があることを伝えて解毒期を過ぎるまで入院させることで，解毒症状については家族が面倒をみなくても済むことは可能であるが，この場合でも，家に戻れば酒の探索行動を開始することは目に見えている．精神科病院でも，認知症を抱えているアルコール依存症者に対しては，軽度の場合を除き，一定の知的水準，認知能力を求めるアルコール・リハビリテーション・プログラム（ARP）を行う意味がないため，実質的な依存症治療を行わずに帰宅させる場合が多い．

いずれにしても，家族は認知症を抱えた要介護のアルコール依存症者に，酒を与えるか否かの判断を迫られることになる．酒の量をコントロールしながらアルコール量を減らしていくなど，断酒ではなく節酒を勧める家族もいる．訪問看護を行う看護職

者は，認知症患者にはアルコール依存症の回復を目的とした断酒やARPは事実上意味がないことを理解したうえでアドバイスをする必要があるだろう．また，自助グループでも，軽度の認知症を抱えるアルコール依存症者を受け入れるグループと受け入れないグループがあり，状況に応じて対処を考える必要がある．訪問看護を行う看護職者は，高齢者のアルコール依存症に対して，こうした様々な事情を考慮し，家族がどのように協力できるか，本人の移動や認識力などの能力をアセスメントしたうえで，断酒か節酒かの判断をし，家族や本人に介入することが必要である．

2. 在宅での高齢者虐待

高齢者虐待の詳細は第Ⅶ章を参照してほしい（p.279）．厚生労働省「平成21年度高齢者虐待の防止，高齢者の養護者に対する支援等に関する法律に基づく対応状況等に関する調査結果」によれば，加害者の筆頭は息子や娘であり，特に，介護者が未婚あるいは独身の場合が多いことがわかる（表Ⅵ-1，2）．訪問看護を行う看護職者は，こうした高齢者虐待の現実を念頭においたうえで，家族へのケアも含めた訪問看護を実施しなければならない．特に，家族のメンタルサポートは重要な課題であり，家族の介護負担あるいは抱えているメンタル面の問題を見落とすと，高齢者虐待を容認することにもつながる．

1) 事例紹介

高齢者虐待の背景には様々な要因が考えられるが，アディクションの観点からみるとどうなるだろうか．たとえば，もともとアディクション問題を抱えていた介護者が

表Ⅵ-1　被虐待高齢者における虐待者との同居の有無

	虐待者と同居	虐待者と別居	その他	不明	合計
件数	13,487	1,928	178	22	15,615
構成割合(%)	86.4	12.3	1.1	0.1	100

(厚生労働省(2010). 平成21年度高齢者虐待の防止,高齢者の養護者に対する支援等に関する法律に基づく対応状況等に関する調査結果. より引用)

表Ⅵ-2　虐待者の被虐待高齢者との続柄

	夫	妻	息子	娘	息子の配偶者（嫁）	娘の配偶者（婿）	兄弟姉妹	孫	その他	不明	合計
人数	3,016	867	6,999	2,604	1,336	353	322	750	797	33	17,077
構成割合(%)	17.7	5.1	41.0	15.2	7.8	2.1	1.9	4.4	4.7	0.2	100.0

(厚生労働省(2010). 平成21年度高齢者虐待の防止,高齢者の養護者に対する支援等に関する法律に基づく対応状況等に関する調査結果. より引用)

高齢者介護を行う場合を考えてみよう．

　Ａさんは摂食障害を抱えていたが，母親であるＢさんが寝たきりになり，ほかに兄弟もいないため，介護を引き受けることになった．子ども時代から承認欲求が満たされなかったＡさんは，当初はＢさんを大切な存在として扱い，丁寧に世話をしていたがＢさんは自分の体が思うようにならないいらだちをＡさんにぶつけ，Ａさんをののしることもあった．Ａさんの介護の動機には，自分を評価してほしい，認めてほしいという感情や承認欲求が存在している．しかし，どれほど献身的に介護をしても，認められるどころか，ののしられるため，だんだん嫌気がさしてくる．そうしたなかで，介護する立場の自分のほうが，要介護者である母親よりも強い立場にあるということに気づいたＡさんは，ののしるＢさんに暴言を吐き，そうすることによって自分を認めさせようとする．はじめは単なる口論であったが，ある日，ＡさんはＢさんに身体的暴力を行使する．暴力によって，確実にＢさんを支配下に置くことができ，「認められる」ことになる．親子関係の逆転が生じ，支配することが承認されることよりも心地よいことを知ったＡさんは，Ｂさんに対して様々な暴力を振るうようになり，虐待をやめることができなくなる．

　高齢者虐待を繰り返す場合，このようにもともと抱えていた関係性の問題や，力関係の逆転が土台となっていることもある．高齢者虐待のすべてがアディクション問題と関連づけられるわけではないが，繰り返される高齢者虐待が存在するとき，その背景からアディクションとしての特徴の有無を考えることも必要である．もし，アディクションとしての高齢者虐待であれば，アディクション看護の視点から介入を行わない限り，根本的な解決をみることはない．

2) 事例への介入方法

　本事例の具体的な介入方法としては，承認欲求を満たすか，承認欲求の代償となる行為を提案することが必要である．

　Ａさんは子ども時代からうっ屈した思いを感じていた．自分を評価してくれなかった親が自分に介護を求めるという状況で，「感謝」という形の承認が親から得られると期待していたのに，裏切られたという思いがある．アディクション看護の立場から考えると，介護する報酬として「感謝してもらえる」ことを期待すること自体が問題ではあるが，そうした期待をもってしまうこと，評価されたいという欲求が強いこと，すなわち自己評価が低いことがアディクションの特徴であることを知っておいてほしい．また，ＢさんがＡさんを認めないことも問題ではあるが，こうした家族関係がもともとアディクションを生んでいるということを理解する必要がある．

　訪問看護にかかわる者が，このような家族関係が存在することを前提に両者に働きかけることで相互理解の道が開かれ，虐待を防止できる可能性もある．高齢者虐待の原因が本当はどこにあるのかを理解し，介入することはそう容易なことではないため，訪問看護の担当者は，様々な社会資源を活用し，他職種を含めたカンファレンスなど

を実施しながら，よりよい介入方法を探る必要がある．

高齢者虐待のすべてをアディクションととらえることには無理があるが，アディクション問題が背景にある場合を考えておく必要もあるということを心にとめておいてほしい．

3. 共依存家族に対する在宅看護

アディクション看護における家族関係は，もう1つ，共依存家族という視点でみることが必要である．すなわち，訪問看護で家族診断をする際の視点として，共依存家族であるか否かの判断が必要である．共依存関係にある機能不全家族であれば，アルコール依存症の高齢者，あるいはアルコール依存症などのアディクション問題を抱えている家族にどう対処すべきかを考えることができる．

共依存関係にあるということは，他者から指摘されない限り，本人が自ら気づくことはない．つまり，問題のある家族員に共依存を指摘しても，本人も家族もそう簡単には受け入れられず，かえって不信感をもたれる結果となる．共依存関係にある機能不全家族であっても，表面的には家族として存在しており，その家族を守ろうとして取りつくろうため，指摘されると猛反発をする可能性が高い．

在宅看護の場面で問題となる共依存関係を考えると，介護者側が共依存である場合がある．この場合，要介護者に献身的に尽くすため，表面的にはよい介護者として認識される．しかし，共依存の特徴を考えればわかるとおり，「自分がいなければだめになる」存在として要介護者を必要としており，本心では要介護者の自立を望んではいない．回復可能な場合でも回復してほしくないと願っているのである．介護するための介護，自分がいなければ何もできない要介護者の存在が必要，という異常な状態ではあるが，他者からはよくやっているという評価を得ている．結果として問題が生じない状態が続く可能性は高いが，回復する可能性のある要介護者にとっては不利益を生じる場合もある．また，共依存の介護者が「報われない」という考えをもつと，高齢者虐待につながることも少なくない．こうしたことから，訪問看護では家族の共依存の問題を見過ごすわけにはいかない．

では，共依存であることがわかった場合，どう対処するか．重要な点は，介護者に直接，共依存の話をすることである．もちろん，個人の特性に合わせて話を進めていくが，その前に十分な関係づくりをしておく必要がある．そのうえで，共依存について説明し，どうすればよいかをていねいに話していく．また，「評価されたい自分」の存在に気づいてもらい，どうすればその思いを適切に解決できるかを話し合っていく．同時に，介護者の話を十分聴き，カウンセリングなどを受診してもらうのも効果がある場合もある．訪問看護だけでは限界もあるので，他職種を含めた連携をもち，よりよいサービスの提供ができるよう環境づくりをしていくことが必要となる．

4. 在宅看護に求められるアディクションへの取り組み

　訪問看護師は，利用者と家族の両者に心身両面のケアを提供する．ケアマネジャーと共に，他職種チームのコーディネーター的な存在として求められることもある．週1〜3回程度の訪問で問題のすべてに対処することはできず，アディクション問題の存在に気づくまでに，時間がかかることも多い．しかし，だからこそ，アディクションの視点を意識して，かかわることが必要である．

　アディクション問題を抱えた家族は，実は予想以上に多く存在していると考えたほうがよい．問題が表面化しているか否かにすぎないと考えたほうが，問題を見過ごすことが少ないと考える．在宅看護で求められるアディクション看護の知識として，ドメスティックバイオレンス（DV），虐待，アルコール依存症，共依存，アダルトチルドレン，機能不全家族などが存在する．精神科の問題は苦手だという訪問看護師をみかけるが，こうした知識は精神科というよりも家族関係をとらえる視点の1つとして理解してほしい．

文献

1) 木下由美子・他（2000）．在宅看護論，第3版．医歯薬出版．
2) 白坂知信（2011）．精神科病院におけるアルコール依存症－保険診療で点数化されて．日本精神科病院協会雑誌, 30(4)：68-72.
3) 安田美彌子監（2009）．DVD「高齢者のアルコール依存症－回復へのアプローチ」．アローウイン．
4) 厚生労働省（2010）．平成21年度高齢者虐待の防止，高齢者の養護者に対する支援等に関する法律に基づく対応状況等に関する調査結果．http://www.mhlw.go.jp/stf/houdou/2r9852000000vhb9.html〔2011. Aug. 20〕

2 学校保健活動とアディクション看護

● 1. 養護教諭とは

　学校保健活動の中心となるのは養護教諭である．養護教諭は当該学校の全児童，生徒に対する保健管理（救急処置，健康診断，疾病予防など），保健教育，健康相談活動，保健室運営，保健組織活動を，担任や他の教職員，保護者と共に行う．主たる活動場所は保健室となり，本来は授業を行わないが，教育職員免許法附則15の「養護教諭の免許状を有する者（3年以上養護をつかさどる主幹教諭又は養護教諭として勤務したことがある者に限る．）で養護をつかさどる主幹教諭又は養護教諭として勤務しているものは，当分の間，第3条の規定にかかわらず，その勤務する学校（幼稚園を除く．）において，保健の教科の領域に係る事項（小学校又は特別支援学校の小学部にあっては，体育の教科の領域の一部に係る事項で文部科学省令で定めるもの）の教授を担任する教諭又は講師となることができる」の規程により，保健教育の授業を受け持つことができる．

　養護教諭の免許は教育職員免許法の普通免許であり，小学校，中学校，特別支援学校には原則として配置され，高等学校では配置されていない学校も多い．養護教諭の免許には2種（短大卒程度），1種（大学卒程度），専修（大学院修士課程修了程度）の3つの種類の免許が存在する．看護大学の一部で，養護教諭1種の課程認定を受けている大学があるが，この場合は卒業時に取得できる．保健師の免許があれば，申請により，養護教諭2種免許状は取得できるが，その他の場合は養護教諭の養成施設などで学ぶ必要がある．

　注意すべき点として，養護教諭は英語でこそ"a school nurse"であるが，看護師の資格を必要としない．このため，養護教諭の活動は看護ではないと考えることもできるが，事実，看護師免許をもった養護教諭も多数存在し，看護の観点から養護教諭活動を考えることも必要である．

● 2. 養護教諭とアディクション

　学校保健分野でアディクションに関連する問題は，児童虐待，喫煙，飲酒，薬物使用，性的問題行動，自傷行為，摂食障害など多岐にわたる．また，親がアディクション問題を抱えていることにより，結果として，子どもがアダルトチルドレンとしての行動様式をとり，あるいは子ども自身がアディクション行動をとるようになる場合や，不登校になる場合もある．

　養護教諭は，子どもの保健管理活動や健康相談活動，保健室運営などを通じて，アディクション問題を早期に発見し，担任や保護者らと共同して問題解決にあたることが求められる．また，アディクション問題についての適切な保健教育活動，保健指導も求められる．ただし，保護者がアディクション問題の当事者である場合や，共依存になっている場合も多いため，適切な家族のアセスメントが求められる．この場合，地域の保健師と共同した作業も必要になると考えられる．

1）物質乱用，薬物依存

　たばこ，アルコールの依存になる児童・生徒は少ないものと考えられるが，薬物依存になる可能性はある．注意してほしいのは，アルコール依存症者に初めての飲酒年齢を聞くと，親がふざけて飲ませたり本人がいたずらで飲んだ場合を除いても，小学生や中学生からが多いことである．地域にもよるが，小学校3，4年生で水代わりに飲酒しているという場合もある．こうした場合，親が飲ませていることが多い．たばこについては注意しても，酒について注意しない親もおり，小学生だからという考え方はできない．したがって，養護教諭はそうした物質依存についての指導をする必要がある．

　1998（平成10）年12月告示の小学校学習指導要領では，第6学年の体育のなかで扱う保健の指導すべき内容として，「喫煙，飲酒，薬物乱用などの行為は，健康を損なう原因となること」をあげており，「薬物については，有機溶剤の心身への影響を中心に取り扱うものとする．また，覚せい剤等についても触れるものとする」としている．また，中学校学習指導要領の保健体育の保健分野の内容として「喫煙，飲酒，薬物乱用などの行為は，心身に様々な影響を与え，健康を損なう原因となること．また，そのような行為には，個人の心理状態や人間関係，社会環境が影響することから，それらに適切に対処する必要があること」を示しており，「心身への急性影響及び依存性について取り扱うこと．また，薬物は，覚せい剤や大麻等を取り扱うものとする」としている．つまり，保健の教科指導のなかでも具体的に依存性物質についての指導が盛り込まれていることが注意すべき点である．

　さらに，2008（平成20）年の「第三次薬物乱用防止五か年戦略」（表Ⅵ-3）によって学校教育における薬物乱用防止教育が実施されており，小学校以上のすべての学校

第Ⅵ章 地域におけるアディクション看護

で，自助グループの話を聞いたり，警察の話を聞くなど，様々な形での薬物防止教育がなされている．特に，違法薬物の乱用のターゲットの低年齢化も進んでいるため，学校教育において，正しい知識を普及し，子どもを守る活動が展開される必要がある．その担い手として養護教諭が対処できるようにする必要がある．

2) 児童虐待

児童虐待は乳幼児期から始まることも多いので，学童期以降では重い虐待にあっている場合もある．児童虐待は身体的虐待，心理的虐待，性的虐待，経済的虐待，ネグレクトなど様々な形の虐待があるが，養護教諭は，たとえば，健康診断を通じて，身体的虐待やネグレクトの可能性が発見でき，万引きや，性的問題行動，非行などを通じて，心理的虐待，性的虐待，経済的虐待，ネグレクトなどを発見する可能性が高い．また，保健室での応急処置の機会や保健室登校の機会などを通じて，子どもから打ち明けられることにより，虐待がわかることもある．養護教諭は児童虐待を発見しやすい立場にあり，子ども自身が意識していなくても児童虐待の可能性があるという前提で，日常的に早期発見，早期介入を行えるよう心がける．

万引きや恐喝，暴行，性的問題行動，その他の非行を行う児童・生徒については，何らかの虐待が背景にあるかもしれないという考え方をする必要がある．少なくとも，虐待を受けた子どもの行動や性格に虐待が大きく関与しているということは明らかで

表Ⅵ-3 第三次薬物乱用防止五か年戦略（内閣府，2008年）

以下にこの戦略の4つの目標を示す

目標1 青少年による薬物乱用の根絶及び薬物乱用を拒絶する規範意識の向上
(1) 学校等における薬物乱用防止のための指導・教育の充実強化
(2) 有職・無職少年に対する啓発の強化
(3) 地域における薬物根絶意識の醸成と未然防止対策の強化
(4) 広報啓発活動の強化
(5) 関係機関による相談体制の構築

目標2 薬物依存・中毒者の治療・社会復帰の支援及びその家族への支援の充実強化による再乱用防止の推進
(6) 少年の再乱用防止対策の充実強化
(1)～(5)，(7) 省略

目標3 薬物密売組織の壊滅及び末端乱用者に対する取締りの徹底
(1)～(7) 省略

目標4 薬物密輸阻止に向けた水際対策の徹底，国際的な連携・協力の推進
(1)～(4) 省略

これらの4つの目標のうち，学校保健に関連するのは目標1(1)である

(薬物乱用対策推進会議が平成20年8月に策定)

あり，逆に，問題行動のある子どもの発達への悪影響を及ぼす要因として虐待の存在を考えるべきである．

3) 性的問題行動

児童・生徒の性的問題行動には様々な場合があるが，成人のような性行動をとる場合とそうでない場合があり，特に問題となるのは前者であり，後者の場合は，暑いから服を脱いで過ごすなど性的意味合いをまったくもっていない場合もある．前者の場合，女児では自慰行為，売春や複数の男性との性交渉，男児では強制わいせつ，強姦，自慰行為などがみられ，いずれの場合も性的虐待を受けていた可能性が高いと考えられる．もちろん，性的虐待を受けていなくてもDVDの視聴やインターネットなどからの情報が性的問題行動の原因となる場合もあるが，何らかの実体験がもとになる場合を否定できない．

性的虐待を受けている低学年の子どもはその事実を認識できず，父親や兄弟，あるいは母親のパートナーにいたずらされ続けることもある．この場合，「悪い子だから叱っている」と被害児に伝える虐待者も存在しており，被害児がそれを信じ込んでいる場合さえある．あるいは，まったく性的いたずらであるという認識をもてない場合もある．このような被害児が成長するにつれ，性的虐待であることに気づいて，性的非行に走ることもまれではない．まだ気づいていない段階で，こうした子どもが何らかの形で養護教諭に打ち明けてきた場合，子どもに悪い行為だと言っても意味がなく，かえって，子どもを傷つける可能性があるため，落ち着いて聞いたうえで，担任や校長などに報告するとともに，児童相談所にも児童虐待の可能性がある旨を通告する．また，性的虐待と気づいて打ち明けてきた場合でも，被害児に対するケアを慎重に行い，同様に対処する必要がある．間違っても，被害児を責めるような表現は慎むべきであり，この点をその問題を扱う教員間に徹底することも養護教諭の役割と考えるべきである．

小学校高学年あるいは中学生以上であれば，性的虐待と認識でき，逆に，他人に言うことができない場合も多い．こうした児童・生徒は性的問題行動を起こす場合があるため，性的問題行動を起こした場合，その背景に性的虐待があることを考慮すべきである．性依存症傾向を示す場合は，特にそうした可能性が高く，アディクション問題としてのアプローチを考える必要がある．

4) 摂食障害

摂食障害は拒食症や過食症に代表されるが，拒食症は神経性食欲不振症，過食症は神経性過食症などという診断名がつけられている．過食症と拒食症は同じ人で出現することがあり，ほとんどの場合，認知（ボディイメージ）のゆがみをもち，うつ状態や退行，親への過度の依存性と攻撃性，万引きなどの様々な症状をもち，アディクションの観点からは，行為依存の一種と考えられる．

原因については，個人の要因のほかに，家族の要因や社会的要因が指摘されており，

第Ⅵ章　地域におけるアディクション看護

はっきりわかっていない部分も多く，対処方法も，精神科を受診させる，カウンセリングを受けさせるなど，様々な対応が試みられてはいる．

ここで注意してほしいのは，摂食障害として扱われるのは単なる偏食や一時的な食欲不振ではないことである．また，アディクションとして問題にする場合，当然，機能的な問題から生じる摂食困難などの摂食障害は除外される．

具体的に，アディクション看護の立場から摂食障害にどうアプローチすればよいかという点であるが，養護教諭として，本人の生い立ちも含めた背景について聞くこともよい方法である．養護教諭はカウンセリングのプロではないため，学校カウンセラーと共同して，行うほうがよい．子どもによっては，カウンセラーではなく養護教諭に話したいと訴えてくる場合もあるので，可能な範囲で，本人の希望に沿って話を聞くことが重要である．この場合，本人にカウンセラーの先生にだけ相談してよいかと聞いておくのも1つの手段である．信頼関係を結ぶために，うそをつくことは絶対に慎まなければならないため，確認をとることも重要な手順となる．もし，嫌だという場合は，「あなたのことがわからないように相談する」と伝えて，許可を求めるとよい．

実際に話を聞く際に，家族関係，特に，親子関係・母子関係について十分傾聴すべきである．機能不全家族としてのあり方を呈していることが多く，家族間のコミュニケーションに問題がある場合が多いと考えられる．機能不全家族であれば，その家族の関係性に介入していくことになるが，当然，なかなか機能不全の内容を聞き出せない場合が多く，あるいは本人も含めて隠そうとする傾向がみられる．こうした否認が認められるのはアディクション問題では当然であるため，焦らず，じっくりと傾聴するしかない．また，機能不全家族としての内容を話した場合でも，その家族を否定する発言はしないで，問題を抱えていることを徐々にやんわりと伝える工夫が必要となる．また，摂食障害をもっているのであるから，その問題を起こしたきっかけを語るまで待ち，食べなくてはならないといった強制的な言い方は避ける．

5）自傷行為

自傷行為はパーソナリティ障害，統合失調症，うつ病など様々な精神障害でも起こるため，アディクションで問題となる自傷行為についてのみ考えると，繰り返されるリストカット，ピアス，タトゥー（刺青）などがあげられる．児童・生徒ではリストカットは腕以外の部分の皮膚のカットという形で現れることが多い．また，ピアスは児童・生徒の本人の意思よりも親の意向が働くこともある．タトゥーは18歳未満では青少年育成条例で禁止されているので，もし，発見した場合，タトゥーを施した者は条例違反や医師法違反で逮捕させることもありうる．学校保健で特に問題となるのは，リストカットとピアスの問題である．

手首のみならず，腕や脚などを傷つける自傷行為は本人の意思によってなされてはいるが，親子関係や兄弟・友人関係などの問題など何らかの精神的ストレスが背景にあることが多いため，養護教諭はそうした背景がそうした行動をとらせるという考え

をもちながら，対処方法を検討する．リストカットを自殺の前段階ととらえる考えもあり，そうした用心は必要ではあるが，どちらかといえば，外部へのSOSとしてとらえるほうがよい．もちろん本人がリストカットをやることが自分の生きる証だと感じていても，そう感じていること自体が，本人が問題を抱えているというメッセージである．そうしたメッセージを見逃してはならない．

　また，ピアスをつける児童・生徒についても，個人の美的感覚やおしゃれの問題としてとらえてしまうとわかりにくくなる．ピアスは自分の身体の一部を傷つける行為であり，民族的・文化的慣例で行われる地域なども存在するが，こうした慣行がない日本においては，あくまで自傷行為である．年齢には異論があるだろうが，たとえば，18歳以上の場合は，自己責任で，ピアスをつける行為は問題がないが，この場合でも，何らかの心の問題を反映していることがあることを忘れてはならない．特に児童では，自己判断といったとしても，親の考えが大きく影響を与えていることも多く，物心がつく前から親が子どもにピアスをつけさせていることもある．こうした場合は，児童本人の問題よりも親の考え方に問題があることも多いので，事情や考え方について十分情報収集していく必要がある．また，様々な形で児童を利用しようと誘いをかけてくる大人も多いため，日常生活の変化についても，担任と協力して注意しておく必要がある．

3. アディクションと養護教諭活動

　アディクション問題を抱えた両親も多数存在しており，アダルトチルドレンないしはアダルトチルドレンとして振る舞う児童・生徒が少なくない現代の学校現場では，本節で述べた内容はもちろん，アディクションやメンタルヘルスの知識が必要である．特に，表面的には問題がない行動でも，実は問題を抱えていることを見抜くように，アディクションの視点で養護活動，保健室活動を展開していってほしい．

文献

1) 中下富子・佐藤由美・大野絢子(2009)．特別支援学校における養護教諭が行う家族支援方法．家族看護研究, 14(3)：41-48．
2) 養護教諭のための児童虐待対応の手引作成委員会(2007)．養護教諭のための児童虐待対応の手引．文部科学省, p.1-33．
3) 第三次薬物乱用防止五か年戦略．http://www8.cao.go.jp/souki/drug/sanzi5-senryaku.html〔2011. Feb. 10〕
4) 高木洲一郎・大森美湖・浜中禎子・御園生ゆり子(2010)．摂食障害患者の万引きをめぐる諸問題．アディクションと家族, 26(4)：296-303．

Column

インターネット社会とアディクション

1. インターネットで発信されるアディクション情報

　昨今，特に若者の間では，携帯電話やパーソナルコンピュータの普及に伴い，日常的にインターネット（以下，ネット）が利用されている．何か知りたいことがあれば，図書館や書店に足を運ばなくても，一画面を見ているだけで，いつでも多数の情報を得ることができる．そのなかには，真偽が疑わしいものも含まれているが，とにかく情報を得るには便利である．また，ホームページを立ち上げたり，チャットを通じてリアルタイムに文字ベースの会話をしたり，他者のサイトに書き込みをするなど，面識がなくても世界中の人々との交流が可能になる．さらに，買い物や交通・宿泊の予約など，わざわざ出かけなくても，ネットさえつながっていれば，ほとんどの用事をその場で済ませることができる．

　このような環境において，医療関係の情報などについても例外ではなく，疾患や治療の説明，専門病院や関連施設の紹介はもちろんのこと，同じ病気をもつ人同士の交流もみられ，そのなかでアディクション関連のものも少なくない．

　たとえば，「摂食障害」「薬物依存」「アルコール依存」というキーワードで検索すると，専門家によるサイトのほかに，依存症者本人が自分の病歴や近況を著しているものも数多くヒットする．そして，それらのサイトを開いてみると，自分の治療経過，通院歴のある医療機関や治療者に対する評価などが書かれており，これを医療関係者の目で見ると，文面どおりの内容だけではなく，現在は治療を中断し，ほとんど家の中で過ごしているという様子までが垣間見える．

　また，摂食障害によって頬がこけた顔や，肩や肩甲骨がTシャツに浮き出ている後ろ姿，吐きダコができた手などの写真が掲載されていたり，書き込みでのやりとりでは，「テレビ出演していた○○（という芸能人）の指に吐きダコを発見した」「○○ってやばくない？」など，自分たちと比較あるいは切り離してやりとりする様子もうかがえる．実際，摂食障害があり，自傷行為をやめられない人から，「ネットを見ると，私の（手首の）切り方なんてまだまだ（たいしたことない）と思いました」と聞いたことがある．話によると，そのサイトでは，出血している生々しい自傷の写真が公開されているという．そして，それを目にした多くの人が，受診を勧めたり心配を寄せるというよりは，同じ行為を繰り返す者同士，その傷の深さに感心したり，互いに自分の自傷痕も公開したりと，まるで競っている様子である．また，そのようなサイトを通じて「つながり」，どんどんその輪が広がっていくようである．

　さらに，薬物に関連することでは，大学生がマンションのベランダで鉢植えの大麻を育てていたという事件において，その購入方法がネット販売であったとか，特定の薬物がネットを通じて売買されていたり，それらの薬物の取り引き場所での相場価格に関する情報までが流れている．治療薬の場合，実際，一部のクライエントが横流しをする様子が報道され，そのなかで，臨床現場における向精神薬や睡眠薬の処方の仕方に対して問題提起されるのを聞いたことがある．現在，テレビなどの，いわば世間一般に表立って公開されるメディアで薬物関連の事件が取り上げられるたびに，日本における薬物汚染の実態が伝えられたり，地域や学校で「ダメ．ゼッタイ．」などの啓蒙教育が行われている一方で，ネットを通じて数多くの裏あるいは闇と表現されるような情報も氾濫している．その理由を考えてみると，需要があるから流されるとも思えてしまう．

2. インターネットを利用する際の注意点

　一方，アディクションに陥らないための心の健康維持のコツや，このような傾向がみられた場合には受診を急いだほうがよいという助言，それに伴ったアルコール依存症や摂食障害などのスクリーニングテストなど自己チェック表の提示，評判のよい病院や医師，あるいはピア

グループの紹介や活動の様子など，病気の予防や進行の防止に役立つ数多くの情報を，簡単に入手できるのもネットである．これだけ便利な情報獲得手段を，いかに上手に活用するかが，現代のネット社会における課題といえるかもしれない．

　たとえば，普段の生活のなかで利用する場合には，氾濫している情報の取捨選択の仕方や，それらの内容に惑わされないことが上手な活用のポイントになるだろう．また，地域での啓発活動や医療・教育現場において，アディクション問題を抱えた人たちとかかわる場合には，彼らがネットから受けている影響について考慮する必要があるだろう．彼らが，すでにネットから得ている情報の内容，それらに関する解釈，それらから派生した信念や価値観，そしてそれらに基づく行動などについて把握することは重要であると考えられる．ただ単に，「薬はいけない．人生を台なしにする」とか「間違ったダイエットをすると摂食障害になる危険性が大きい」などと伝えるだけでは，予防や治療への動機づけは難しい．

　さらに，ネット社会において，情報を入手したり発信する機能だけでなく，ネットによって「つながる」という心理的な機能も忘れてはならない．アディクションは孤独と深く結びついているが，依存症者がどれだけネットという手段を通じて癒されているのか，あるいは反対にますます孤立感を強めているのか，その影響は計り知れない．前述したように，自傷痕を競い合うようにして，その病的状態にひたるのではなく，より建設的な方向へと利用できればと，願うばかりである．

3 司法とアディクション問題

　本節では，アディクションと司法の問題，医療観察法の内容，重複障害（1つの疾患以外に他の疾患をもつ場合，統合失調症をもっている者がアルコール依存症をもっている場合などを指す），ドメスティックバイオレンス（DV）や児童虐待と司法の問題などについて述べる．

1. 司法とアディクション

　司法とアディクションには密接な関係がある．犯罪白書によれば，覚せい剤取締法違反の検挙人員は2001（平成13）年以降減少傾向にはあるが，2009（平成21）年でも11,873人であり，大麻取締法違反の検挙人員は2001年以降増加傾向にあり，2009年では3,087人であった．これらの数字には暗数（認知されない犯罪の発生件数）の存在があり，検挙件数は氷山の一角とみられ，実際にははるかに多くの薬物犯罪が存在していると考えられる．こうした違法薬物に対する薬物依存症は犯罪であり，司法との関連が深い．また，アルコール依存症では，交通違反のきっかけとなり，あるいはDVや児童虐待に結びついて，検挙される場合や傷害事件に至る場合もある．
　たとえば，傷害事件や殺人事件が起きたとき，その犯人が精神障害をもっていることによって責任能力が問題となる場合がある．判断能力がないか制限される心神喪失，心神耗弱状態である．こうした場合に用いられる法律が次項で述べる「心神喪失等の状態で重大な他害行為を行った者の医療及び観察等に関する法律」である．

2. 医療観察法とは

　2003（平成15）年に成立した「心神喪失等の状態で重大な他害行為を行った者の医療及び観察等に関する法律」（以下，医療観察法．なお，一般には「心神喪失者等医療観察法」と略される場合が多い）が2005（平成17）年7月15日から施行された．

この法律は精神障害をもつ者を対象としているため，適用するには一定の条件がある．この条件を理解したうえで，精神障害者の触法行為（犯罪行為）を考える必要がある．また，そうした条件のもとで，アディクション看護における医療観察法の意義を明確に理解する必要がある．

1) 医療観察法の対象者

医療観察法2条2項により「対象行為」とは，放火，強制わいせつ，強姦，殺人，同意殺人，傷害，強盗である．医療観察法2条3項により，「対象者」とは，①公訴を提起しない処分において，対象行為を行ったこと及び心神喪失者又は心神耗弱者であることが認められた者，または②対象行為について，心神喪失により無罪の確定裁判を受けた者又は心神耗弱により刑を減軽する旨の確定裁判（懲役又は禁錮の刑を言い渡し執行猶予の言渡しをしない裁判であって，執行すべき刑期があるものを除く）を受けた者である．

この法律の適用を受けるには，実質的には，①対象行為の有無，②心神喪失等の状態，③治療可能な精神障害の存在の3点が必要となる．したがって，たとえば，アルコール依存症単独では適用の可能性は低くなり，パーソナリティ障害単独では治療反応性がないという問題から適用対象外となる．しかし，対象外の患者が入院してきていることも事実であり，アルコール依存症では心神喪失等が認められる判例は多くはないが，薬物依存症などの場合は幻覚，妄想が強い場合があり，そういう状況下で心神喪失等が認められる判例も少なくない．つまり，アディクション分野における医療観察法の対象者はアルコール依存症，薬物依存症等の背景をもち，幻覚・妄想があり，心神喪失等の状態で殺人，放火，強盗，強姦・強制わいせつ，傷害致死，傷害という重大な他害行為をなした者となる．

ここで，注意してほしい点は，薬物乱用やアルコール依存症であること自体で心神喪失状態あるいは心神耗弱状態を認める例はほとんどなく，統合失調症を合併するなど，あくまで幻覚・妄想に支配されていたことが必要とされている．

2) 医療観察法の手続き

医療観察法の手続きを概観すると，心神喪失または心神耗弱の状態で重大な他害行為を行った対象者について，医療観察法による医療を受けさせる必要が明らかにない場合を除き，検察官は地方裁判所に医療観察法による医療を受けさせるための申し立てを行わなければならない．地方裁判所は1人の裁判官および1人の精神保健審判員*の合議体で処遇事件を取り扱う．申し立てにより地方裁判所は審判を開催しなければならない．裁判所は，申し立てがあった場合，対象者に付添人がないときは，付添人を付さなければならない．対象者および保護者は，弁護士を付添人に選任することができる．地方裁判所の裁判官は医療観察法による医療を受けさせる必要が明らかにない場合を除き，鑑定入院を命じ，対象者は入院して鑑定および医療的観察を受けることになる．ここではあくまで精神鑑定を目的としており，必ずしも治療を行うわけで

はない．逆に，鑑定入院中に治療を行えば，治療によるバイアスがかかり，正確な鑑定が得られないという考え方もある．鑑定入院中に多少の治療がなされる可能性はあるが，治療を目的とした入院ではないので，その内容は貧弱にならざるをえない．あるいはその期間も長期にわたることはありえないので，審判手続き中に適切な医療を受ける機会は奪われることになる．

* 精神保健審判員：審判において裁判官と合議体を形成する医師であり，毎年，厚生労働大臣から最高裁判所に提出される名簿に登載された医師（精神保健判定医）のうち，地方裁判所が毎年あらかじめ選任した者のなかから処遇事件ごとに1人が任命される．裁判官との評議では精神障害者の医療に関する学識経験に基づいて意見を述べることとなる．

審判では対象行為を行ったかどうか，対象者が心神喪失者および心神耗弱者のいずれかであるか否かについて審理し，その結果，①対象行為を行った際の精神障害を改善し，これに伴って同様の行為を行うことなく，社会に復帰することを促進するため，入院をさせて医療観察法による医療を受けさせる必要があると認める場合には，医療を受けさせるために入院をさせる旨の決定を行う（指定入院医療機関**への入院），あるいは②対象行為を行った際の精神障害を改善し，これに伴って同様の行為を行うことなく，社会に復帰することを促進するため，医療観察法による医療を受けさせる必要があると認める場合には，入院によらない医療を受けさせる旨の決定を行う（指定通院医療機関**への通院），または③これらにあたらないときには，医療観察法による医療を行わない旨の決定を行うという3つの決定のいずれかを選択し審判することになる．

** 指定入院医療機関，指定通院医療機関：医療観察法による処遇において医療を提供する機関で，厚生労働大臣により指定される．指定入院医療機関は，国，都道府県または特定（地方）独立行政法人が開設する病院であって厚生労働省令で定める基準に適合する病院のなかから指定され，指定通院医療機関は，厚生労働省令に定める基準に適合する病院や診療所等のなかから指定される．

逮捕から審判終了までに数か月から半年程度かかることになるため，鑑定入院期間を除き，対象者は主として拘置所の医師の診療に頼らざるをえない．拘置所の医師にしても精神科医が常駐するとは限らず，精神障害に対する適切な治療がなされるという保障はない．

また，社会復帰調整官***が審判から医療観察法による通院，入院，退院後も含めてかかわるため，ある程度のケアを与える可能性がないとはいえないが，社会復帰調整官は主に精神保健福祉士がなるため，医療的ケアを過度に期待することはできない．

以上より，逮捕以降の流れを考えれば，逮捕，拘留，捜査，起訴，公判，審判あるいは起訴がなければすぐに審判といった司法手続きが続くことになるが，この間に依存症に対する治療を行う可能性はないといってよい．あえていえば，離脱期や解毒期の対処治療がなされる可能性があるが，系統的な依存症の治療や看護といったケアの提供はない．一般に依存症者への治療やケアの開始は早ければ早いほどよいが，医学

3　司法とアディクション問題

モデルである医療観察法による対象者は治療開始が遅れる点で問題を抱えることとなる．

次に大きな問題は，アディクション関連疾患で重要な自らの意志で治療するという環境が奪われるという点にある．少なくとも刑事事件に関する手続きの流れのなかではカウンセリング機能を担う存在が皆無に等しいと考えられる．明確に弁護士が付くことができるのは起訴後であることを考えれば，捜査期間中は，対象者を擁護する存在はなく，犯罪に関する事項を聴取されるにすぎないからである．あえていえば，精神鑑定がなされることがカウンセリング機能の一端となる可能性はあるが，捜査段階の簡易精神鑑定は短時間に「責任能力」の判定を求めるものであり，起訴までの期間に十分な期間の鑑定を行う場合は嘱託精神鑑定を行うことになる．この嘱託精神鑑定期間は拘留執行停止となるため，結果として，拘留期間が長期化するおそれもある．とはいえ，実際には，鑑定期間中に治療を実施する医療機関も多いとされる．

*** 社会復帰調整官：保護観察所において精神保健観察の事務に従事する社会復帰調整官は，精神保健福祉士のほか，保健師，看護師，作業療法士もしくは社会福祉士で精神障害者に関する援助業務などに従事した経験を有する者または法務大臣がこれらと同等以上の専門的知識を有すると認める者でなければならない．

3. アディクション看護と医療観察法病棟

アディクション看護と医療観察法病棟とのつながりは少なくない．医療観察法では，本来はアディクション問題を抱えた人は少ないはずであったが，薬物依存症者はそれなりに多く，アルコール依存症者も多い．アディクション問題を重複障害としている人が少なからず存在し，実際に，ARP（アルコール・リハビリテーション・プログラム）などのアディクション問題に対するプログラムや，薬物問題に対処する認知行動療法に基づくプログラムなどが実施されている．

Aアルコール症センターは指定入院医療機関として2006（平成18）年4月に暫定15床で医療観察法病棟が開設され，2008（平成20）年3月，新病棟（34床）の竣工に伴い移転している．さらに，増床計画が進行中である．Aアルコール症センターは文字どおり，アルコール依存症の専門治療病院であるが，医療観察法病棟でもアルコールなどのアディクション看護に基づくケアがなされているとはいえないのである．それはAアルコール症センターに行く対象者がアディクション問題を抱えている人とは限らず，まったくアディクション問題を抱えていない人が多数入院しているからである．これは，医療観察法病棟の場合，問題とする人の本来治療すべき疾患は統合失調症などであり，アルコール依存症ではないからであり，実際には，アルコール依存症を抱えた統合失調症患者という重複障害者が多数存在している．重複障害は薬物依存症の場合も存在し，もちろん，アルコール依存症を抱えた統合失調症患者を

Aアルコール症センターに優先的に送ればよいが，あくまで，統合失調症などの治療を優先するために，そうした配慮がなされているとは言いがたい状況である．つまり，アディクションを抱えた人へのアディクション看護を医療観察法病棟の看護職者は専門外でも行わなくてはならない現実がある．

4. 司法看護とアディクション看護

　司法看護は犯罪の加害者および被害者，各々の家族並びに関係者に対するケアを行う看護である．医療観察法病棟での看護は司法精神看護であり，刑務所や少年院など刑事施設等における看護は矯正看護として区分されており，性犯罪被害者へのケアを行う看護も司法看護の一分野である．

　アディクション看護と司法との接点として，特に，薬物依存症の看護においては，違法薬物への依存症者は何らかの形で犯罪者として扱われてきている．アルコール依存症の場合でも，交通違反を含めると，何らかの形で犯罪とかかわる場合が多いといえる．また，刑事施設の収容者自身が様々な依存症を抱えている場合が多く，刑務所などで，薬物依存症やアルコール依存症に対するプログラムなどが実施されている．性犯罪もすべてとはいえないまでも，アディクションととらえられる一面があると同時に，刑務所などでは性犯罪者向けの認知行動療法に基づくプログラムが存在している．

　このように考えると，アディクション看護は犯罪者のための看護なのかと思える節もあるが，犯罪あるいは違法であるか否かにかかわらず，当事者は自らのコントロールができずに違法性を無視してアディクション行動をとっているに過ぎない．アディクション看護は犯罪・違法行為を対象としているのではなく，その根本にあるアディクション行動を対象としているのである．結果として違法行為に手を染めることがあったにせよ，違法行為を行っているからアディクション看護の範疇外であるということはできない．逆に，違法行為をいかにやめさせるかという点にアディクション看護の意義がある．つまり，アディクション看護は司法看護の一部と重なり合って，存在している．

5. ドメスティックバイオレンス（DV），児童虐待と司法

　DV，児童虐待もアディクション行動の一部である．この両者は家族に対する暴力として成立している場合が多いため，以前は「民事不介入」という言葉とともに，司法とは無縁であった．つまり，警察に通報しても，家族で解決するようにいわれ，警察は不介入であり，事件となって初めて介入するという態度だったのである．しかし，「配偶者からの暴力の防止及び被害者の保護に関する法律（DV防止法）」「児童虐待

の防止等に関する法律（児童虐待防止法）」の成立に伴い，いずれも犯罪となっている．あるいは痴漢は以前なら強姦，強制わいせつなどに及ばない限り，つまり相当悪質でない限り，犯罪として扱われてこなかった．しかし，都道府県の迷惑防止条例等の整備から，痴漢行為自体を摘発する時代となってきている．こうした痴漢行為もアディクション行動としてとらえることができる．いずれも現在では，その程度により，犯罪として扱われており，司法に関連しており，特に刑務所等に服役する可能性が高い．DVや児童虐待で最悪のケースでは殺人罪に問われる場合がある．つまり，DVや児童虐待などについて看護にかかわる者は，発見したら通報することが最悪のケースを予防することになるということを理解する．

特に，児童虐待のケースでは，発見が早ければ早いほど，児童の心身の傷が浅くて済むことを念頭におく．児童虐待を児童相談所に通報すると，その家庭が崩壊するという考えをもち，やはり親元のほうがよいといった安易な考え方をすることもあるが，実の親が子どもに性的虐待を続けるといった悲惨な事件もまれなことではなく，特に，アルコール依存症や薬物依存症の親ではそうした児童虐待が起きている事実に目を背けてはならない．

DVは被害者自身が共依存の関係という背景をもつことも多く，被害者本人が逃げ出したいけど逃げられないといった思いもあり，保健師を含む看護サイドからの介入が必要となる．なかにはDVから逃れてシェルター*に逃げ込んだ後に，また夫の元に戻るケースも存在する．アディクション看護を提供する者にとってはやりきれないこともあるが，同じ援助を何度でも提供する必要があるのがアディクション看護の特徴でもある．つまり，アディクション看護では，やりきれない気持ちをもちつつ，そのうち本人が気づくだろうという「期待」をもちながら，何度，裏切られる思いをしても，援助を提供し続けることが必要となる．

*シェルター：DVシェルターということもある．DVから逃れるために一時的に（1週間程度）避難する場所で，精神的支援を行い，自助グループ的な機能をもつ場合もある．民間のグループが運営している．江戸時代の駆け込み寺的な存在で，DV加害者から逃れ，別の生活を獲得するためのステップとして活用される．

以上，アディクションと司法の関係についてみてきたが，アディクション看護では警察などの司法機関と協力して，当事者の利益につながるよう援助する．注意すべきは犯罪者をつくることではなく，アディクション問題を抱えている人を援助することであり，1つの手段として，警察などへの通報も含まれることを理解する．

文献

1) 日下修一（2009）．アディクション看護と医療観察法．アディクション看護, 6(1)：1．

第Ⅵ章　地域におけるアディクション看護

2) 日下修一(2010).アディクション看護と司法看護.アディクション看護,7(1):1.
3) 日下修一(2010).アディクション看護と家族看護の関係性.アディクション看護,7(1):2-3.
4) 五十嵐禎人(2004).触法精神障害者の危険性をめぐって－刑事司法と精神科医療の果たすべき役割.町野 朔編.精神医療と医療観察法＜ジュリスト増刊＞.有斐閣,p.96-101.
5) 法務省法務総合研究所(2010).犯罪白書,平成22年版.佐伯印刷.
6) 大谷 實(2009).刑法講義各論,新版第3版.成文堂.
7) 信田さよ子(2002).DVと虐待－「家族の暴力」に援助者ができること.医学書院.
8) 藤本 修・荒賀文子・他 編著（2005）.暴力・虐待・ハラスメント－人はなぜ暴力をふるうのか.ナカニシヤ出版.

第VII章

アディクション看護の実際

1 アルコール依存症①
──病態や身体合併症を中心に──

　アルコールによる身体障害は，急性と慢性に分けることができる．急性障害には，急性アルコール中毒のほかに，アルコールによる急性胃粘膜障害（acute gastric mucosal lesion：AGML），外傷などがあり，慢性障害にはアルコール性肝障害，慢性膵炎をはじめとし，痛風，糖尿病などの代謝障害，末梢神経障害，心筋障害，不整脈，大腿骨頭壊死，肺炎や真菌症などの易感染性，発がん（咽頭・喉頭がん，食道がん，胃がん，肝がん，乳がん，大腸がん）などがあり，全身に影響をきたす．

　本節では，最初に飲酒後のアルコールの動態について述べ，それが及ぼす身体面への急性障害，慢性障害について述べる．

1. 飲酒後のアルコールの体内動態

　飲酒による身体への影響を理解するには，アルコールの体内動態についての知識が必要である．特に急性障害は，アルコールの胃内での濃度や血中濃度の影響が大きいため，アルコールがどのように吸収され代謝されていくかを知ることが必要である．

　アルコール（エタノール C_2H_5OH）は，分子量が46と小さい化学物質であり（水の分子量18，ブドウ糖の分子量180），水溶性の高い有機溶媒であるため，水にも油にも溶けやすく，単純に拡散し，濃度勾配によって生体膜を容易に通過し，速やかに全身の臓器に浸透することが特徴的である．アルコールは口から摂取されると，胃の粘膜で約20％，空腸（小腸上部）で約80％が吸収され，大部分が1～2時間以内に吸収される．吸収されたアルコールは，門脈から肝臓に入り，95～98％は肝臓の分解酵素であるアルコール脱水素酵素（alcohol dehydrogenase：ADH）やミクロソームのエタノール酸化系（microsomal ethanol-oxidizing system：MEOS）により代謝され，アセトアルデヒドになる．吸収されたアルコールは大部分が肝臓で代謝され，呼気や尿，汗に含まれてそのままの形で体外に排泄される量は2～10％にすぎない．したがって，大量に水を飲むことにより尿量を増やしたり，汗をかくことでは，血中エタノ

ール濃度を急に減少させることはできない．

　エタノールの代謝産物であるアセトアルデヒドは，肝臓内のアルデヒド脱水素酵素（aldehyde dehydrogenase：ALDH）により速やかに代謝され酢酸になるが，酢酸の肝内での代謝は少なく，肝外に出て肝静脈から下大静脈，右心房に至り，心臓から循環により全身の組織に運ばれ，文字どおり五臓六腑にいきわたる．酢酸は，筋肉などで最終的に水と二酸化炭素にまで分解される．

　このように体内に吸収されたアルコールは，主に肝臓での代謝により大部分が分解されるが，その速度は60kgの体重の人で約6.6g/時であり，3時間で日本酒1合相当（20g）を分解することになる．この分解速度以上のペースで大量に飲み続けたり，一気飲みなどで短時間に大量に飲むと血中エタノール濃度が急激に上がり，急性アルコール中毒をきたす．また，1日量としてエタノール150gを超える飲酒では，血中濃度がゼロにならず次の飲酒となり，24時間連続で血中にアルコールが存在する状態になる．なお，この肝臓内の分解速度は，個人差があり，また慢性の大量飲酒によりMEOSが誘導されるため，大酒家では血中エタノール消失速度がやや速くなるが，それでも約1.5倍程度までである．

● 2．アルコールによる急性障害

1）　血中アルコール濃度と酔いの状態

　急性アルコール中毒とは，一度に大量に摂取したアルコールの直接作用により生体が，一時的に精神的・身体的に影響を受け，酩酊状態になることをいう．血中アルコール濃度と，酔いの状態を表Ⅶ-1に示す．酔いの状態にはある程度の個人差があり，また慢性的に大量飲酒していると神経の耐性ができるため，酔いを感じにくくなる．

　表Ⅶ-1は血中アルコール濃度と酔いの状態であるが，酔いにはアセトアルデヒドによる症状も加わる．アセトアルデヒドは非常に化学的反応性の高い物質であり，毒性も強い．血中にアセトアルデヒドがたまると，頭痛，動悸，皮膚の紅潮などをきたす．日本人ではアセトアルデヒドを分解するALDH活性の低い人が約40％いるため，アセトアルデヒドの血中濃度が増加しやすく，頭痛，心悸亢進，皮膚の紅潮などの症状をきたす．

　一般にALDH活性の低い人は，酒に弱いといわれ，少量の飲酒で気持ちが悪くなるため急性アルコール中毒や慢性中毒になるほどの飲酒はできない．しかし，一気飲みでは，血中濃度が遅れて上がってくるために，急性アルコール中毒になることもあり，またアセトアルデヒドによる症状が強く出て生命へ危険を及ぼすこともある．最近では一気飲みによる急性アルコール中毒により大学の新入生などが死亡する事件などは少なくなってきているが，それでもゼロではなく，4月の入学まもない時期の新入生には一気飲みを強制したり，強制されないための教育を徹底する必要がある．

2) 酩酊とは

アルコールによる酩酊は，単純酩酊と異常酩酊に分類され，異常酩酊はさらに複雑酩酊と病的酩酊に分けられる．

表Ⅶ-1　血中アルコール濃度と酔いの状態

脳への影響
- □ 働いているところ
- ■ 少し麻痺したところ
- ■ 完全に麻痺したところ

期	血中濃度(%)	酒量	酔いの状態		脳への影響
爽快期	0.02～0.04	・ビール中びん(～1本) ・日本酒(～1合) ・ウイスキー・シングル(～2杯)	・さわやかな気分になる ・皮膚が赤くなる ・陽気になる ・判断力が少しにぶる	軽い酩酊	網様体が麻痺すると，理性をつかさどる大脳皮質の活動が低下し，抑えられていた大脳辺縁系（本能や感情をつかさどる）の活動が活発になる
ほろ酔い期	0.05～0.10	・ビール中びん(1～2本) ・日本酒(1～2合) ・ウイスキー・シングル(3杯)	・ほろ酔い気分になる ・手の動きが活発になる ・抑制がとれる(理性が失われる) ・体温が上がる ・脈が速くなる		大脳／海馬／小脳／脳幹
酩酊初期	0.11～0.15	・ビール中びん(3本) ・日本酒(3合) ・ウイスキー・ダブル(3杯)	・気が大きくなる ・大声でがなりたてる ・怒りっぽくなる ・立てばふらつく		
酩酊期	0.16～0.30	・ビール中びん(4～6本) ・日本酒(4～6合) ・ウイスキー・ダブル(5杯)	・千鳥足になる ・何度も同じことをしゃべる ・呼吸が速くなる ・吐き気・嘔吐が起こる	強い酩酊	小脳まで麻痺が広がると，運動失調(千鳥足)状態になる
泥酔期	0.31～0.40	・ビール中びん(7～10本) ・日本酒(7合～1升) ・ウイスキー・ボトル(1本)	・まともに立てない ・意識がはっきりしない ・言語がめちゃくちゃになる	麻痺	海馬(記憶の中枢)が麻痺すると，今行っていること，起きていることを記憶できない（ブラックアウト)状態になる
昏睡期	0.41～0.50	・ビール中びん(10本超) ・日本酒(1升超) ・ウイスキー・ボトル(1本超)	・ゆり動かしても起きない ・大小便はたれ流しになる ・呼吸はゆっくりと深い ・死亡	死	麻痺が脳全体に広がると，呼吸中枢(延髄)も危ない状態となり，死に至る／延髄

(1) 単純酩酊

単純酩酊は通常の酩酊を指し，理性レベルの抑制がとれて，多弁，気分の高揚などがみられるが，興奮，健忘，失見当などはあまり認めない．

(2) 異常酩酊

複雑酩酊は，単純酩酊に比較し酒量的・症状的に増強した状態であり，精神運動性の興奮が出現し，行動は理性の支配から離れて短絡的で衝動的になるが，見当識はおおむね保たれ，健忘も部分的である．単純酩酊とは量的な差異であり，明らかな境界はない．

病的酩酊は，単純酩酊とは質的に異なる状態であり，見当識が失われ，記憶障害が認められる．また，酒量との相関においても，症状の出現様相においても不連続であることが特徴となる．

3. 慢性アルコール中毒の身体症状と治療

慢性的なアルコールの大量摂取による臓器障害は，肝臓，膵臓，消化管，脳，神経，心臓，筋肉，骨など全身の臓器に及ぶが，その現れ方は個人差も大きい．これらの臓器障害だけでなく，高尿酸血症，糖尿病，脂質異常症（高脂血症），免疫異常など様々な代謝障害もきたす．

アルコール性臓器障害の特徴は，酒をやめたりコントロールすることにより比較的速やかに状態が改善することであり，大量に飲酒をする人には節酒を，重度の身体障害がみられたり，依存症を伴う場合には断酒を勧めることが原則となる．

1）アルコール性肝障害

肝臓は「沈黙の臓器」といわれ，慢性肝炎から肝硬変へと進展しても自覚症状が軽く，黄疸や腹水，脳症などは肝硬変がかなり進行した状態でないと現れない．そのため，大量の飲酒者では自覚症状の変化だけではなく，定期的な肝機能検査が必須となる．アルコール依存症者では約8割の人に肝障害がみられ，大量の飲酒者はほとんどすべての例で脂肪肝になる．しかし，肝臓病の終着点である肝硬変に至るのは，大量飲酒者の2〜3割までであり，個人差が大きい．肝硬変への経路には，炎症が現れるアルコール性肝炎を経る場合と，炎症が少なく徐々に線維が増えるアルコール性肝線維症を経る場合がある．

かつて，アルコール性肝障害は低栄養によるといわれ，高たんぱく・高エネルギー食が勧められてきたが，現代ではむしろ過栄養による肥満が問題になっている．肥満や糖尿病があると，飲酒をしなくてもアルコール性肝障害に類似した肝障害，非アルコール性脂肪性肝炎（nonalcoholic steatohepatitis：NASH）をきたすが，肥満の飲酒者ではアルコール性肝障害の進展が速いと報告されてきたからである．実際に，最近のわが国のアルコール性肝硬変患者の全国集計では，肥満や糖尿病を合併している

ことが多く[1],低栄養よりもむしろ過栄養が問題になっていることが理解できる.低栄養状態のアルコール依存症者では栄養の摂取を指導するが,肥満の患者ではバランスのよい適切な食事と運動を指導し,減量させることが必要となる.

C型肝炎ウイルス(hepatitis C virus:HCV)はアルコール依存症者の13%が陽性であり,肝障害に促進的に働いていると考えられている.特に,アルコール依存症者で肝硬変から肝がんを発生するものの3割にC型肝炎ウイルスが関係している[2,3].

アルコール性肝硬変と診断された後,断酒に成功した断酒継続群と成功しなかった飲酒再開群では4.4年後の生存率がそれぞれ88%と35%と予後に大きな違いがある(図Ⅶ-1)[4].一方,断酒継続群は飲酒再開群に比べて肝がんの発生率が高いが,これはむしろ飲酒再開群では肝硬変のために多くの人が死んでいるため肝がんの発生にまで至らない結果である.断酒できた患者には年2〜4回は腹部エコーを行い,早期がんの発見・治療に努める.

重症型アルコール性肝炎は,他臓器の障害も伴い死亡率の高い予後不良の疾患であったが,最近では集中管理など治療法の進展により回復する例も増えてきている.

2) 膵炎

わが国の急性膵炎の33%(男性45%,女性12%)はアルコールの過飲が原因であり,慢性膵炎の原因の63%(男性73%,女性27%)は飲酒である.大量飲酒が始まって10年ぐらいで発症し,飲酒後,背中に抜けるような強い腹痛が続くことで一般病院に入院するケースが多い.

膵炎は,膵液の出口がアルコールで傷害され,膵液の性状が変化して膵管内に石ができ,塞がれてしまった膵液が膵臓自身を消化するために起きる.炎症を繰り返すと膵臓に結石や囊胞を伴う.

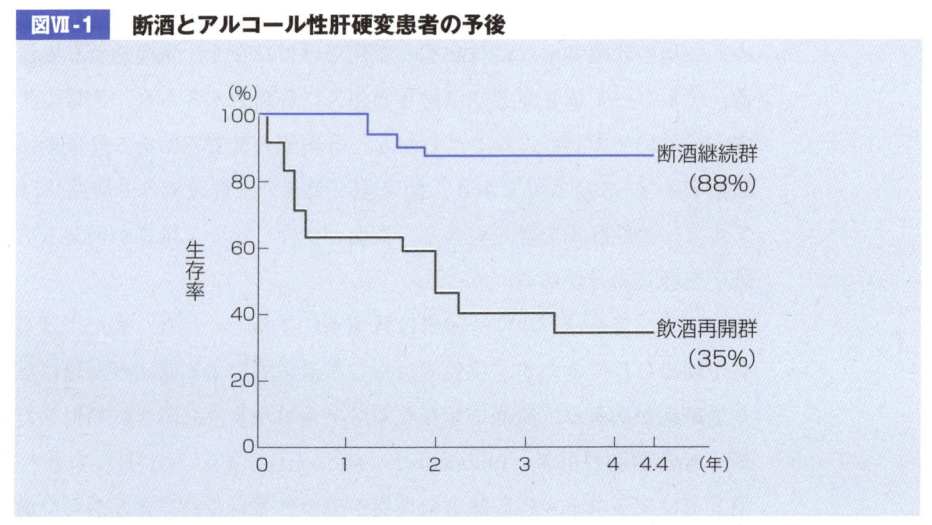

図Ⅶ-1 断酒とアルコール性肝硬変患者の予後

(Yokoyama A, et al(1994). The impact of diabetes mellitus on the prognosis of alcoholics. Alcohol and Alcoholism, 29(2):181-186. より引用)

当初は腹痛が主症状であるが，長期にアルコールを飲んでいると痛みは次第に弱くなり，膵臓の機能障害が進み膵液の内・外分泌が悪くなるので，インスリンの分泌が悪くなり糖尿病を合併したり，消化不良や慢性の下痢をきたす．

3) 消化管疾患と発がん

口腔，喉頭，食道，胃は，飲酒により濃いアルコールに直接接する臓器であり，急性胃粘膜障害（AGML）やマロリー–ワイス症候群，逆流性食道炎，同部位の発がんなど様々な障害をきたす．

特に，食道がんの発生は，飲酒も喫煙もしない人の発生率に比較し，毎日飲酒と喫煙をしている人では 6〜7 倍に増加する．食道がんはウイスキーや焼酎のようなアルコール濃度の高い蒸留酒をストレートで飲む人，1 日 30 本以上のたばこを 30 年以上吸っている人に多い．

喫煙者では，たばこ煙中の発がん物質がアルコールによく溶けるためにがんが起こりやすいと推測される．少量の酒でも，アセトアルデヒドがたまりやすく顔が赤くなるようなタイプ（ALDH2 欠損者）では，そうでない人の 12 倍も食道がんになるリスクが高い．上部消化管だけでなく大腸がん，肝がんもアルコールとの関連が証明されている[5,6]．

4) 脳・神経の障害

脳の萎縮は，未成年から飲酒していれば 20 歳代でも出現する．知能障害も早くから現れ，年齢を経るに従い機能が低下する．脳の萎縮は，人格をつかさどる前頭葉に目立ち，萎縮の進行に伴い性格が変化してくる．たとえば，頑固でなかなか自分の間違いを認めようとしない，白黒をはっきりつけたがる，好きになりやすい反面恨みやすいなどは，脳の萎縮による影響が強い．断酒に成功すると画像所見上も脳萎縮が改善し，性格も変化してくる．

アルコール依存症者の脳は，アルツハイマー型認知症と同じように記憶の回路にあたるマイネルト核の神経細胞の脱落がみられる．そのため，初期は物忘れがひどくなり，さらに進行するといつも当惑しているような状態や意欲の減退がみられるので日常生活が送れなくなる．60 歳以上のアルコール依存症の 5 人に 1 人が認知症を伴っている．

5) 糖尿病，脂質異常症，高血圧

入院時にはアルコール依存症者の 35％に高血糖がみられる．禁酒 2 週後には 15％に減るが，禁酒後の高血糖は本当の糖尿病である．慢性膵炎など膵機能が障害されている患者ではインスリンの反応が悪く，半数はインスリン療法が必要となる．インスリン療法が始まっても飲酒を続けるケースも多くみられ，低血糖発作により突然死に至る場合も少なくない．したがって，インスリン療法は慎重に行うことが望ましい．アルコール依存症で飲酒している糖尿病患者の 5 年生存率は 20％程度ときわめて予後は悪い[7]．

飲酒によりHDLコレステロールが高くなり，LDLコレステロールは低くなる．飲酒後には中性脂肪は高くなる．エタノール約20g/日までの適度な飲酒では，虚血性心疾患や脳卒中などを予防する効果があるが，60g/日を超える大量飲酒ではむしろ危険因子となる．

飲酒量が増えると，血圧が上昇し，高血圧の頻度も高くなる．

6） 感染症

アルコールは，骨髄やリンパ球に直接作用して免疫力を抑えるため，結核などにかかりやすく，結核の既往があれば再発症しやすい．真菌症なども発症しやすくなる．

アルコール依存症者はセックスに対して無防備になりやすく，HIVに感染する機会が一般の人よりも高い．

7） 突然死，外傷

アルコール依存症者は突然死も多く，低血糖や不整脈などが原因になっていると考えられている．

大量飲酒者では，飲酒時の転倒・転落などによる外傷も多く，頭蓋部の打撲により死に至ったり，骨折などで障害を残すことも多い．

8） 女性と飲酒

女性の社会進出とともに，わが国でも女性の飲酒，特に若年層の飲酒が急増し，1968年と1987年の調査では19％から43.2％に倍増している．一方，男性は68％から73.6％と増加は少ない．最近行われた調査では，20歳代前半の若年層で女性の飲酒率が男性の飲酒率を抜くという逆転現象が初めて観察された．今後特に女性の飲酒に対する注意が必要となっている．

ほぼ毎日飲酒するようになってアルコール依存症が出現するまでの期間が，男性は20年，女性は10年と，女性は男性より10年早い．また，女性の大量飲酒が始まる時期は，20歳代と45歳前後（閉経期）の2つのピークがある．アルコール性肝硬変も女性では短期間でしかも少ない飲酒量（男性の約2/3の量）で発生する．慢性膵炎も女性は男性よりも短期間で進展することが明らかにされている．また，近年増加傾向にある乳がんも飲酒がその発症の危険因子となっている．

また，母親が妊娠中に飲酒することによって，生まれてくる児に知能障害，発達障害，顔面の奇形（目が小さい，鼻が低い，人中がない，上唇が薄い）を特徴とする胎児性アルコール症候群（fetal alcohol syndrome：FAS）が現れる．FASの唯一の予防法は，妊娠とわかったら直ちに飲酒をやめることである．

9） 未成年者の飲酒の害

未成年者では，アルコール耐性が速やかに形成されるため，習慣飲酒が始まってからアルコール依存症になるまでの期間は数か月～2年ときわめて短期間である．また，未成年者では肝障害や脳萎縮など臓器障害がより早期に出現する．特に脳では未成年から飲酒すると萎縮や認知能力の低下が早期から現れる．

成長の盛んな生殖器に作用して，男子ではインポテンツ，女子では月経不順や無月経が現れる．20歳代の若年アルコール依存症者を調べると，シンナー，大麻，コカインなどの薬物乱用者が半数にも上る．飲酒運転を経験したものが半数にも及び，事件や事故を起こすものも多い．

若年のアルコール依存症者は治療成績がきわめて悪く，入院しても40％は入院途中でドロップアウトしてしまう．1年の経過で断酒しているものは15％と低く，死亡例も10％存在する．

10）薬物療法

アルコール性臓器障害に対する特別の薬物療法は少ない．それぞれの臓器障害がみられた際には，その病態に応じて他の原因の臓器障害と同じように治療される．断酒することを決心できた人には，抗酒薬（ジスルフィラム（ノックビン®））などを勧める．

文献

1) 堀江義則・石井裕正・山岸由幸・他（2009）．わが国におけるアルコール性肝硬変の実態とその進展因子に関する検討．肝臓, 50(9)：507-513.

2) 石井邦英・佐田通夫・古寺重喜・他（1992）．アルコール依存症患者におけるC型肝炎ウイルス感染状況－C100-3抗体と第2世代の抗体の測定を中心に．アルコール研究と薬物依存, 27(2)：180-188.

3) Mueller S, Millonig G, Seitz HK（2009）. Alcoholic liver disease and hepatitis C: a frequently underestimated combination. World J Gastroenterol, 28;15(28)：3462-3471.

4) Yokoyama A, Matsushita S, Ishii H, et al（1994）. The impact of diabetes mellitus on the prognosis of alcoholics. Alcohol and Alcoholism, 29(2)：181-186.

5) Yokoyama T, Yokoyama A, Kato H, et al（2003）. Alcohol flushing, alcohol and aldehyde dehydrogenase genotypes, and risk for esophageal squamous cell carcinoma in Japanese men. Cancer Epidemiol Biomarkers Prev, 12：1227-1233.

6) 横山顕・大森泰・横山徹爾（2005）．消化管疾患（癌を中心に）我が国における特徴はあるか？ 治療, 87：2377-2381.

7) Yokoyama A, Matsushita S, Ishii H, et al（1994）. The impact of diabetes mellitus on the prognosis of alcoholics. Alcohol Alcohol, 29(2)：181-186.

8) 特集/アルコール医学・医療の最前線(2007)．医学のあゆみ, 222(9).

9) 特集/アルコールのサイエンス(2008)．日本抗加齢医学会雑誌, 4(4).

1 アルコール依存症②
――内科病棟と精神科病棟での看護――

● 1. 内科病棟でのアルコール依存症者の看護

　　内科病棟において，看護職者はアルコール性肝炎，肝硬変，糖尿病，脂肪肝，急性膵炎，胃・十二指腸潰瘍などの疾患を抱えたアルコール依存症者と接する機会をもつ．アルコール依存症者は，自分は病気ではない，飲みすぎなければ何の問題もない，やめようと思えば酒はいつでもやめられると思い込んでおり（否認），看護においても，特別の配慮が必要である．
　　以下に内科病棟での事例を紹介する．

1）事例の概要

　　事例はAさん，60歳，男性，会社員である．アルコール性肝障害，肝硬変，食道静脈瘤と診断されている．家族は本人と妻，本人の母親の3人暮らしである．
　　Aさんは，近医で8年前から肝硬変の治療を受けており，入退院を4～5回繰り返していた．医師から飲酒しないように注意されていたが，ビール4～5本を毎日飲酒しており，肝機能の悪化を指摘されていた．2年前から，酒量が増加しウイスキーのボトル1/2～1本を1日で飲むようになった．今回，食道静脈瘤破裂による吐血とふらつきを主訴に救急搬送され入院となった．
　　入院時，強度な貧血が認められ，輸血，食道静脈瘤結紮術を受けた．入院中，仕事のことでいらいらする様子がみられたり，時折，暴言を吐くこともあった．身体症状として手指振戦，口渇などの訴えがみられた．
　　看護師がAさんに対して，医師から飲酒しないように注意されているのに，なぜ飲酒するのか確認すると，「仕事の行きづまり，親の介護に伴うストレスのためアルコールで気を紛らわせている」と返答することもあれば，「酒が体に悪いことはわかっている」「よけいなことを聞くな，酒を飲むのは自分の勝手だ」と暴言を吐くこともあった．また，看護師が家族に対して本人のことで何か気がかりなことがあるかを

確認すると，家族としては，アルコールが原因ではなく，心の奥底に何かあるのではと心配しているとのことであった．入院2週間で退院となった．

2) 事例の解説

内科病棟では，アルコール依存症と診断名をあげないが，本症例の場合は長期間の飲酒，飲酒量の増加，医師からたびたび飲酒を注意され，体にも悪いと知りながら，飲酒をやめられないこと，手指振戦，口渇，いらいらの症状からアルコール依存症であることが疑われる（表Ⅰ-3, p.16参照）．

内科病棟においても，まれに医療従事者とのかかわりの過程で依存症者自身が自分の飲酒行動を問題として認め，断酒に成功することもある．しかし，多くの場合には，本事例のように入退院を繰り返し，多臓器不全に陥る傾向にある．このため，内科病棟の看護師は，アルコール依存症というアディクション問題を抱えた人としてかかわることが大切であり，内科病棟においてアルコール依存症への治療が困難と判断した場合には，早期にアルコール専門医療機関へつなぐことが重要である．

3) ポイント

主要なケアとしては，一般的なバイタルサインの確認による全身状態の観察，止血時の処置はもちろんのこと，脱水・栄養状態の観察，水分補給などの身体のダメージに対する看護を最優先する．さらにアルコールからの離脱症状について留意する．そのためには，手指振戦，発汗の有無などの身体症状，いらいら感，不安，焦燥感などの精神症状を注意深く観察する．身体状態が落ち着いた後には，アルコール依存症についての情報提供と教育についても心がけるべきである．Aさんの場合，医師からのたび重なる断酒指導にもかかわらず，それを守ることができないので，治療への動機づけをすることが大切である．また，家族に対しても同様である．

内科病棟において当面の内科的治療の看護を優先することはもちろんであるが，アルコール専門医療機関に治療をつなげるという視点をもつことも重要である．

2. 精神科病棟でのアルコール依存症者の看護

精神科病棟では，医師から本人が「アルコール依存症」とういう病名を告げられたうえで治療を受けていることが，内科病棟との違いである．基本的には本人が自分自身のアルコール問題に気づき，自分でアルコールをやめたいという意思のもとに，教育を含めて1～3か月程度の入院期間を要することを受け入れ，飲酒をしないという治療契約に基づいての任意入院が多い．

しかし，入院中の外出・外泊時に飲酒し，退院を余儀なくされるケースもある．なかには看護職者が依存症者に振り回されたり，回復がままならないことで陰性感情（患者に対する怒り・恐れ・後悔・不安・嫌悪感などの負の感情）を抱いたり，自分の無力感へとつながることもある．看護職者はその努力が報いられず，無力感を覚えバー

第Ⅶ章　アディクション看護の実際

ンアウト（燃え尽き）状態となることもある．このため，看護職者は1人ではなく，チームで対応することによって，この状態を脱することができることを理解して看護にあたらなければならない．また，アルコール依存症も他の疾患同様に，早期発見，早期治療で成果を上げることを理解しておく．

以下に精神科病棟での事例を紹介する．

1) 事例の概要

事例はBさん，38歳，男性，アルコール依存症と診断されている．慢性膵炎，高脂血症を合併している．

Bさんは同胞3人中，第2子として誕生した．父親は大酒家であった．初飲は高校生の頃からで，毎週，週末，休日には飲酒していた．20歳頃から習慣飲酒となり，毎日日本酒5〜6合飲酒していた．高校卒業後，大学に進学したが中退した．会社員として勤務し結婚後2児の父親となった．しかし，飲酒が続いており，遅刻や欠勤が増え，職場を失い，35歳頃から生活保護を受けて生活をしていた．36歳のとき，妻の勧めでアルコール専門病院に入院し加療したが，退院後すぐ再飲酒したこと，父親として夫としての役割を果たさないことが原因で離婚となった．妻との離婚後はアパートで1人暮らしを始めたが，飲酒は続いていた．この間，母親はBさんの身の回りの世話をしたり，飲酒が悪いことと知りながらも，息子にせがまれ酒を買ったり，小づかいを渡すなどのかかわりをしていた．

Bさんは，アルコール依存症で他院への入院歴が7〜8回ある．今回，入院を希望しO病院を受診した．O病院から「何度も入退院を繰り返しており，入院しても意味がない」と入院を拒否され，福祉の担当者に付き添われM病院の精神科病棟に入院となった．Bさんの最終飲酒は，入院の3日前であった．入院時の症状として，手指振戦，発汗多量，口渇，顔面紅潮，下肢の浮腫がみられた．また，入院日の夕刻には，けいれん発作も出現したが，抗けいれん薬の注射で治まった．併行して，慢性膵炎，高脂血症への治療も行われた．

離脱症状消失後，飲酒のため仕事を失ったことや妻や子どもとも別れることになったことを後悔している様子や，対人関係をうまくやっていく自信を失いかけている様子がみられた．入院当初から看護師は，回復に向けて一緒に考えていくよき理解者であり，協力者であることを伝え対応した．

入院3週目頃からクリニカルパス表（以下，パス表）に記載されている教育，社会生活技能訓練（social skills training：SST）などの教育プログラムへの参加を促し，集団精神療法や個人面接をとおし，断酒に向けた動機づけの教育を行った[1]．また，これらの参加状況を観察し，定期的に本人と面接しフィードバックした．

さらに，入院中から退院後のケアも視野に入れ，患者同士の体験を話し合い断酒を目指す集まりである自助グループのAA（アルコホーリクス・アノニマス）への参加を勧めた．BさんはAAについて，「この病気は1人では治らない，仲間がいる」「同

じ病気や同じ苦しみを味わった仲間だから，受け入れられている感じ」だと話し，熱心に通うようになった．また，ありのままの自分でいることの大切さに気づいていく様子がみられた．

　Bさんは退院後には職業訓練所に通い，仕事も一生懸命していきたいと話していた．さらに，看護師は母親に対して，Bさんに対する世話をしないで自立を促すこと，および家族も患者と共に入会できる「断酒会」や家族教室などに参加するように勧めた．

2) 事例の解説

　本事例では，Bさんは大酒家の父親がいる家庭環境のなかで育ったこと，長期飲酒に伴う家庭崩壊，母親がBさんの飲酒を支えているという共依存の関係がみられる．このようなことが結果的にBさんの飲酒量の増加につながり，「アルコール依存症」治療の妨げとなっていたと考えられる．

　このため，本人の教育はもとより母親への家族支援を行う必要があった．

　一般的にアルコール依存症では，入院期間を約3か月とし，入院から約2週間は，身体的な回復に向け心身の安静とアルコールの解毒に関する薬物療法を主とした離脱期の看護を実施している．15日目～3か月までは集団療法や個別面接も踏まえた教育プログラムを実施し，アルコール依存症を病気と認識でき，断酒の必要性を理解し，行動していけるような教育的なかかわりをしている．M病院の精神科病棟では依存症者の意識を高めるため，本人が目指す目標設定を共に考え，依存症者も参加してパス表を作成し，依存症者が目指す方向性について，チーム医療者間で情報共有している．

　筆者らが作成したパス表の一部を表Ⅶ-2[1)]に紹介する．

3) ポイント

(1) Ⅰ期の看護

　離脱症状への対応が中心であり，離脱症状が最小限に抑えられ，安全に経過できるようにかかわることがポイントである．バイタルサイン，栄養状態，水分補給はもちろんのこと，発汗，手指振戦などの身体症状や，いらいら，不安，落ち着きのなさ，幻覚・妄想などの精神症状を観察する．鎮静薬使用の際は転倒・転落に留意し，抗酒薬使用の場合は，飲酒した場合のリスクの説明を十分にし，観察する．身体合併症がある場合には，その疾病に応じた適切な看護をしなければならない．依存症者が無理難題を押しつけてくるような場合には，看護師が1人で抱え込まず，上司に相談し，医療チームの協力を得て対処する．

(2) Ⅱ期の看護

　今後，アルコールに頼らず生きていく方法を身につけることを目指し，そのための準備としてパス表に示した教育プログラムに休まずに参加するよう指導することがポイントとなる．そのためには，プログラムへ参加している際の表情，態度，発言内容をチェックしたり，入院中の日常生活上での態度や日中の過ごし方，他者との交流を

第VII章　アディクション看護の実際

表VII-2　クリニカルパス表（II期：15日目〜3か月）

項目	期間	15日目〜1か月	1か月目〜2か月	2か月目〜3か月
目　標	退院後の生活がよりよく送れますように、入院中に体験できるすべてのこと（薬の使用、プログラム、面接、空き時間の過ごし方、自助グループ、外出・外泊）を活用し、ご自身が目指すゴールに向けて努力しましょう			
診　察（内科などの他科受診含む）	医療従事者（医師・看護師・薬剤師・ソーシャルワーカー・臨床心理士など）に、心配ごとや悩みごとをご相談ください			
観　察	午前6〜7時 体温・脈拍をご自分で測定してもらいます			
症　状	飲酒欲求、いらいら、不満、不安感、細かいことが気にかかるなどの症状があった場合は申し出てください また、自分の体の変化や健康状態について、関心をもつようにしましょう			
薬物療法	肝臓の機能や栄養状態を改善するための薬を使用します また、断酒のため午前6〜7時の間に「抗酒薬」を内服していただきますが、強制ではありません ※「抗酒薬」について ※原則的に、内服薬（水薬・錠剤・散剤）をご自分で管理していただきます 木・金曜日に薬剤師が薬に関する質問を受けますので、ご質問がある方は看護師に申し出てください			
検　査	検尿、採血 約11mL（1か月に1回）、X線・CT・心電図・心理テスト（必要に応じて行います）			
食　事	肝臓食・糖尿病食（糖尿病の場合）・膵臓食 ※症状によって、食事・間食を制限していただくことがあります			
排　泄	1日に1回、便の回数を確認しますのでご協力ください			
睡　眠	午後10時が消灯時間となります 休息・睡眠は身体の回復に重要なことです。もし、眠れなくてつらいときはご相談ください			
清　潔	午後5〜9時（午後5時45分〜の夕食時間はご遠慮ください） シャワー浴か入浴ができます（シャワー浴：毎日、入浴：月・水・木・日曜日） ※ただし、女子のシャワー浴および入浴時間は（午後7〜8時）木曜日（午後5〜6時）			
活　動	散歩・外出・外泊ができますので、ご希望の方は申し出てください （II期の1週目が散歩・外出のみ、2週目から外出・外泊が可能） 自助グループは院外で行われており、患者さんたちによって組織されている自主的な活動で、参加は任意となっております 町内会活動（自治会）へ参加したり、空き時間を自分なりに有効に活用しましょう			
面　接	ご自身のゴールに向けた対策などについて受け持ち看護師と一緒に考えていきましょう （面接は、外泊前後および必要に応じて行います）			
集団療法	これらの集団療法は、各人がそれぞれのゴールを達成するための手段として、活用していただくことを目的にしております ご自身が目指すゴールに対して、役立ったかどうかの評価をお願いいたします（該当の番号を○で囲んでください） 1. まったく役に立たなかった　2. 役に立たなかった　3. どちらともいえない　4. 役に立った　5. たいへん役に立った			
		15日目〜1か月	1か月〜2か月	2か月目〜3か月
社会生活技能訓練		1　2　3　4　5	1　2　3　4　5	1　2　3　4　5
スモール・グループ・ミーティング		1　2　3　4　5	1　2　3　4　5	1　2　3　4　5
多目的社会的レクリエーション		1　2　3　4　5	1　2　3　4　5	1　2　3　4　5
町内会自主活動		1　2　3　4　5	1　2　3　4　5	1　2　3　4　5
レクリエーション		1　2　3　4　5	1　2　3　4　5	1　2　3　4　5
作業療法		1　2　3　4　5	1　2　3　4　5	1　2　3　4　5
退院ミーティング		1　2　3　4　5	1　2　3　4　5	1　2　3　4　5
教　育（町内会講座）	医師・ソーシャルワーカー・臨床心理士・栄養士が講義を行います（アルコール依存症の病気および治療など）			
相　談（心理・社会的な問題）	ご家族や福祉事務所・保健所などの方々を交え、諸問題に関して話し合っていくこともできます ご相談がある場合には遠慮なくお申し出ください ※ご家族の方は、家族のための勉強会に参加できますので、ご利用ください（第1・3土曜日　午前10〜12時） ビデオ（アルコール依存症とは、家族の心理など） （患者の家族相互の話し合い）			
評　価	ご自身が目指すゴールに対しての達成度を受け持ち看護師と一緒に話し合い、評価しましょう 1. まったく良くなかった　2. 良くなかった　3. どちらともいえない　4. 良かった　5. たいへん良かった			
		15日目〜1か月	1か月〜2か月	2か月目〜3か月
		1　2　3　4　5	1　2　3　4　5	1　2　3　4　5

（石野徳子・長谷川千種・村山裕子・他（2002）．患者との情報共有と精神科クリニカルパス活用の実際「解決志向型アルコール専門治療」における患者用パス．主任＆中堅．日総研．p.85．より引用）

1 アルコール依存症②——内科病棟と精神科病棟での看護——

観察する．睡眠，食事，服薬状況なども観察する．さらに，退院後アルコールを飲まず地域で生活することをイメージし，これまでの生活を振り返りながら面接をする．同時に患者のよくなった変化を認め，支持し，悩みごとにはいつでも相談にのることを伝え，信頼関係を築いていかなければならない．

　自助グループのAAや断酒会への参加も必要である．家族についてもアルコール依存症に関する情報を提供し，家族を対象とした自助グループへの参加を勧める．

文献

1) 石野徳子・長谷川千種・村山裕子・他(2002). 患者との情報共有と精神科クリニカルパス活用の実際「解決志向型アルコール専門治療」における患者用パス, 主任＆中堅. 日総研, p.85.
2) 松下年子・吉岡幸子・小倉邦子編(2009). 事例から学ぶアディクション・ナーシング—依存症・虐待・摂食障害などがある人への看護ケア. 中央法規出版.
3) 宮本眞巳・安田美弥子編(2008). アディクション看護. 医学書院.

1 アルコール依存症③
── アルコール依存症専門病棟での看護 ──

● 1. 入院時の治療契約

　アルコール依存症専門病棟では本人の自主的な入院はほとんどなく，家族や職場，外来主治医などの外発的動機づけによって，また家族との様々な利害関係や対立が絡まって，相互がやりきれない悶々とした気持ちで「とりあえずの入院」に踏み切っていることが少なくない．本人の否認の問題も大きく関係しているが，入院治療に対するモチベーションが低い場合には，アルコール依存症社会復帰プログラムへの参加も滞りがちとなりやすい．また，理不尽な思いや怒りがそのまま他者へと向いてしまい，看護職者との関係性も悪化し中途退院となることもある．このようなトラブルを避けることができ，治療を継続していくには，入院前に治療内容や生活でのルールを十分に説明し理解を得る必要がある．そのためには，治療契約が非常に重要となる（表Ⅶ-3）．

　専門病棟では治療契約の1つとして，外出泊時を含めて入院中に飲酒をした場合は基本的に治療中断となる（院内への酒類持ち込み，他患者を誘っての飲酒は即日治療中断）ことを事前に家族，本人と約束し安全な治療環境を維持している．しかし，本人の治療意欲が高い場合には話し合いのうえ，入院継続となることがある．その際，離脱症状の管理が必要な場合には隔離室を使用する可能性があることを事前に伝えておく必要がある．

表Ⅶ-3　入院前の治療契約のポイント

- 病気の理解と断酒の必要性
- プログラム，自助グループへの参加導入
- 病棟生活のルールについて説明し承諾を得る
- 家族教室とミーティングの導入
- 治療中に飲酒したときの対応について本人，家族に説明し承諾を得る

● 2. アルコール依存症社会復帰プログラム

　アルコール専門医療機関では，集団療法を主体としたアルコール依存症社会復帰プログラム（alcoholism rehabilitation program：ARP）を導入し約3か月の治療期間をもって行われている．

　ARPは3か月間が基本の入院期間であるが，否認が強い場合や若年で活動性の高い人たちは，回復段階に応じて1か月ごとに入院継続を依存症者と家族との合同面接のなかで確認しながら治療を進めていくこともある．

1）当センターにおけるARP（表Ⅶ-4）

(1) 勉強会・ビデオ学習
　講義や視聴覚教材を用いてアルコール依存症について学習する．

(2) ミーティング
　アルコール依存症における様々なテーマを設定して話し合う．

(3) 作業療法
　断酒生活を続けるために有効な手段の情報を提供する．しらふで楽しむ，心地よさ，洞察などを「感じる」体験を重ねる．リラクゼーション法の紹介と体験，調理活動，畑作業，創作活動など．

(4) レクリエーション療法
　共同し，しらふで楽しむ機会を提供する．ハイキング，スポーツ，季節ごとのイベントプログラム，OB主催の酒なし忘年会など．

表Ⅶ-4　アルコール依存症社会復帰プログラム（ARP）

曜日	午前	午後	夜間
月曜日	作業療法（リラクゼーション）	女性ミーティング 作業療法（心と身体のストレッチ）	自助グループ参加
火曜日	グループミーティング	自治会，アルコールSST	自助グループ参加
水曜日	作業療法（調理）	ビデオ学習	自助グループ参加 院内AAメッセージ
木曜日	勉強会	レクリエーション	自助グループ参加 院内断酒会メッセージ 第1・3木曜日のみ
金曜日	作業療法（アート）	レクリエーション 家族教室 家族ミーティング	自助グループ参加
土曜日	フリー	フリー	自助グループ参加
日曜日	フリー	OB会（ミーティング） 第2日曜日のみ	自助グループ参加

（成増厚生病院付属東京アルコール医療総合センター）

(5) 自治会活動

入院と同時に自治会員となり，入院2か月頃に役員となって自治会の運営を担う．病棟生活や治療を主体的に進めるのに有効であるが，依存症者と医療者が治療共同体*としてよりよい治療環境を維持するためにも重要である．

*治療共同体：構造化されたコミュニティをつくり，そのコミュニティでの生活を通じて断酒を目指すこと．

2) 社会生活技能訓練（SST）

筆者の勤務する施設では認知行動療法を社会生活技能訓練（SST）の枠組みの中で実施している．酒の断り方，飲酒欲求への対処法だけでなく，コミュニケーションの改善に焦点を当てた「アサーショントレーニング」を取り入れている．飲酒行動とストレスコーピングスキルは大きな関連があると考えられ，アサーショントレーニングを取り入れることで，適切な自己表現ができるようになる．依存症者特有の非合理的な考え方の修正を目指し，対人関係のストレスからくる再飲酒を予防する．

3) 自助グループ

自助グループとは，同じ悩みや問題をもつ者同士が集まり，語り合い，断酒（回復）を目指す集団である．断酒に理解のある非飲酒文化の場は自助グループしかない．退院後も非飲酒文化につながり続けていくことが断酒継続に必要となる．入院時の治療契約には自助グループへの参加が条件としてあげられている．

4) 入院期間別の基本的なかかわり

(1) 入院初期：離脱管理，合併症治療，生活リズム改善，関係性づくりの出発（信頼関係）

アルコールの離脱症状だけでなく，環境の変化や治療に対する不安が強い時期であ

表Ⅶ-5　アルコール依存症者のケアのポイント

- アルコール離脱症状の評価と管理
- 全身状態の観察
- バイタルサインのチェック
- 輸液と排泄による水分出納バランスの管理
- 栄養状態のアセスメント
- 意識レベル，せん妄などの精神状態の確認
- 向精神薬や抗不安薬などの内服薬管理
- 精神的ケア（不安と向き合う）
- 転倒などによる事故防止
- 日常生活動作の援助
- 清潔の保持
- 安全・休息を保つ
- 本人，家族への説明

る．身体状況の観察だけでなく入院中の困りごとなどについて積極的に声をかけ，不安の軽減を図るとともに依存症者と看護職者との二者関係を構築していく．また，長年飲酒問題にかかわった家族には休息を促す．ケアのポイントを表Ⅶ-5に示す．

(2) 入院中期：ARP，自助グループの導入，断酒への動機づけ面接

　アルコール依存症についての理解，なぜ対象が酒だったのかを振り返る時期である．治療，家族状況などにより依存症者の思いは様々であり，プログラムに対する否定的な言動に対して看護職者は焦ってしまうが，静かに成り行きを見守りその時々の状況に応じて断酒への動機づけを深めていくことが大切である．

　2か月ぐらいになると体調もよくなり「酒はいつでもやめられる」と否認が表面化し，飲酒欲求や早期の退院希望が出やすいので注意が必要である．入院までの振り返りを行い，不安や怒りを言語化するなど依存症者と共になぜ酒が必要だったのかを検証し治療への動機づけを維持する．適時家族面接を実施し，疾病や治療状況について説明し，理解を得るとともに家族全体の問題を把握し，評価を行う．

(3) 入院後期：退院へ向けた調整（関係の広がり）

　本人，家族共に退院後の生活に向けて不安が再度高まる時期である．退院後の生活が安全に送れるように，外泊訓練や退院後に予定している自助グループへの参加，家族や職場，行政，外来医療機関などとの調整を行っていく．

　依存症者が退院時に「入院生活自体が一番の治療だった」と話してくれたことがあった．「入院初期の人を見て，自分を振り返れた」など，臨床の場ではARPや入院生活をとおして様々な依存症者の気づきを耳にすることがある．認知行動療法がものの見方，考え方を変えていくということであれば，入院治療全体が広義の認知行動療法となっているのであろう．一般的には疾病教育が重要視されがちであるが，まずは入院治療自体をやり遂げるという成功体験が回復への足がかりとなる．

3. アルコール離脱症状の評価と管理

　アルコール離脱症状は，表Ⅶ-6に示したとおり早期離脱症状と後期離脱症状に分けられる．

　アルコールを中断すると，中枢神経の過度の興奮状態を招き，一般に自律神経症状が先行する．その後，不安，意識障害，振戦せん妄などの症状が現れる．急性症状は1週間ほどで落ち着くが，不眠，情緒不安定，疲労感のような症状は3～12か月持続し，慢性化することもある．断酒後12～24時間で手指振戦，一過性の幻覚や幻視，けいれん，不眠，発熱，頻脈，発汗，不安，焦燥感などが出現する．さらに断酒後3～4日後に出現しやすい「振戦せん妄」は，意識混濁を伴う幻覚および精神運動興奮を主症状とする．どのような依存症者が離脱症状を悪化させ，振戦せん妄を起こしやすい

表Ⅶ-6　アルコール離脱症状

早期離脱症状 （最終飲酒後48時間以内に起こる）	身体症状	動悸，高血圧，頻脈，不整脈，体温変化，発汗，悪心・嘔吐，食思不振などの自律神経症状が出現しその後，手指振戦，筋攣縮，けいれん発作（重積状態になることはまれで，1回限りが多い．その後脳波異常もほぼない）がみられる
	精神症状	不安，焦燥，いらいら，音への易刺激性，抑うつ，不眠などが早期からみられ，その後錯覚・幻覚などをみる場合もある
後期離脱症状 （最終飲酒後48～96時間以内に多いが，個人差があり1か月近くまで起こることもある）	身体症状	発熱，発汗，頻脈などの自律神経症状
	精神症状	不穏，興奮，失見当識，幻覚，意識障害を伴う振戦せん妄

かはわかっていない．大量・長期飲酒者，高年齢，全身状態が悪い，過去に振戦せん妄の既往者では症状が強く現れ，または再発しやすいが確実ではない．

　治療の原則は，重篤な離脱症状が出現する前に予防的に十分な薬剤（ベンゾジアゼピン）を投与し，離脱期を過ぎたらできるだけ早く減量することである．

1）　東京アルコール医療総合センターでの離脱時の対応

　東京アルコール医療総合センターでは統一した離脱期の看護を行うため，アルコール離脱症状重篤度評価尺度改訂版（Clinical Institute Withdrawal Assessment Scale for Alcohol, revised form：CIWA-Ar）*を用いている（表Ⅶ-7）．離脱症状に対してはアルコールと交差耐性があり，半減期の長いベンゾジアゼピン系の薬剤を使用してアルコールと置換し，その後徐々に減量する．当院ではこのCIWA-Arをベンゾジアゼピン系薬剤のスライディングスケールとして使用し，離脱症状の重症化を予防している．

*CIWA-Ar：急性期離脱症状の身体症状や精神症状などを評価して得点化するスケールである．患者への質問形式があらかじめ定められており，客観的評価を行うことができる（表Ⅶ-8）．

2）　CIWA-Ar使用の実際

　通常，入院初日から3日目までの10時，18時に看護職者が評価する（表Ⅶ-7参照）．評価点数が合計8点以上でジアゼパム（5mg）を与薬する．上記の時間以外でも，症状増強時は適時評価し，点数が高い場合には医師に確認後，ジアゼパムを与薬する．最終飲酒や離脱症状の状況によっては，1人の看護職者だけでは評価に迷うことがある．また，評価の主観や理解度，経験により評価にばらつきが出るおそれもある．そういった場合には，複数の看護職者で評価したり，質問項目以外にもADLや日常生活の状況を加味しながら，多面的な評価を行っている．

1 アルコール依存症③──アルコール依存症専門病棟での看護──

表Ⅶ-7 アルコール離脱症状重篤度評価尺度改訂版（CIWA-Ar）

患者氏名：＿＿＿＿＿＿＿＿＿＿

評価日時：＿＿年＿＿月＿＿日　評価時間：＿＿：＿＿

脈拍（1分間測定）＿＿＿＿＿　血圧＿＿／＿＿

1. 吐気・嘔吐
「胃の具合が悪いですか」「吐きましたか」観察
- 0 吐気・嘔吐なし
- 1 嘔吐を伴わない軽度の吐気
- 2
- 3
- 4 むかつきを伴った間欠的吐気
- 5
- 6
- 7 持続的吐気　頻繁なむかつき　嘔吐

2. 振戦
上肢を前方に伸展させ、手指を開いた状態で観察
- 0 振戦なし
- 1 軽度振戦：視診で触れないが、触れるとわかる
- 2
- 3
- 4 中等度振戦：上肢伸展で確認できる
- 5
- 6
- 7 高度振戦：上肢を伸展しなくても確認できる

3. 発汗　観察
- 0 発汗なし
- 1 わずかに発汗が確認できるが、手掌が湿っている
- 2
- 3
- 4 前頭部に明らかに滴状発汗あり
- 5
- 6
- 7 全身の大量発汗

4. 不安
「不安を感じますか」と質問して観察
- 0 不安なし　気楽にしている
- 1 軽い不安を感じている
- 2
- 3
- 4 中等度不安、または警戒しており、不安であるとわかる
- 5
- 6
- 7 重篤なせん妄や統合失調症の急性期にみられるようなパニック状態と同程度の不安状態

5. 焦燥感　観察
- 0 行動量の増加なし
- 1 行動量はふだんよりやや増加している
- 2
- 3
- 4 落ち着かず、そわそわしている
- 5
- 6
- 7 面接中、うろうろ歩いたり、のたうち回っている

6. 触覚障害
「かゆみ、ピンでつつかれるような感じ、やけつくような感じや、感覚が麻痺したり、皮膚に虫が這っているような感じがしますか」と質問して観察
- 0 なし
- 1 搔痒感、ピンでつつかれる感じ、灼熱感、無感覚のいずれかが軽度にある
- 2 上記症状が中等度である
- 3 上記症状が高度にある
- 4 軽度の体感幻覚（虫這い様感覚）
- 5 中程度の体感幻覚
- 6 高度の体感幻覚
- 7 持続的体感幻覚

7. 聴覚障害
「まわりの音が気になりますか。それは耳障りですか、そのせいで怖くなることがありますか。不安にさせるような物音は聞こえますか。ここにはないはずの物音が聞こえますか」と質問して観察
- 0 なし
- 1 物音が耳障りか、物音に驚くことがあるが軽度
- 2 上記症状が中等度である
- 3 上記症状が高度にある
- 4 軽度の幻聴
- 5 中等度の幻聴
- 6 高度の幻聴
- 7 持続的幻聴

8. 視覚障害
「光が明るすぎますか。光の色が違って見えますか。光で目が痛むような感じがしますか。不安にさせるようなものが見えますか。ここにはないはずのものが見えますか」と質問して観察
- 0 なし
- 1 光に対し軽度に過敏
- 2 中等度に過敏
- 3 高度に過敏
- 4 軽度の幻視
- 5 中等度の幻視
- 6 高度の幻視
- 7 持続的幻視

9. 頭痛
「頭に違和感がありますか。バンドで締め付けられるような感じがしますか」と質問して観察。めまいは採点しないこと
- 0 なし
- 1 ごく軽度
- 2 軽度
- 3 中等度
- 4 やや高度
- 5 高度
- 6 非常に高度
- 7 きわめて高度

10. 見当識・意識障害
「今日は何日ですか。ここはどこですか。わたしはだれですか」と質問して観察
- 0 見当識は保たれており、3つを連続して言うことができる
- 1 3つを連続して言うことができないか、日付があいまい
- 2 日付の2日以内の間違い
- 3 日付の2日以上の間違い
- 4 場所か人に対する失見当識がある

総合得点＿＿＿／67点満点　採点者：＿＿＿＿

表Ⅶ-8 臨床で実感しているCIWA-Ar使用のメリット

① 統一した離脱症状の観察と評価
② 観察視点の明確化
③ 離脱期に患者とのかかわりが増す
④ 離脱期における看護ケアの向上
⑤ 離脱症状の早期発見と重症移行への回避

3) アルコール離脱せん妄出現時の観察ポイント

アルコール離脱症状のなかでも，せん妄を呈するものをアルコール離脱せん妄という．せん妄出現時の観察ポイントを下記に示す．

①発汗や手指振戦，不安，焦燥感などの自律神経症状が先行しているのか，それとも意識障害が顕著であるのか観察を怠らない．それぞれの状態に合わせた治療とケアを行う．

②安全にケアを行うには，看護職者が離脱症状を予測し予防に努めることが重要である．そのために最終飲酒の時間や量，過去に出現した離脱症状の状態，既往歴などを本人や家族に必ず聴取したうえで症状を予測しながらケアを行う．

③不快な症状による不安が強いため，離脱症状とその対処法についてわかりやすく説明し不安を軽減する．

④アルコール離脱せん妄は，通常3～4日程度で症状が落ち着くことが多い．しかし，ケースによっては1か月以上もせん妄症状が持続することもあり，認知症を疑うケースもある．その見きわめは難しいが，認知機能の問題，急激な発症や症状の日内変動の有無などを確認し判別する．

⑤飲酒時に転倒する人が非常に多く，入院時に硬膜外血腫などの頭部外傷が発見されることもある．また，食事摂取低下による低栄養状態や飲酒によって未治療の疾患をもっていることも多い．そのため，入院時には頭部CTやX線検査，心電図検査，腹部超音波検査，採血，必要時内視鏡検査などで，外傷や合併症のチェックも必要である．

4. せん妄症状出現時の評価

CIWA-Arは自律神経の項目が主であり，意識障害の重症度の判別は難しい．アルコール離脱せん妄の症状を網羅していないため，せん妄症状を発症した場合，使用し続ける意味は薄れる．当院では自律神経症状からアルコール離脱せん妄に移行した場合，CIWA-Arだけではなく，せん妄スクリーニング・ツール（Delirium Screening Tool：DST）*を用いて評価を行っている（図Ⅶ-2）．

*せん妄スクリーニング・ツール（DST）：身体疾患患者に発生したせん妄状態をほかの精神疾患からスクリーニングする目的で作成されたツールである．医療スタッフが通常行う患者との面接や病歴聴取，看護記録，さらには家族情報などによって得られる全情報を用いて評価する．せん妄症状は日内変動するため，DSTでは少なくとも24時間を振り返って評価する．

5. 隔離時の看護

幻覚・幻聴，不穏症状が強い場合やせん妄症状が長期化する場合は，安全を考慮し，

1 アルコール依存症③──アルコール依存症専門病棟での看護──

図Ⅶ-2 せん妄スクリーニング・ツール（DST）

【検査方法】
1) 最初に，「A：意識・覚醒・環境認識のレベル」について，上から下へ「①ある ②なし」について全ての項目を評価する．
2) 次に，もし，A列において，1つでも「①はい」と評価された場合「B：認知の変化」について全ての項目を評価する．
3) 次に，もし，B列において，1つでも「①はい」と評価された場合「C：症状の変動」について全ての項目を評価する．
4) 「C：症状の変動」のいずれかの項目で「はい」と評価された場合は「せん妄の可能性あり」，直ちに，精神科にコンサルトする．

＊注意：このツールは，患者面接や病歴聴取，看護記録，さらに家族情報などによって得られる全情報を用いて評価する．さらに，せん妄の症状は，1日のうちでも変転するため，DSTは，少なくとも24時間を振り返って評価する．

患者氏名　　　　　　　　　　　　　　　　様　（男・女）（年齢　　歳）
身体疾患名（　　　　　　　　　　　　　　　　　　　　　）
検査年月日　　　年　　月　　日

A：意識・覚醒・環境認識のレベル

現実感覚
夢と現実の区別がつかなかったり，ものを見間違えたりする．例えば，ゴミ箱がトイレに，寝具や点滴のビンがほかのものに，さらに天井のシミが虫に見えたりするなど．
①ある　②なし

活動性の低下
話しかけても反応しなかったり，会話や人とのやりとりがおっくうそうにみえたり，視線を避けようとしたりする．一見すると「うつ状態」のようにみえる．
①ある　②なし

興奮
ソワソワとして落ち着きがなかったり，不安な表情を示したりする．あるいは，点滴を抜いてしまったり，興奮し暴力をふるったりする．ときに，鎮静処置を必要とすることがある．
①ある　②なし

気分の変動
涙もろかったり，怒りっぽかったり，焦りやすかったりする．あるいは，実際に，泣いたり，怒ったりするなど感情が不安定である．
①ある　②なし

睡眠-覚醒のリズム
日中の居眠りと夜間の睡眠障害などにより，昼夜が逆転していたり，あるいは，1日中，明らかな傾眠状態にあり，話しかけてもウトウトしていたりする．
①ある　②なし

妄想
最近新たに始まった妄想（誤った考えを固く信じている状態）がある．例えば，家族や看護師がいじめる，医者に殺されるなどと言ったりする．
①ある　②なし

幻覚
幻覚がある．現実にはない声や音が聞こえる．実在しないものが見える．現実的にはありえない，不快な味や臭いを訴える（口がいつもにがい・しぶい，イヤな臭いがするなど）．体に虫が這っているなどと言ったりする．
①ある　②なし

B：認知の変化

見当識障害
見当職（時間・場所・人物などに関する認識）障害がある．例えば，昼なのに夜だと思ったり，病院にいるのに，自分の家だと言うなど，自分がどこにいるかわからなくなったり，看護スタッフを孫だと言うなど，身近な人の区別がつかなかったりするなど．
①ある　②なし

記憶障害
最近，急激に始まった記憶の障害がある．例えば，過去の出来事を思い出せない．さっき起こったことも忘れるなど．
①ある　②なし

C：症状の変動

現在の精神症状の発症パターン
現在ある精神症状は，数日から数週間前に，急激に始まった．あるいは，急激に変化した．
①ある　②なし

症状の変動性
現在の精神症状は，1日の内でも出たり引っ込んだりする．例えば，昼ごろは精神症状や問題行動もなく過ごすが，夕方から夜間にかけて悪化するなど．
①ある　②なし

せん妄の可能性あり

（町田いづみ・他（2002）．看護スタッフ用せん妄評価スケール（DRS-J）の作成．総合病院精神医学，14(1)：1-8．より引用）

> **表VII-9　隔離時のケアのポイント**
>
> ①入院環境を整え，危険防止に努める（夜間は室内を明るくする）
> ②隔離時の患者の観察を密に行う
> ③身体的保護に努め，不必要な刺激を避ける
> 　→失禁がある場合には，清潔の保持，安静の必要を説明し，おむつの使用も検討する

> **表VII-10　離脱症状についての家族への説明**
>
> ・断酒をすることにより離脱症状が出現する
> ・離脱症状は96時間程度で症状が落ち着く
> ・アルコール離脱症状はだれもが起こりうる症状の1つである
> ・アルコール離脱せん妄では1週間〜1か月程度で治療により改善する

行動制限や隔離対応も必要となってくる（表VII-9）．

6. 離脱時における家族対応のポイント

離脱時における家族対応のポイントは，以下のとおりである．
①離脱症状について説明し（表VII-10），不安の軽減を図る
　今まで1度もアルコールを断ったことがない場合，家族は離脱症状を初めて目の当たりにして大きなショックを受けることが多い．
②アルコール依存症治療の必要性を伝える
　もし再飲酒した場合には，その後にアルコールが切れてきたときに，再度離脱症状やせん妄症状が出現する可能性がある．離脱症状の再発を防ぐためにも，アルコール依存症の専門治療が必要であることを伝える．
③他疾患の可能性について説明する
　初めて断酒したときは何が起こるかわからない．入院前に飲酒による転倒で頭部を打っていても，本人は認識していないケースも少なくない．断酒後，しらふになってから硬膜外血腫・出血や栄養障害からくるウェルニッケ脳症など，意識障害がアルコール離脱せん妄による症状ではなく他疾患が発見される場合がある．家族とのトラブルを避けるためにも，十分な説明が必要である．
④アルコール依存症は断酒をすれば必ず回復できることを伝え，家族の希望を失わせないようにする

1 アルコール依存症③——アルコール依存症専門病棟での看護——

● 7. 事例紹介

「酒ではなくうつが問題」と早期退院を希望した事例を紹介する．

1) 事例の概要

事例はＣ氏，50歳代の男性である．飲酒による肝機能悪化，遅刻などの飲酒問題とともに抑うつ症状が出現し，産業医，職場上司からの指示でしぶしぶ入院する．

離脱期が過ぎ，入院1か月頃には「自分は酒ではなくうつが問題」と飲酒問題を否認し早期退院を希望した．そのため，主治医，家族も含め合同面接を実施し，しらふの状態でうつ病治療を行うことの大切さを伝え，入院治療が職場復帰への条件となることをＣ氏に伝える．また，薬理作用やアルコールと抑うつ症状との悪循環について，心理的側面から説明を行った．希死念慮はなく，活動レベルの低下もみられなかったため，意見を受容しながら治療への参加を促していった．自助グループへの参加は消極的であったが，看護職者から声かけを行うことで「一緒に行くなら仕方がないので行きます」と共に参加した．不本意ではあったが参加することで入院患者や自助グループでの仲間づくりが徐々にでき，参加回数も増えていった．

入院2か月頃には「以前は酒で自分の状態がよくわからず，ただつらかった」「断酒したら薬が効くようになった」「自分の問題はうつだけじゃなく，酒も大きく影響していたことがわかった」と自身の飲酒問題に向き合い始め，抑うつ症状も軽快する．3か月間のアルコール依存症専門治療に積極的に取り組むことができ，退院後は，アルコール依存症専門外来，自助グループに継続的に参加し，断酒を継続しながら職場復帰を果たした．

2) 事例の解説

臨床の場面では，明らかに飲酒が問題と医療者が感じても，患者が飲酒問題を抑うつ症状にすり替え，アルコール依存症治療に積極的になれないケースがある．これは飲酒できなくなることへの不安や飲酒問題の否認が根底にあり，抑うつ症状を訴えることで不安や飲酒問題を直視しないで済むことが関与していると考えられる．この場合，その不安や否認に焦点を当ててしまうと，本人の訴えと医療者の憶測がぶつかり合うだけで関係性にずれが生じる．本人の抑うつ症状を否定するのではなく，飲酒問題と抑うつ症状の関連性を依存症者自身に投げかけ，共に考えていくという姿勢が大切である．

アルコール依存症は依存症ではない人と比較し自殺の危険性が約6倍高いとされ，アルコール依存症と気分障害が合併した場合，単独よりも自殺のリスクは高くなるといわれている[1]．離脱症状の有無や経過と気分障害を疑った自殺未遂などの既往歴を確認したうえで，本人の苦痛や日常生活における活動レベルをチーム全体で多面的に観察していく．そして，自殺未遂や希死念慮がなく，著しい活動レベルの低下がみら

れなければ，勇気をもって本人に問題を投げかけ，断酒への動機づけを図るためにARP，自助グループへの参加を促していくというアディクション看護特有のかかわりで断酒の動機づけを図っていくことが可能となり，治療が継続できる可能性が出てくると考えられる．

3) ポイント

アルコール依存症で抑うつ症状を訴える場合，その症状を酒によってコントロールしていたという場合がある．このような症例では抗うつ薬も効果がなく，抑うつ症状を飲酒によって一過性に軽減させるという悪循環を生み，抜け出すことができなくなり入院となる．一方，看護職者は抑うつ症状を訴えられると，アルコール依存症からの回復を積極的に促していいものかとためらいつつ，入院期間が過ぎてしまう傾向がある．

専門病棟では①離脱症状の管理，そして②断酒後の抑うつ症状の変化を観察することが重要となる．アルコール依存症治療のみでいいのか，または抑うつ症状の治療を併行していくことが必要なのか，それともうつ病治療が最優先となるのかを見きわめる必要がある．

時間軸でアルコール依存症の発症よりも先に抑うつ症状が出現していた1次性うつ病（内因性または併存）の場合は，しらふになり「現実の問題が見えすぎてしまい，苦しい」「自分の抑うつ状態がよくわかり，飲酒時に増えた抗うつ薬を減らすことが不安」などのネガティブな発言も聞かれる．看護職者はこのような感情と向き合いながら，アルコールと抑うつ症状との悪循環について説明する．そして，抗うつ薬の薬理作用やアルコール自体が抑うつ症状を誘発する可能性があるなどの疾病教育を行う．しらふになったからといってすべてがよくなるわけではないこと，しらふだからこそ，自分の本当の状態が把握できるようになること，その状態でうつ病治療を行うことの大切さを伝えていく．

日常生活に支障をきたすほど抑うつ症状が強い場合，入院治療に積極的になれない罪悪感や疎外感などから，入院治療自体が抑うつ症状を悪化させる要因となることがある．このような場合は，ストレスケア病棟*でのうつ病治療を優先し，症状の改善後にアルコール依存症治療へとつなげていく方法が有効である．多様化するアディクション問題に対し，それぞれの病棟の機能を活用した連携が必要となる．

*ストレスケア病棟：気分障害などストレス関連疾患に対して，休息や薬物療法，認知行動療法，復職支援プログラムなど専門的な治療を行う病棟．

アディクション問題を抱えた人は，医療者からも「病気」とは理解されず偏見をもたれることがある．また，本人の病識の不足だけでなく，巻き込まれた家族も飲酒時の本人のイメージが強く残り「病気」とは思えず，飲酒時としらふの本人とを混同してしまい，しらふの本人をなかなか認めることができない．最前線でかかわる看護職

1　アルコール依存症③——アルコール依存症専門病棟での看護——

者が正しい病気の知識・理解のもとに本人のなかの病的な部分と健康的な部分を分けてかかわり,「病気」の正しい情報を本人・家族に伝え医療に結びつけていくことが必要である.

　アルコール依存症専門病棟では離脱症状やせん妄などに対する身体管理が求められる．まず病院という安全な場を提供し身体管理を行う．看護職者と他職種との大きな違いは，患者の身体に直接触れてかかわれることである．当院を退院した人の話であるが,「病院で特に印象に残っていることは，離脱で一番苦しかったときに看護師さんに声をかけてもらったり，汗だくのときに着替えを手伝ってもらったときのこと．入院前は飲んだくれていてだれも相手にしてくれなかった．看護師さんに1人の人間としてきちんと対応してもらい嬉しかった」と話した．この一番苦しい離脱期にこそ，看護職者が積極的に援助していくことで信頼関係が構築されやすく，それが後の治療関係や断酒への動機づけにも大きく影響してくる．

　離脱期の後では，問題提起や正しい情報提供を行う．依存症者は自分で考えることができる人たちである．看護職者は指示的なかかわりではなく本人，またはその家族がより健康的な選択・行動ができるように共に考えていくというかかわりが重要である．アルコールにより症状や関係性にどのようなゆがみが生じ，社会生活にどのような影響が出てくるのかを，正しく把握することが大切である．依存症は一生抱え続けていかなければならない病気であり，本人・家族に不安や絶望感が生じるかもしれない．だからこそ看護職者は「回復」が必ずあることを伝え，そのために何が必要であるのかを共に考えていくことが必要となる．

　アディクション問題を抱えた人の根底には「人への依存」という特徴があり，時として看護職者が相手の境界線に侵入し問題を自分が抱えてしまうなど，共依存関係に陥りやすい．依存症者との距離感，境界線を日々考えながらかかわっていく必要がある．関係性の構築の際は看護職者が1人で問題を抱え込まずチームでかかわることで緊張した二者関係を解消し，看護職者自身も援助について客観的に考えられるようになる．また，適宜スーパービジョンを受けながら自分の行ったケアの妥当性を検証し，適切なかかわりを展開できるようにしなければならない．酒で感情をコントロールしてきた人がしらふで自分の感情に目を向けるという作業は回復への1つのステップである．看護職者自身も感じたことを相手に伝えることで，それがしらふの人間関係のモデルにもなる．

　アディクション問題を抱えた人の援助は病院のなかだけでは限界があり，依存症者と看護職者の関係づくりだけでは完結しない．断酒を継続するためには客観的に自分を見つめ直すことができる環境が必要である．このため，地域での自助グループという環境が重要で，看護職者はその橋渡しをする役割も担っていることを忘れてはならない．

第Ⅶ章 アディクション看護の実際

文献

1) 松下幸生・樋口 進(2006). アルコール依存における自殺防止. 臨床精神薬理, 9:1569-1576.
2) 一瀬邦弘・太田喜久子・堀川直史監(2002). せん妄－すぐに見つけて！すぐに対応！＜ナーシング・フォーカスシリーズ＞. 照林社, p.40-47.
3) 加藤進昌編(2006). 看護のための最新医学講座 12 精神疾患, 第2版. 中山書店.
4) 白倉克之・樋口 進・和田 清編(2003). アルコール・薬物関連障害の診断・治療ガイドライン. じほう, p.87-92.
5) 重黒木一・韮沢博一(2008). 薬物・アルコール依存症の看護の実際. 天賀谷 隆・他編. 実践精神科看護テキスト 14 薬物・アルコール依存症看護. 精神看護出版, p.86-102.
6) 鈴木康夫・佐野秀典・大原浩市(1993). アルコール依存と意識障害－アルコール離脱症状を中心として. 臨床精神医学, 22(7):961-968.
7) 中井久夫・山口直彦(2004). 看護のための精神医学, 第2版. 医学書院.
8) 八田耕太郎・薬物療法検討小委員会編(2005). せん妄の治療指針－日本総合病院精神医学会治療指針1. 星和書店, p.33-35.
9) 松下正明・浅井晶弘・牛島定信・他編(2001). 精神科データブック＜臨床精神医学講座 別巻1＞. 中山書店, p.287-289.

1 アルコール依存症④
──救急センターでの看護──

● 1. 事例の紹介

1) 事例の概要

　　深夜,救急車にて顔面血だらけのDさんが搬入された.飲食後,階段から転落し,通りかかった人が119番通報した.Dさんは顔面を強打し,鼻出血がひどく,額や頬にも擦過傷があり,足首も捻挫していた.転落した瞬間は意識がなかったようだが,救急車が到着したときには意識を回復していた.酒臭が強く,足元がふらついているが,痛みはあまり訴えず,医師や看護師が傷の処置をしようとすると嫌がって,素直に手当てをさせないので,「静かにしなさい」と言われている.「この人,先月も来たわ」「そういえば,もっと前にも運ばれてきたことがあった」と看護師が思い出し,「手に負えない酔っ払い」と嫌がられている.

　　Dさんは51歳.以前は地元の優良企業である製造業の主任をしていたが,酒癖が悪く数回の仕事上のミスを犯して退職に追い込まれた.その後はいくつかの会社に勤めていたが,数年足らずで転職を繰り返し,現在は工事現場で働いている.

　　救急処置が終わり,家族に迎えにくるように連絡すると,妻が「本人に勝手に帰るように行ってください」と言う.「かなり出血しており,足元もふらついているので,家族が来ないと返せません」と言うと黙ってしまい,待っていても迎えに来ないので,30分後に再度,電話すると居留守を使っているのか応答がない.仕方がないので救急外来の空きベッドに寝かせて翌日を待つことにした.重症の患者が重なったりするとスタッフが露骨に嫌な顔をするケースである.

　　救急センターの主任が,アディクションについて知識があったため,翌日家族とDさんにアルコール依存症のパンフレットを渡し,酒をやめることは可能であること,専門の治療が必要なこと,早く治療をしなければ,命を失うだけでなく,家族全体に,特に子どもに悪い影響が出てしまうことなどについて時間をかけて説明した.そして,

保健所へ相談に行くように説得した．

「こんな人,もうどうなってもかまいません」「いつ家を出ようかと考えていました」などと話していたDさんの妻も主任の説得に「最後にもう一度だけ頑張ってみます」と話し，翌日保健所へ相談に行った．そこで翌週開催される酒害相談に来るように勧められた．酒害相談ではDさんは仕事を続けながら夜間も通院できるアルコール専門クリニックに通院すること，家族は酒害相談に併設されている家族教室に参加するように勧められた．

2) **事例の解説**

　救急センターにはけがを繰り返すアルコール依存症者だけでなく，処方薬や不法に手に入れた睡眠薬や精神安定薬などを飲みすぎた（オーバードース）人，リストカットを繰り返す人もしばしば繰り返し運び込まれる．

　救急センターに24時間,精神科医が配置されていることはほとんどない．そのため，精神疾患が疑われる人が搬送されてきても，当面の救急・救命処置だけで入院になったり，自宅に帰されてしまうことが多い．Dさんのように何度も医療機関にかかりながら，アルコール依存症の専門医療に結びつかないケースもある．救急センターの看護職者も「このままではいけない」と思いながら日頃の忙しさや，専門知識がないためにそのままにしてしまいがちである．Dさんのようなケースでは，もっと家族と密接な関係の保たれている早い時期に専門医や保健所に相談に行くように説得できれば，より効果的であったと思われる．しかし，多少時期が遅れても今回のように，家族が来るまで，そして酔いがさめるまでDさんを引き止めておき，専門医か保健所と連携をとるべきである．

2. 救急センターでのアルコール依存症の看護

　アルコール依存症はきちんと治療を受けて断酒しなければ，平均寿命は50歳前後といわれており[1]，糖尿病や高血圧，神経障害といった合併症などの健康障害が非常に大きい．アルコール依存症者の家族は,配偶者も巻き込まれて共依存の関係にあり，子どもも不登校やリストカットを繰り返すなど，いろいろな問題を生じてしまう．

　また，しばしば救急車で搬送されるということは，そのたびに数十万も費用がかかることであるし，もっと緊急処置の必要な事例の妨げにもなりかねない．

　アルコール依存症を代表とするアディクション問題を抱えた人は近年急増している．救急センターでもその設置場所によって運ばれてくる患者像が異なるが，大都市圏の救急センターにはアディクション問題を抱えた人が10％近く運ばれてくる．地方都市でも3％くらいがアディクション問題を抱えた人である[2]．

　救急センターで働く看護師にアンケート調査を行った結果では，精神的問題を抱えた人にはかかわりたくないと答える者が約50％であり，特に「来てほしくない」と

1 アルコール依存症④ ──救急センターでの看護──

思うのはアルコール依存症者であった．その理由は「接し方がわからない」「自分勝手」「怖い」などであった．しかし，その一方で「助ける手伝いをしたい」「理解したい」「家族も困っている」と答える者も少なくなかった[2]．

要するに救急センターの看護師は「何とかしてあげたい」とは思っていても，「忙しい」し，「どのようにしたらよいのかがわからない」ために，自分が困っていることを否認し，わがままで，周囲の人を自分の好きなようにコントロールしようとしているアディクション問題を抱えた人に嫌悪感を抱いたり，途方に暮れたりしている．

これからの救急センターでは，アディクションに関して，スタッフに対する研修が必要である．アディクション問題を抱えた人は，普通の患者のように素直に言うことを聞かないし，感謝の気持ちも表さない．病気の本質を知らないと看護職者などの援助者を困惑させ，嫌悪感を抱かせてしまう．

アディクション問題を抱えた人はアルコールや薬物に依存しているだけでなく，その病気の本質として生育歴のなかで，基本的信頼感を育むことができず，十分に愛されてきておらず，見捨てられ不安が強く，多くは十分なソーシャルスキルも身についていない．また，対人関係が苦手で，しばしば感じる生きにくさから，アルコールや薬物，リストカット行動などにのめり込んでいるのである．一部の依存症者は，多軸診断で境界性パーソナリティ障害とされており，多かれ少なかれ依存的で，自己中心的で，さびしがり屋で周囲を振り回す傾向がある．しかし，苦しんでいることは確かであり，助けを求めていることも間違いはない．強がったり，ひねくれたりしていることを病気の症状と思えば，腹も立たなくなる．救急センターでは忙しいときには対応が遅れるとしても，酔いのさめたときに家族と共に専門治療の必要性を説いて，保健所や専門医療機関を紹介すべきである．必要なパンフレットなども用意しておくとよい．

院内に精神科病棟があれば，そこの医師や看護職者と連携をとることも大切である．しかし，精神科病棟にアディクションの専門家がいないこともあるので，その場合は外部の保健所や専門医療機関との連携が欠かせない．

一方，看護職者自身へのメンタルケアも欠かせない．看護職者の仕事は他の職種に比べて仕事量が多く，仕事のコントロールがしにくく，さらに時間に追われ，人命にかかわる仕事のため緊張感が強く，医療チームや患者・家族との関係にもストレスが大きいとされている．救急センターの看護師は一般病棟の看護師より，はるかに強いストレスを体験し続けている．

アディクション問題を抱えた人を援助する場合は，よりいっそう，フラストレーション，不全感，自己嫌悪感などを抱きやすい．仲間内でのカンファレンスや，専門家との面接などメンタルケアが必要であるといえる．

第Ⅶ章 アディクション看護の実際

文 献

1) 鈴木康夫. アルコール依存症の治療転機(1997). 榎本 稔・安田美弥子編. テキストブックアルコール依存症. 太陽出版, p.40-47.

2) 関さと子（2009）. 救急現場で働く看護師の[精神的問題を抱える患者]への思いと対応. 順天堂大学医療看護学部研究科修士論文集.

2 薬物依存症①
――薬物依存症とその看護――

　「アルコール依存症」と覚せい剤や大麻，シンナー，処方薬などへの薬物への依存症（「薬物依存症」）は，いずれも精神作用物質による依存症である．しかし，アルコール依存症を患っている人（以下，アルコール依存症者）と薬物依存症を患っている人（以下，薬物依存症者）に対して，それぞれ異なったイメージを抱く人もいるだろう．医療関係者が薬物依存症者に対して抱くネガティブなイメージについては，日本や海外の文献でも報告されている[1]．アルコールもその他の精神作用物質も，それぞれの物質の作用や離脱症状に違いはあるものの，いずれも精神作用物質への依存症である．違いとしては，アルコールには取締法はないが，アルコール以外の精神作用物質の多くには取締法があり，その所持や使用が規制されている点である．これまで日本では，薬物関連問題への対策として，薬物の危険性や犯罪性についての啓発や厳罰化など，薬物乱用防止に向けての対策が強調されてきた．近年において，薬物乱用者の多くは薬物依存症にかかっている可能性があり，処罰だけでは更生が難しいことが明らかとなってきた．

　しかしまだ，社会的に薬物依存症という病気の理解は進んでおらず，薬物依存症の治療および看護への取り組みは一部の保健医療機関で行われているにすぎない．薬物依存症という病気は，その病気自体だけでなく，社会の動きや環境によって，理解のされ方に違いがみられる病気である．保健医療分野においても，それぞれの施設や対応する人の理解のあり方によって，薬物依存症者への対応は様々であり，十分理解されているとは言いがたい．

　薬物依存症者の看護においては，薬物依存症によってもたらされる苦痛や生きづらさを理解しようとする人の存在が回復につながり，理解しない人の存在が回復するうえでの障害となっていることもある[2]．そこで本節では，主に薬物依存症という病気の理解に焦点を当てて解説する．

第Ⅶ章　アディクション看護の実際

● 1．薬物乱用と薬物依存症

1）乱用される薬物

　乱用とは，みだりに用いることであり，薬物乱用とは，医薬品を治療以外の目的で使用すること，治療目的ではない化学物質を不正に使用することをいう．処方薬においては，処方に基づいた使用は乱用ではないが，過剰な使用は乱用となる．一方，治療目的では使用されない覚せい剤やシンナーなどの薬物は，一度の使用であっても乱用である．依存症になるほどアルコールを使用しても違法ではないが，法で規制された薬物の使用はたとえ一度でも違法行為であり，犯罪である．乱用される薬物の多くは，脳神経系に作用し精神の働きに影響を及ぼす精神作用物質であり，依存性の高い物質である．そこで，これらの薬物の所持や使用などに関しては，取締法（表Ⅶ-11）にて規制されており，違反すると犯罪となる．

　アルコールも，気分や意識の変化をもたらす依存性の強い物質であるが，表Ⅶ-11にあげた薬物のような法的な規制はなく合法薬物ともいわれる．また，合法薬物といわれている薬物のなかには，違法薬物の分子構造を組み替え，取締法では対処できないようにしている脱法薬物（デザイナードラッグ）といわれる薬物がある．しかし，合法薬物であったとしても，違法薬物であったとしても，依存性の高い精神作用物質であることに違いはない．

2）薬物関連問題と対策

　日本において最も乱用が問題となっている薬物は，19世紀末に日本で合成された覚せい剤（メタンフェタミン）である．軍事用として蓄えられていた覚せい剤が，「ヒ

表Ⅶ-11　薬物に関する取締法

法律名	施行年度	薬物名
大麻取締法	1948	大麻草（カンナビス），マリファナ，ハシッシなど
毒物及び劇物取締法	1950	シンナー，トルエンなど
覚せい剤取締法	1951	フェニルアミノプロパン（アンフェタミン），フェニルメチルアミノプロパン（メタンフェタミン）（俗称：エス，シャブ，スピードなど）など
あへん法	1954	あへん
（麻薬取締法）↓麻薬及び向精神薬取締法	(1948)↓1990	ヘロイン，コカイン，モルヒネ，LSD，MDMA，マジックマッシュルーム，精神安定薬・睡眠薬などの向精神薬など

図Ⅶ-3　ヒロポン（覚せい剤）の一般広告

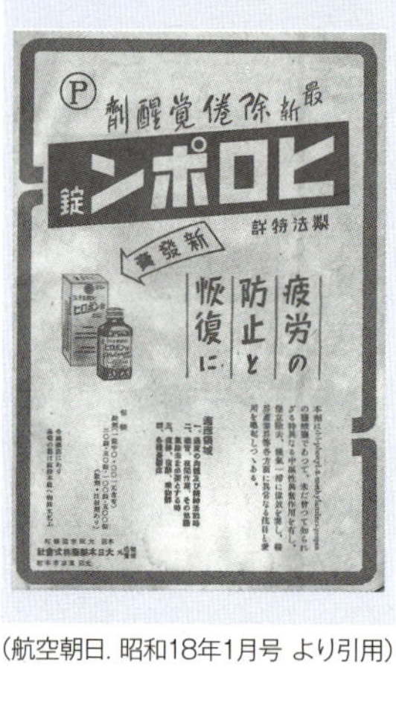

（航空朝日．昭和18年1月号　より引用）

ロポン（図Ⅶ-3）」という商標で発売され，乱用者が増加し，戦後の第 1 次覚せい剤乱用期を招いた．1951 年に覚せい剤取締法が施行され，この乱用期は終息するが，1970 年代に第 2 次覚せい剤乱用期，1995 年前後には第 3 次覚せい剤乱用期となった．そして，薬物乱用対策推進本部（内閣府）が設置され，「薬物乱用防止五か年戦略」が策定されたものの終息をみず，2003 年には「薬物乱用防止新五か年戦略」，2008 年には「第三次薬物乱用防止五か年戦略」が策定された．乱用防止戦略のなかには，「薬物依存・中毒者の治療・社会復帰の支援及びその家族への支援の充実強化による再乱用防止の推進」といった目標も掲げられ，保健医療の領域もその役割を担う．しかし，いまだ薬物依存症の治療や看護は，一般的なこととして確立していないのが現状である．

薬物事犯の動向をみると，過去 5 年間で若干の変動があるが，大きな減少には至っていない（表Ⅶ-12）．また，覚せい剤事犯においては再犯者の割合が毎年 50％を超え，2009 年度は 58.0％に上昇している．乱用者の多くが本人の意志では薬物をやめることのできない「薬物依存症」にかかっている可能性が高い．国連薬物犯罪事務所（United Nations Office on Drugs and Crime：UNODC）と世界保健機関（WHO）が共同で発表した薬物依存症治療の原則[3]では，薬物依存症を，「再発と寛解を繰り返し，慢性疾患の経過をたどる，様々な要因によって生じる健康障害」とし，予防も治療も可能であり，一般に薬物使用者は刑事司法制度においてというよりも，医療システムのなかで取り扱われるべきであるとしている．近年，日本においても刑事施設などで，薬物依存回復プログラムやリハビリテーション施設の情報提供といった治療的介入が実施され始めた[4]．

3) 薬物乱用防止と薬物依存症予防

薬物使用は，「ダメ。ゼッタイ。」「犯罪」「一度でも使用すれば廃人になる」という

表Ⅶ-12　薬物事犯の検挙人数の推移　　検挙人数（人）

区分	年次	2005年	2006年	2007年	2008年	2009年
覚せい剤事犯		13,346	11,606	12,009	11,025	11,655
	（再犯者の割合）	55.1%	54.6%	55.9%	56.1%	58.0%
大麻事犯		1,941	2,288	2,271	2,758	2,920
麻薬及び向精神薬事犯	MDMAなど合成麻薬	403	370	296	281	107
	コカイン	36	72	99	98	116
	ヘロイン	21	22	13	13	15
	向精神薬	15	21	19	30	17
あへん事犯		12	27	41	14	28
有機溶剤事犯		2,783	2,142	1,802	1,428	1,215

（警察庁（2010）．警察白書．平成22年版．ぎょうせい，p.118-119. より引用）

ような危険性の啓発や取締りの強化は，薬物乱用の抑止力となっている．しかし，近年においては，インターネットなどで容易に依存性の高い薬物を入手できるようになってきており，また薬物の種類も多様となり，ファッション感覚で幅広い人たちに広まっている側面もある．

　図Ⅶ-4は，学生などを対象とした薬物依存症予防のリーフレットの抜粋であるが，これまでの薬物乱用防止対策は，①「（薬物を）一度も使ったことのない」人が薬物に手を出さないようにすること（1次予防：健康増進，疾病予防）を主に目指してきた．しかし，1次予防のみが強化されると，②「一度だけ，もしくは数回使ったことがある」人や，③「時々使っている」人は，問題を感じたとしても，素直に薬物を使用していることを話すことができずに，早期発見や早期治療・対処（2次予防）につながらな

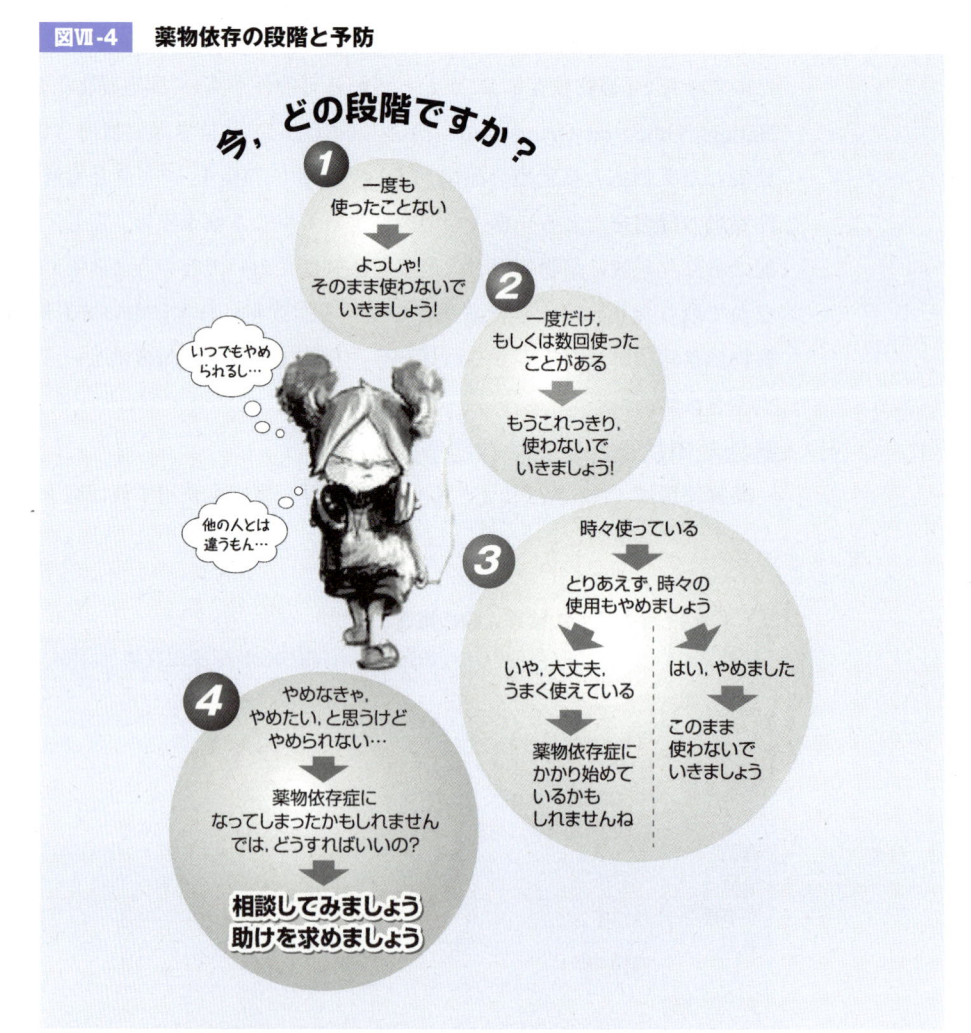

図Ⅶ-4　薬物依存の段階と予防

今，どの段階ですか？

1　一度も使ったことない
→　よっしゃ！そのまま使わないでいきましょう！

2　一度だけ，もしくは数回使ったことがある
→　もうこれっきり，使わないでいきましょう！

いつでもやめられるし…

他の人とは違うもん…

3　時々使っている
→　とりあえず，時々の使用もやめましょう
→　いや，大丈夫，うまく使えている　／　はい，やめました
→　薬物依存症にかかり始めているかもしれませんね　／　このまま使わないでいきましょう

4　やめなきゃ，やめたい，と思うけどやめられない…
→　薬物依存症になってしまったかもしれません　では，どうすればいいの？
→　相談してみましょう　助けを求めましょう

（薬物依存症からの回復支援団体フリーダム．大学生等を対象とした薬物依存症の予防ついての啓発リーフレット「やめられなくなる ヤバイ!!」(2010年，丸紅基金の助成金にて作成)．より引用）
http://www.freedom-osaka.jp/wp-content/uploads/leaflet.pdf(2011.2.1)

くなる．まして，④「やめたいと思うけど，やめられない」人は，ますますだれにも相談できなくなり，病気は悪化する．この状態においては，精神的にも身体的にも社会的にも健康が障害されており，再発予防やリハビリテーション（3次予防）が必要となる．実際に，薬物依存症者からは，身体的・精神的・社会的に崩れていく自らの姿を感じつつも，薬物乱用の悪循環から抜け出せず，だれにも相談できずに苦しんでいたときの話を聞くことが多い．そのような状態は，薬物依存症の悪化を招き，場合によっては，ほかの人にも薬物を勧め，新たな薬物依存症者を生み出したり，薬物を入手するために窃盗や暴力といった，ほかの犯罪に手を出したりすることもある．

2. 薬物依存症と治療

1) 診断と状態

WHOによるICD-10（国際疾病分類第10版）[5]によると，薬物依存症は，アルコールやニコチン依存症と同じ「精神作用物質使用における精神および行動の障害」に分類され（表Ⅶ-13），表Ⅶ-14のような状態が生じる．

2) プロセスと症状

依存症のプロセスには，①試し，付き合い，②問題使用・誤用・乱用，③依存・アディクション，④回復期，⑤リラプス（再使用）の5つの局面がある[6]．依存・アディクションの局面では，行動をコントロールできなくなっている．そして，身体的または感情面での痛みや不快感，抑うつ，攻撃性，焦燥感，無気力が持続する状態となり，自殺念慮や企図，ブラックアウト（一時的意識喪失）などの問題も生じ，身体面・感情面・社会面と様々な影響が出てくる[6]．

薬物依存症の中核の症状は，クレイビング（craving）である．クレイビング[7]は，薬物を使用したいという欲望や渇望であり，薬物依存症の再発の危険性を助長する強力な要因である．その引き金となることを特定し管理するようになるまでは，ずっとクレイビングを引き起こす可能性がある．薬物を使用していた場所の地名やにおいを思い起こしただけでも，クレイビングは生じ，再使用に至ることがある．本人の意志の力だけでは予防することができず，クレイビングへの対処ができるようになるような支援は，治療や看護，回復支援において重要なポイントとなる．

また，薬物の作用による乱用時の症状や離脱症状は，薬物の種類によって異なる．大別すると，中枢神経系を抑制する薬物（ダウナー系）と，興奮させる薬物（アッパー系）に分けられる．それぞれの薬物の特徴を表Ⅶ-15に示す．

離脱期の症状は，乱用時の症状の逆となる．覚せい剤などの興奮系の薬物を乱用していた場合，乱用をやめると激しいうつ状態が生じやすい．この離脱期の苦しさから逃れるためにも，クレイビングが生じる．そうなると薬物をやめることはより困難となり，脳の欲求に支配され，薬物にとらわれた生活へとなっていく．

3) 治療と回復支援

　前述したように，現状において薬物依存症の治療・看護は，保健医療の対象として，一般的に確立されておらず，積極的に治療を行っている医療施設は乏しい状況である．しかし，近年認知行動，条件反射などの観点からの治療法や，適切な薬物治療などが，入院や外来において実施・検討されてきている．

　依存症者にとっては，回復につながる場は，医療だけでなく，国や地域，生活にかかわる様々な場である．図VII-5に示すように，薬物乱用や依存の問題を，日本の社会（国家，制度など）が，犯罪としてのみでなく，治療的にとらえているかどうかは，

表VII-13　精神作用物質使用における精神および行動の障害（国際疾病分類）

F10	アルコール使用（飲酒）による精神及び行動の障害
F11	アヘン類使用による精神及び行動の障害
F12	大麻類使用による精神及び行動の障害
F13	鎮静薬又は睡眠薬使用による精神及び行動の障害
F14	コカイン使用による精神及び行動の障害
F15	カフェインを含むその他の精神刺激薬使用による精神及び行動の障害
F16	幻覚薬使用による精神及び行動の障害
F17	タバコ使用（喫煙）による精神及び行動の障害
F18	揮発性溶剤使用による精神及び行動の障害
F19	多剤使用及びその他の精神作用物質使用による精神及び行動の障害

(World Health Organization(1992). The ICD-10 Classification of Mental and Behavioural Disorders : Clinical descriptions and diagnostic guidelines. ／融 道男・他監訳(2005). ICD-10 精神および行動の障害－臨床記述と診断ガイドライン, 新訂版. 医学書院, p.81. より引用)

表VII-14　薬物依存症の状態

急性中毒	薬物の投与に関連して，障害が一過性に生じた状態
有害な使用	健康に害を及ぼす使用パターン
依存症候群	薬物使用が，その人にとって以前価値をもっていた他の行動よりも，はるかに優先するようになる生理的・行動的・認知的現象．特徴は，使用したいという欲望
離脱症状	ある物質を反復・長期・大量に使用した後で，その物質から離脱することによって生じる様々な症候群．離脱状態の発現と経過は，使用された物質の種類・量に関連
せん妄を伴う離脱状態	意識混濁と錯乱，幻覚と錯覚，著明な振戦からなる
精神病性障害	物質の使用中あるいは使用直後に起こる精神病性症状の一群
健忘症候群	短期記憶の障害が慢性的で顕著な症候群
残遺性および遅発性精神病性障害	認知，感情，人格，行動などの面で，薬物による変化が持続している障害

(World Health Organization(1992). The ICD-10 Classification of Mental and Behavioural Disorders : Clinical descriptions and diagnostic guidelines. ／融 道男・他監訳(2005). ICD-10 精神および行動の障害－臨床記述と診断ガイドライン, 新訂版. 医学書院, p.85-92. より引用)

2 薬物依存症① ——薬物依存症とその看護——

表Ⅶ-15 依存性薬物の特徴

中枢作用	薬物のタイプ	精神依存	身体依存	耐性	催幻覚	乱用時の主な症状	離脱時の主な症状	精神毒性	分類*1
抑制	あへん類（ヘロイン，モルヒネ等）	+++	+++	+++	−	鎮痛，縮瞳，便秘，呼吸抑制，血圧低下，傾眠	瞳孔散大，流涙，鼻漏，嘔吐，腹痛，下痢，焦燥，苦悶	−	麻薬
	バルビツール類	++	++	++	−	鎮静，催眠，麻酔，運動失調，尿失禁	不眠，振戦，けいれん発作，せん妄	−	向精神薬
	アルコール	++	++	++	−	酩酊，脱抑制，運動失調，尿失禁	発汗，不眠，抑うつ，振戦，吐気，嘔吐，けいれん発作，せん妄	+	その他
	ベンゾジアゼピン類（トリアゾラム等）	+	+	+	−	鎮静，催眠，運動失調	不安，不眠，振戦，けいれん発作，せん妄	−	向精神薬
	有機溶剤（トルエン，シンナー，接着剤等）	+	±〜+	+	+	酩酊，脱抑制，運動失調	不安，焦燥，不眠，振戦	++	毒物劇物
	大麻（マリファナ，ハシッシ等）	+	±	+	++	眼球充血，感覚変容，情動の変化	不安，焦燥，不眠，振戦	+	大麻
興奮	コカイン	+++	−	−	−	瞳孔散大，血圧上昇，興奮，けいれん発作，不眠，食欲低下	*2 脱力，抑うつ，焦燥，過眠，食欲亢進	++	麻薬
	アンフェタミン類（メタンフェタミン，MDMA等）	+++	−	+	−*3	瞳孔散大，血圧上昇，興奮，不眠，食欲低下	*2 脱力，抑うつ，焦燥，過眠，食欲亢進	+++	覚せい剤*4
	LSD	+	−	+	+++	瞳孔散大，感覚変容	不詳	±	麻薬
	ニコチン（たばこ）	++	±	++ *5	−	鎮静あるいは発揚，食欲低下	不安，焦燥，集中困難，食欲亢進	−	その他

（注）精神毒性：精神病を引き起こす作用
　　　せん妄：不安，不眠，幻視，幻聴，精神運動興奮
*1：法律上の分類
*2：離脱症状とは言わず，反跳現象という
*3：MDMAでは催幻覚＋
*4：MDMAは法律上は麻薬
*5：主として急性耐性

＋−：有無および相対的な強さを表す．ただし，各種の有害性は，上記の＋−のみで評価されるわけではなく，結果として個人の社会生活および社会全体に及ぼす影響の大きさも含めて，総合的に評価される

（和田 清編(2010). 薬物依存Q&A. こころのりんしょう à. la. carte, 29(1)：27. より引用）

薬物依存症の治療・看護に大きな影響を及ぼす．また，薬物依存症といっても，乱用する薬物の種類や所属している場，周囲の状況によっても，その病状の現れ方は異なる．かなり初期の段階で医療につながる人もいれば，薬物によって生活も人間関係も崩壊し生命の危機をきたし医療につながる人もいる．また，他の精神障害を合併（二重診断：dual diagnosis）している人もおり，それぞれ治療や回復支援のあり方は異なる．

　薬物依存症者を中心に回復を考えた場合，医療機関は，回復の場のなかの一部にすぎない．家族の支えが大きな人もいれば，学校や職場の支えを必要とする人もいる．特に，薬物に関連する同じような問題状況をもつ当事者同士の支援（セルフヘルプ）は，回復に大きく影響する（次節，p.225を参照）．

　薬物依存症では，クレイビングが生じると，意識的・無意識的に薬物を手に入れようとするため，うそをついたり攻撃的になったり暴力を振るったりして，周囲の人との関係は病状の悪化とともに崩れていく．したがって，重症になるにつれて，自分が所属している場から，次につながるというよりも，放り出されるように次の場に移っていくようになる．また，自身も薬物を乱用している後ろめたさや恥ずかしさから，逃げるように次の場に移っていくようなところもある．回復支援としては，それぞれ

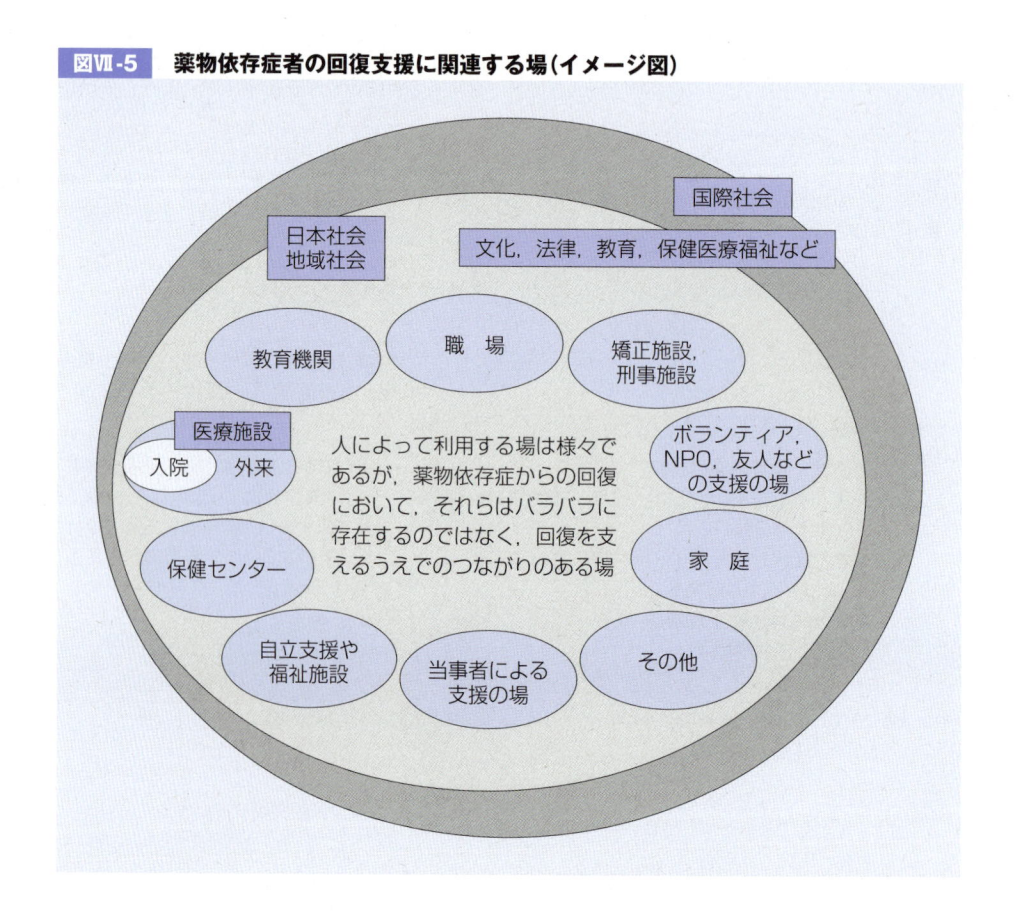

図Ⅶ-5　薬物依存症者の回復支援に関連する場（イメージ図）

の場がバラバラに存在するのではなく，回復に向けてつながりのある場となるような支援が大切である．そのためには，それぞれの場がどのように機能しているのか情報を得て，それぞれのケースにおいてつながりのあり方を検討する必要がある．

3. 薬物依存症者への看護

　薬物依存症は様々な要因によって生じる健康障害であり，100人の薬物依存症者がいれば，100とおりの症状（身体・精神症状のみでなく，社会関係も含む）があり，100とおりの回復のあり方がある．現状では，標準化された治療・看護は確立されておらず，看護のあり方を具体的かつマニュアル的に紹介するのは困難である．そこで以下には，大まかな看護のポイントを示す．

1）医療につながったとき

　行き場がなくなり生きることも難しくなり行き着いた場が医療機関であることも少なくない．入院に至るような状況では，恐怖と孤立無援感のなかで切羽詰まった状況となっていることが多い[8]．病状の重い時期でもあり，様々な激しい症状があるかもしれないが，依存症者が表現しない，表現できない苦しみを看護職者が理解しようとするようなかかわりが大切と思われる．

2）入院期間中

　それぞれの薬物の離脱症状への対応が必要となる．1種類の薬物でなく，多剤を乱用をしている場合もあるが，依存症者は正直にすべての乱用薬物名を話さない場合もあるので，出現してきた症状に応じた看護が必要である．
　クレイビングの激しい状態では，暴言，暴力，うそといった症状も生じやすい．また，依存症者も苦しんでおり，本人の感情と看護職者の感情との対称性が生じやすく，看護職者にも苦しい感情が生じやすい[1]．そこで，1人で抱え込まず，話し合える場を設けるなど，看護職者が自らの感情とどう向き合い取り扱っていくかが重要となる．

3）退院に向けて

　依存症者は安定していても，クレイビングはいつ生じるかわからない．退院間際には「大丈夫」と思えていても，退院した直後に生じるかもしれない．クレイビング時の対処や退院後の治療や生活について共に考え，依存症者自身が今後につなげていけるようなかかわりが必要となる．

4）再入院

　リラプスを繰り返し，入院を何度も繰り返すこともある．リラプスは，依存症の持続的な特徴であるが，実際には最終的に回復へと導くための学習過程の一部でもある[9]．小さな変化にも気を配り，リラプスから学べるようなかかわりが必要となる．

　本節では薬物依存症という病気の理解が看護においてまだ進んでいない状況である

第Ⅶ章 アディクション看護の実際

ことを前提として解説した．何年か後には，ここで述べた内容が修正され，より理解も進み，看護も発展していればと願うところである．

文献

1) 寳田 穂（2009）．薬物依存症者への看護における無力感の意味－看護師の語りより．日本精神保健看護学会誌, 18(1)：10-19.

2) 寳田 穂・武井麻子（2006）．薬物依存症者にとっての精神科病院への入院体験－複数回の入院を体験した人の語りから．日本精神保健看護学会誌, 15(1)：1-10.

3) UNODC (United Nations Office on Drugs and Crime), WHO (World Health Organization) (2008). Principles of Drug Dependence Treatment. Discussion paper.

4) 総務省行政評価局（2010）．薬物の乱用防止対策に関する行政評価・監視－需要根絶に向けた対策を中心として, 結果報告書．

5) World Health Organization(1992). The ICD-10 classification of Mental and Behavioural Disorders: Clinical descriptions and diagnostic guidelines. ／融 道男・中根允文・小見山 実（2005）．ICD-10 精神および行動の障害－臨床記述と診断ガイドライン, 新訂版. 医学書院．

6) IntNSA (International Nurses Society on Addictions) (2004). Scope and standards of addictions nursing practice. American Nurses Association.

7) Gorski TT(1990). Managing Cocaine Craving. Hazelden.

8) 寳田 穂・武井麻子（2005）．薬物依存症者にとっての精神科病棟への初めての入院体験－1回の入院を体験した人の語りから．日本精神保健看護学会誌, 14(1)：32-41.

9) Tims FM, Leukefeld CG, Platt JJ（2001）. Relapse and Recovery. In: Tims FM, Leukefeld CG, Platt JJ eds. Relapse and Recovery in Addictions. Yale University Press, p.3-17.

2 薬物依存症②
――ダルクと看護の連携――

● 1. ダルクとは

　ダルクとの連携を考えるにあたり，必要なことはまずダルクについての十分な知識をもつことである．

　ダルク（Drug Addiction Rehabilitation Center：DARC）の活動は，1986年に1人の薬物依存症者によって東京の東日暮里から始められた[1]．特徴としては，薬物依存症から回復した当事者が薬物依存症者の回復を援助する当事者活動である点があげられる．薬物依存の当事者の活動としてはダルクのほかに，薬物依存症の自助グループであるナルコティクス・アノニマス（NA）がある．NAとダルクの違いは，NAは世界各地で活動を展開する自助グループであり，「伝統」とよばれるグループの特徴をまとめたものによってほかからの干渉を受けることなく活動が展開されることが保障されている点である．そのため，外部からの援助を一切受けないことを厳格に守っている．一方ダルクは，外部からの経済的な援助によって成り立っており，法人として公的助成金を受けて運営されているものが多い．また，外部の専門家による助言などを受けて運営されている．それぞれのダルクには代表者や1～数名の有給スタッフがおり利用者の援助にあたっている．現在ダルクは，JCCA（Japan Catholic Committee On Addiction：日本カトリック依存症者のための会）*発行の「日本全国のマック・ダルク所在地」によると，2011（平成23）年4月22日現在，46か所59施設存在する．ここ数年は，毎年1～2か所でダルクが開設され増加している．ダルクの数や所在地についての最新の情報はJCCAのHP（http://jcca.client.jp/）にアクセスすると入手できる．

　これらのダルクの共通点は，薬物依存症の当事者による援助が行われる点と，薬物依存症の自助グループであるNAで用いられている「12ステップ」プログラム（表Ⅶ-16）**を取り入れた援助が行われている点のほか，NAのミーティングへの参加

第Ⅶ章　アディクション看護の実際

を義務づけている点である．ダルク利用者の多くは，グループホームもしくは福祉ホームなどの宿所に入所し，仲間との共同生活を送っている．そして日中はダルク内で行われる言いっぱなし，聞きっぱなしのミーティングへの参加や，運動や農作業などの野外活動プログラムへ参加する生活を送る．ダルクの運営や活動の内容については，それぞれのダルクが独立した運営と独自のプログラムによる援助を展開している．

＊JCCA：JCCAは，カトリックの信仰を基盤にしているが，12のステップをプログラムの中心として活動している依存症関連施設などであれば様々な施設，団体も加入できる会として設立された．カトリック信者であるなしにかかわらず依存症に苦しむ人たちを支援することを目的として，カトリック信者から集められた献金の一部が，マック（後述）やダルクの活動を支援するために使用されている．

＊＊NAの12ステップ：NAで用いられている12ステップは，アルコール依存症の自助グループAAで回復のために必要なプログラムとして作成されたものをAAの許可を得て薬物依存症者の回復のために編集したものである．主語がＩ「私」ではなく，We「私たち」となっていることに注目してほしい．これは依存症からの回復のためには個人ではなく，仲間との共同作業が重要であるという意味を含んでいる．AAおよびNAのグループの特徴を示す「12の伝統」のなかには，個人の回復はグループとの一体性にかかわっていることがあげられている．

表Ⅶ-16　薬物依存症からの回復のための「12ステップ」プログラム

1. 私たちは，アディクションに対して無力であり，生きていくことがどうにもならなくなったことを認めた．
2. 私たちは，自分より偉大な力が，私たちを正気に戻してくれると信じるようになった．
3. 私たちは，私たちの意思といのちを，**自分で理解している神**（ハイヤーパワー）の配慮にゆだねる決心をした．
4. 私たちは，探し求め，恐れることなく，モラルの棚卸表を作った．
5. 私たちは，神に対し，自分自身に対し，もう一人の人間に対し，自分の誤りの正確な本質を認めた．
6. 私たちは，これらの性格上の欠点をすべて取り除くことを，神にゆだねる心の準備が完全にできた．
7. 私たちは，自分の短所を取り除いてください，と謙虚に神に求めた．
8. 私たちは，私たちが傷つけたすべての人のリストを作り，そのすべての人たちに埋め合わせをする気持ちになった．
9. 私たちは，その人たち，または他の人びとを傷つけないかぎり，機会あるたびに直接埋め合わせをした．
10. 私たちは，自分の生き方の棚卸を実行し続け，誤ったときは直ちに認めた．
11. 私たちは，**自分で理解している**神との意識的触れ合いを深めるために，私たちに向けられた神の意志を知り，それだけを行っていく力を，祈りと黙想によって求めた．
12. これらのステップを経た結果，スピリチュアルに目覚め，この話をアディクトに伝え，また自分のあらゆることに，この原理を実践するように努力した．

　AAの12のステップと12の伝統は，アルコホーリクス・アノニマス・ワールド・サービス（以下AAWS）社の許可の下に再録または一部が変更されています．AAWS社によるこれらの許可は，AAがそのプログラムと提携関係を結んでいるという意味ではありません．AAは，アルコホリズムからの回復のみに向けられたプログラムであり，AAをモデルにした他の問題に取り組むプログラムや活動が，AAのステップと伝統，あるいはその一部を変更し使用することに，それ以上の意味を持つものではありません．また，AAと関連のない文脈において使用する場合も同様です．

（AAワールドサービス社の許可のもとに一部変更し再録）

2. ダルクの活動の特徴

　ダルクのように医療の専門家を含まない援助は，1970年代米国で，医療の専門家からの援助を拒否して自己治療を行う活発な市民運動のなかで生まれてきた．1986年に設立されたダルクは，米国のソーシャルモデルの治療施設で回復した神父の支援によってつくられたものである．わが国にはそれに先行してアルコホーリクス・アノニマス（AA）の活動と1978年に設立されたアルコール依存症の回復施設マック（Maryknoll Alcohol Center：MAC）の活動がある．AAやマックの活動は，ダルクの設立にかかわったカトリックの修道会の神父と同じ修道会の神父が，1875年に日本語版のAAの12のステップを紹介したことによって日本で広まった．ダルク設立の背景には，アルコール依存症の回復施設「マック」がモデルとなっている．

　ダルクはNAのような自助グループではないが，NAの自助グループの特徴を取り入れていることから，ダルクで援助を受ける薬物依存症者は，コンシューマー（援助の受給者）であり，薬物の使用をやめているダルクのスタッフは，プロシューマー（供給された援助による援助の供給者）であるという見方ができる（図Ⅶ-6）．ところが，薬物の再使用（リラプス）が多い薬物依存症の当事者活動においては，いったんはプロシューマーとなったダルクのスタッフでも薬物を再使用すると，再びダルクでのサービスの受け手であるコンシューマーとなるのも，他の精神障害者の施設ではみられない特徴である．

　このほかに，運営形態が異なる58の施設が「ダルク」とよばれることに活動の特徴がある．それは，薬物をやめるためにスタッフと寝食を共にした生活によって築かれるきずなという点である．このきずなは，利用者もスタッフも共に相手を「仲間」と呼び，援助者と被援助者の関係を超えたつながりをつくっている．

　ダルクは，薬物依存にかかわる共通の問題を抱えた仲間が共同生活を営む共同体である．この共同体の特徴は，大きく2点があげられる．

　第1に，「薬物から解放されて新しい生き方を身につける」という目的をもつ仲間との共同生活である．ダルクでの生活は，「仲間をとおして人との信頼関係を築く生

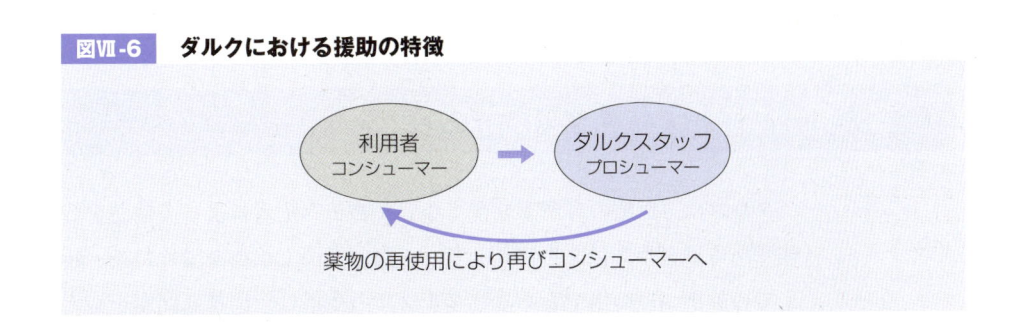

図Ⅶ-6　ダルクにおける援助の特徴

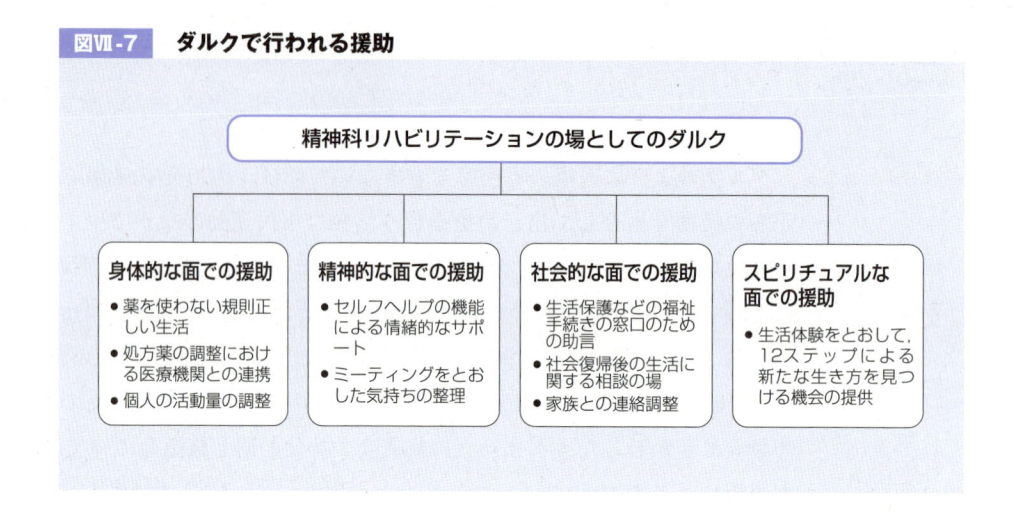

第Ⅶ章 アディクション看護の実際

図Ⅶ-7 ダルクで行われる援助

精神科リハビリテーションの場としてのダルク

- 身体的な面での援助
  - 薬を使わない規則正しい生活
  - 処方薬の調整における医療機関との連携
  - 個人の活動量の調整
- 精神的な面での援助
  - セルフヘルプの機能による情緒的なサポート
  - ミーティングをとおした気持ちの整理
- 社会的な面での援助
  - 生活保護などの福祉手続きの窓口のための助言
  - 社会復帰後の生活に関する相談の場
  - 家族との連絡調整
- スピリチュアルな面での援助
  - 生活体験をとおして，12ステップによる新たな生き方を見つける機会の提供

活の場」であり，「薬物を使わない生き方に価値があることを見つける場」となるものである．

第2に，薬物を使わない生き方を示す「モデルとなる仲間」との共同生活である．これは自助グループの活動の特徴の1つとしてあげられる役割モデルとなる仲間の存在があることで，薬物をやめることに大きな効果をもたらすものである．利用者にもたらされる当事者活動の特徴による治療的な効果としては以下の点があげられる[2]．

①モデルとなる仲間の存在により，薬物を使わない生活行動を模倣する機会が与えられる．
②モデリングは，習得されていないか，もしくは再習得が必要な発達上の課題への取り組みを促す．
③逆モデリングにより，回復する自己に気づき自律性を獲得する．

一方，施設としてのダルクが活動をとおして目指す薬物依存症からの回復の目標としては，以下の3点があげられる．

①ゴールは「薬物を使わない，新たな生き方が必要であると感じる」こと．
②ダルクの利用により，断薬の継続のための動機づけがなされること．
③「全体性」の回復であり，身体的・精神的・社会的な面での回復に加え12ステップに基づくスピリチュアル（霊的）な面での回復を目指すこと（図Ⅶ-7）．

3. 新たな援助モデルとしてのダルク

ダルクは，医療の専門家を含まない薬物依存症者によって援助を行う当事者活動団体である．ダルクは薬物依存症者が，医療機関で治療を受けた後，断薬を継続するうえでの動機づけの場でもある．ダルクでの生活は，同様な問題を抱えた仲間との共同

2 薬物依存症② ——ダルクと看護の連携——

図Ⅶ-8 ダルクにおける援助モデル

（医学モデル／オルタナティブビジョンとしての当事者活動モデル　生活療法（環境療法）／司法モデル　薬物依存離脱教育）

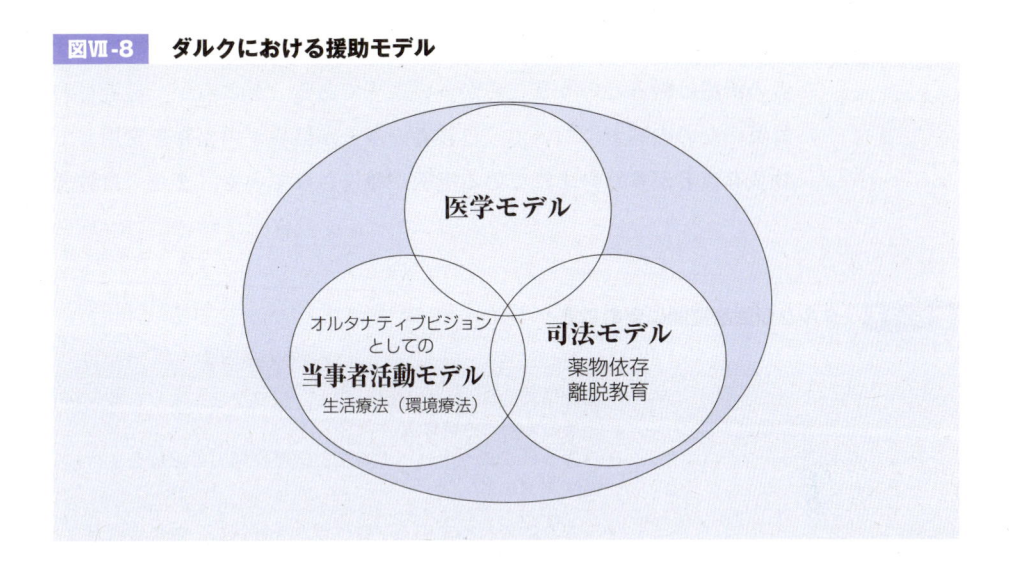

生活のなかで生活体験をとおして，薬物を使用しない生き方を身につける新たな援助モデルである．医療での援助を「医学モデル」，刑務所などでの薬物依存離脱教育を「司法モデル」とすると，これらに対するオルタナティブビジョンの当事者の援助による「当事者活動モデル」と考えられ，精神科においては生活療法といわれるものにあたる[2]（図Ⅶ-8）．

● 4. ダルクと医療との連携に必要な視点

　ダルクは，前述のとおり当事者活動団体であり，精神科リハビリテーションの場である．医療機関がダルクと連携をとるにあたっては，ダルクで行われる援助を尊重することが重要である．医療機関で治療中の薬物依存症者をダルクの活動に円滑に参加できるようにするために看護職者に求められることは，ダルクやNAの活動を十分に理解することである．そのためには，最寄りのダルクやNAのオープンミーティングに参加し，自分の目や耳でそれらの活動の実際を確認することが重要である．また，薬物依存症者に退院後にダルクを利用することを勧めるにあたっては，病院内でダルクのスタッフの体験談を依存症者に聞かせる場を設けることや，退院までにダルクのスタッフと十分な情報交換を行うことが必要である．また，退院後ダルクで行われるミーティングでの内省が行えるように，入院中に精神安定剤や眠剤など頓服薬を必要以上に与えないようにすることが大切である．ダルクが医療機関との連携で求めているものを表Ⅶ-17にまとめたので参考にしてほしい．

　2005（平成17）年に行われた厚生労働省の調査によれば，アルコール専門医療機関128のうち，薬物依存症者の治療を受け入れている医療機関は47％にすぎなかっ

第Ⅶ章 アディクション看護の実際

た[3]．つまり，多くの精神科病院ではアルコール依存症の治療は行うが，薬物依存症者の治療は断るというところが多いようである．ところが，最近行われた自殺予防の対策のための調査において，自殺者の多くが何らかの薬物を常用していたことや，薬物依存症者が多く含まれている実態が報告されている．また，自殺者の減少を図る対

表Ⅶ-17 ダルクが医療機関に望むこと

		具体的な内容
医師への要望	1. 正確な診断とダルクへの助言	・薬物依存症のリハビリテーションプログラムよりも優先して行うべき治療があるのかどうかの助言 ・ダルクのプログラムへの参加と医療機関での治療を並行してよいかなどの判断やアドバイス
	2. ダルクの活動への参加を視野に入れた処方	・ダルク内で行っているプログラムを理解し，依存症者がダルクのプログラムに参加できるように処方薬の量を調整 ※ダルクでは，「ダルクプログラム」として回復のポイントをまとめたパンフレットに基づきミーティングが行われるため，簡単な文章を読んで理解し，自分の考えをまとめ言語化して表現できるだけの思考力が求められる
	3. 入寮者の入院の受け入れ	・ダルク入寮中に精神的に不安定になった者の一時的な受け入れ ・ダルクでの生活が継続できなくなった場合の治療目的での受け入れ
	4. 依存症者に自助グループへの参加の促し	・ダルクでの活動に早期に馴染むことができるよう，自助グループのミーティングで話すことに慣れるようにする
看護職者への要望	【してほしいこと】院内で動機づけの作業	1. ワークブックなどで薬物依存症の病気について初歩的なわかりやすい知識，情報を与える 2. ダルク，NAはだれでも受け入れることを伝える 3. 薬をやめることができる希望を与える
	【してほしくないこと】回復したい思いがあることを否定する	1. やる気がないように見えても，やり直したいという思いがあることを受け止める 2. 依存症についての説教をすること
病棟での援助のポイント	1. 医師の治療方針を把握し，入院の条件（指示）を守る	1. 面会の制限 ・家族やダルクのスタッフのみの面会とし，友人の面会を制限する（薬物を使用している仲間との接触を避ける） 2. 入院条件に合わない依存症者の要求は退ける ・病棟で統一した方針を徹底させる ・人を巻き込む依存症の特徴を理解し，巻き込まれないよう心がける ・ニコッと笑って「だめです」とはっきり言えることが大切
	2. 薬物依存症を正確に理解する	1. 薬物依存症者を具体的に理解する ・どのような病気で，どのような行動をとるのか，どのような要求をしてくるのかなどを学ぶ ・回復した薬物依存症者の体験談からかかわり方を学ぶ 2. 専門知識に基づき正確に薬物依存症者を理解する ・依存症者と他の精神病の合併症のある人を見きわめる力を身につける ・うつ病や統合失調症などの重複障害のある患者と薬物依存症だけの患者とのかかわり方の違いを理解する
連携で留意すべき点		・病院側とダルクの治療目標を一致させる ・ダルクとの連携がうまくいかない場合でも，薬物依存症の治療の受け入れは継続させる

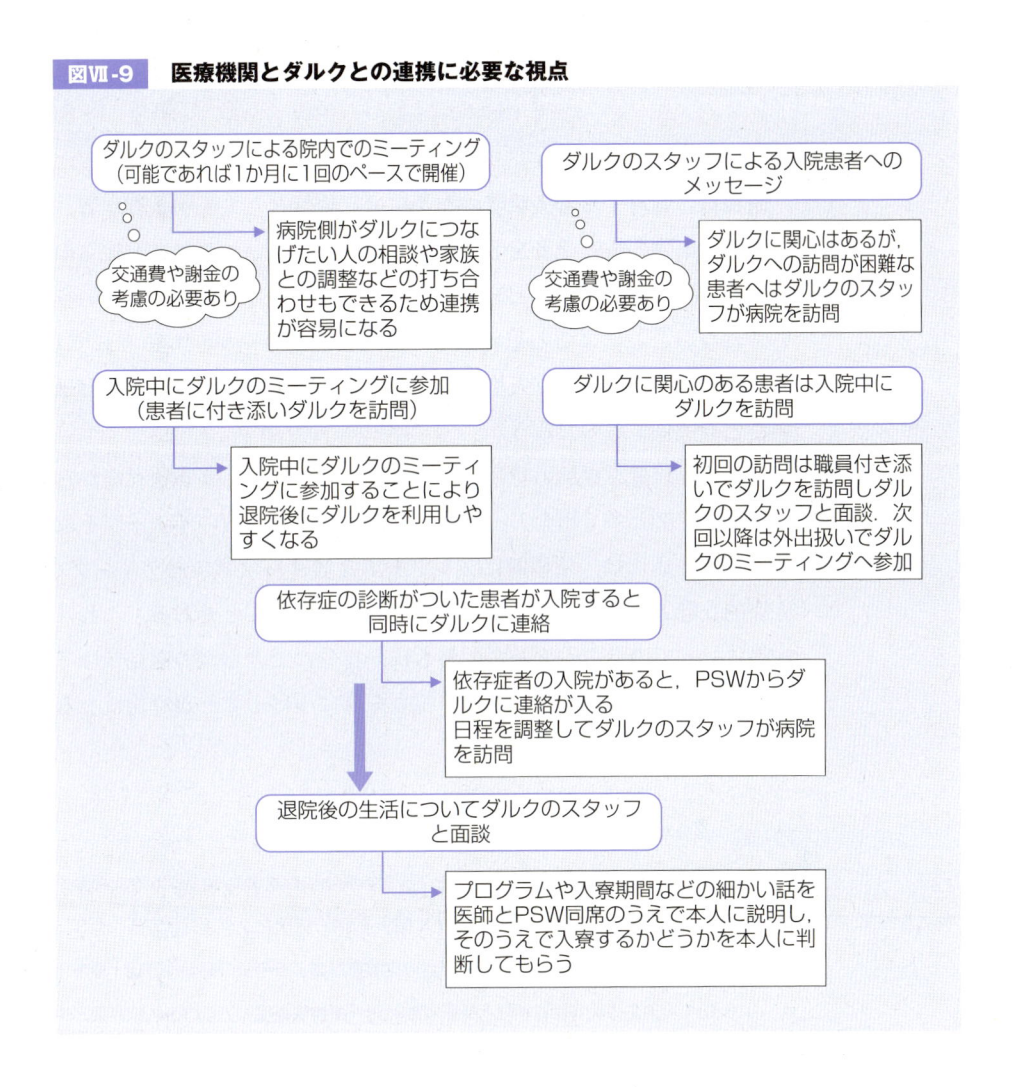

2 薬物依存症② ──ダルクと看護の連携──

図Ⅶ-9 医療機関とダルクとの連携に必要な視点

- ダルクのスタッフによる院内でのミーティング（可能であれば1か月に1回のペースで開催）
  - 交通費や謝金の考慮の必要あり
  - → 病院側がダルクにつなげたい人の相談や家族との調整などの打ち合わせもできるため連携が容易になる

- ダルクのスタッフによる入院患者へのメッセージ
  - 交通費や謝金の考慮の必要あり
  - → ダルクに関心はあるが，ダルクへの訪問が困難な患者へはダルクのスタッフが病院を訪問

- 入院中にダルクのミーティングに参加（患者に付き添いダルクを訪問）
  - → 入院中にダルクのミーティングに参加することにより退院後にダルクを利用しやすくなる

- ダルクに関心のある患者は入院中にダルクを訪問
  - → 初回の訪問は職員付き添いでダルクを訪問しダルクのスタッフと面談．次回以降は外出扱いでダルクのミーティングへ参加

- 依存症の診断がついた患者が入院すると同時にダルクに連絡
  - → 依存症者の入院があると，PSWからダルクに連絡が入る
日程を調整してダルクのスタッフが病院を訪問

- 退院後の生活についてダルクのスタッフと面談
  - → プログラムや入寮期間などの細かい話を医師とPSW同席のうえで本人に説明し，そのうえで入寮するかどうかを本人に判断してもらう

策の一環として，薬物依存症者の治療を積極的に行っていくことが必要であることも報告されている[4]．

　長野県では国のモデル事業として，薬物依存症の地域対策推進事業に取り組んでいる．このなかで，薬物依存症者への治療の実態調査が行われ，今後の治療対策として県内に薬物依存症治療の専門病棟が開設された．さらに薬物依存症者の有効な回復支援のために，医療での援助だけでなく，ダルクなどの当事者活動との連携を積極的に行う取り組みがなされている．その事業の一環として「当事者活動と医療機関との連携」をテーマに病院の職員研修が行われた．このなかで，医療機関とダルクが連携をとるために必要な視点として4か所のダルクから情報が提供され，筆者が紹介した．その一部を以下に紹介する（図Ⅶ-9）．

5. 薬物依存症者への援助で看護職者に求められる視点

　精神科に勤務する看護職者のなかには，依然として薬物依存症者，特に覚せい剤などの違法薬物の依存症者を敬遠する者が少なくない．それは，彼らの多くは規範意識が低く，病棟のルールなどを遵守する姿勢に乏しく扱いにくいというイメージをぬぐいされないことによると思われる．そうしたイメージがつくられてしまう理由には，薬物依存症から回復して人格を成長させた薬物依存症者とほとんど出会ったことがないことも関係するのだろう．

　薬物依存症者を援助の対象として受け入れるには，薬物依存症からの回復を遂げた薬物依存症者と多く出会い，薬物依存症者に対する負のイメージを取り除くことである．そのためには，積極的にダルクやNAのオープンミーティングなどに足を運び，人間的な魅力をもった薬物依存症者に多く出会うことである．これにより，薬物依存症者に対しての見方が変わるとともに，自分にできる援助を見つけることができ，薬物依存症者の援助に必要な看護の視点を身につけることが可能になるであろう．

文献

1) 西田隆男編著(2005). ダルク－日本とアジアの薬物依存症事情. 東京ダルク支援センター.
2) 近藤千春(2007). ダルク利用者の予後に関する研究. アディクションと家族, 24(3)：230-242.
3) 樋口進・他（2007). アルコール依存症の実態把握および治療の有効性評価・標準化に関する研究. 平成16-18年度厚生労働省精神神経疾患研究委託費「薬物依存症・アルコール依存症・中毒性精神病の治療の開発・有効性評価・標準化に関する研究」統括研究報告書. p.193-263.
4) 松本俊彦・他（2010). 薬物使用障害患者における乱用物質による自殺リスクの比較－アルコール, アンフェタミン類, 鎮静剤・睡眠剤・抗不安薬使用障害患者の検討から. 日本アルコール・薬物医学会雑誌, 45(6)：530-542.

3 ニコチン依存症

1. ニコチン依存症とは

　1980年に米国精神医学会がDSM-Ⅲ（精神障害の診断・統計のためのマニュアル第3版）において「たばこ依存」という用語を用いた．その後，喫煙の習慣化がニコチンの依存によるものであることをより正確に表現するために，1987年に米国精神医学会がDSM-Ⅲ-RJにおいて，「たばこ依存」を「ニコチン依存」へと用語を変更した．

　一方，世界保健機関（WHO）のICD-10（国際疾病分類第10版）は，1992年に，喫煙によるニコチン依存を「精神作用物質による精神および行動の障害」に分類した．つまり，ニコチン依存症は，精神医学界における主流の診断基準において「依存症」と位置づけられたのである．

　タバコはナス科の植物で，とても依存性の強い薬物であるニコチンを含んでいる．このニコチンを摂取しやすく商品化したものが喫煙を目的としたたばこ製品である．ニコチン依存症は，たばこの喫煙が習慣化したために起こる薬物依存であり，習慣依存（後述）である．また，認知のゆがみ（p.30参照）もみられ，自らの意志では禁煙することが困難な精神疾患である．

　1994年に発表されたDSM-Ⅳによれば，一般人口におけるニコチン依存の生涯有病率，つまり一生のうち一度はニコチン離脱の診断基準を満たす人の割合は50%であるといわれている．

2. ニコチン依存症の問題点

　ニコチンは，神経伝達物質のアセチルコリンに分子構造が類似しており，ニコチン性アセチルコリン受容体に作用して，中枢神経のドパミンを中心とした報酬系神経回路に作用し活性化させ，本人は覚せい状態となり，爽快感を得ることができる．

第Ⅶ章 アディクション看護の実際

ニコチンを長期間摂取し続けると，徐々にニコチン受容体の数が減り，神経伝達が低下した状態となるため，外部からニコチンを摂取しなければいられない状態になる．その結果，不安やいらいらなどの不愉快な気分を生じることになる．これが，身体的依存であり，ニコチン離脱症状である．この症状は，禁煙開始後3日間が激しく，その後徐々に消失していく．しかしその後もなかなか禁煙ができないのは，喫煙者は，喫煙によってストレスが軽減する，集中力が高まるなどの強い肯定的な信念をもっているためであり，これが精神的依存である．同じ場所で同じ時間に喫煙する傾向があり，その状況になったときに喫煙しなければ，しっくりこない，つらくなるのである．

以上のようにニコチン依存症者は，身体的依存と精神的依存を抱えており，これらを克服しなければならないのである．なお，ニコチン依存症者は，「喫煙によってリラックスすることができる」と言うが，これは，認知のゆがみによって引き起こされたものであり，喫煙によって離脱症状を一時的に緩和しているだけである．

喫煙を開始する年齢が低いほど，依存しやすく，若い人ほどニコチン依存症になる危険性が高い．喫煙によってがんの発症率が高くなり，健康に大きな影響を与える．したがって，未成年者に喫煙させないことが重要である．

● 3. 禁煙指導法

1) 認知行動療法

喫煙者は自分の意志で禁煙することが重要である．また，禁煙支援において看護職者は，認知行動療法的な知識をもってかかわることが必要である．

認知行動療法的にかかわるときには，本人の身体的状態，認知行動療法の必要性と手順，予測される効果などを考慮するが，喫煙によってストレスが軽減する，集中力が高まるなどの強い肯定的な信念，つまり精神的依存の要素が含まれる健康課題については，さらに一歩踏み込んだ依存のメカニズムについての認知が必要である．なぜたばこをやめる必要があるのかは，喫煙者の真黒な肺の解剖写真を見せることによってある程度は理解されると考えられる．しかし，「禁煙の方法についての説明を受けた」「その方法をやってみた」「でもやめることができなかった」「なぜやめることができないのかはわからない」「自分の意志が弱いからに違いない」との声もしばしば聞かれる．このような認知は，悪循環を招く．なぜやめることができないのか，意志が弱いからやめることができないのか，この悪循環への明確な認識がなければ，禁煙することは難しい．

本来，認知行動療法的アプローチは，対象者の健康問題を戒めるために行うものではない．対象者の健康問題を解決する手段として存在するのである．しかし，喫煙習慣の原因となるニコチン依存，依存の過程で現れる刺激への過敏性が増加する感作，長い間定期的に刺激を繰り返すことによって反応が小さくなっていく耐性について認

識することは，喫煙者にとって受け入れがたいつらいことである．そのため，否認することもたびたびみられる．喫煙する自分への軽い罪悪感や禁煙できない自身への否定的な感情や周囲の人に対する罪悪感は，それらが依存の症状であると客観的に認知することで軽減できることである．また，その症状が，時間の経過や代替嗜好品などによる対処方法，セルフコントロール法などによって軽減できることを知っていれば，禁煙の目標をもって対処行動をとることができる．従来，禁煙では，対処できないつらさを我慢することが要求されてきたが，認知行動療法はつらさを軽減するようにコントロールできるという認知をもつことで対処し，自尊感情や自己効力感を高めることもできるのである．

禁煙の内発的な動機づけがあり，ニコチンパッチやニコチンガムなどの禁煙補助薬を使ったニコチン代替療法を始める人にとって，喫煙中心からたばこのないライフスタイルに変える意識改革が必要である．他人が，その人の生活パターンを変えようとすることは非常に難しく，自分で考えることしか解決策はない．すなわち，禁煙が成功するかしないかは，自分自身が意識を改革し，それを実行していくことでしか解決しない．したがって，看護職者は，禁煙する人に対して意識改革のきっかけをつくったり，禁煙の意志が変わらないように支持的に見守ることが重要である．主に精神面で禁煙を支援し，また共感・受容や傾聴などのカウンセリング技法を用いながらかかわることが重要である．

2) 具体的な禁煙指導方法

(1) 禁煙することによって得られるよい効果についての認識を促す

喫煙者が禁煙することによって，当初現れる様々な身体の不調，たばこにまつわる不便さ，ニコチンが切れたときのストレスから抜け出し，精神的な解放感を味わうことができれば，禁煙は促進される．

禁煙することによって現れる具体的な症状としては，咳や痰が減る，目覚めがさわやか，息切れしない，食べ物の味や香りがわかる，口臭・体臭がなくなる，声が出やすい，胃の調子がよい，歯みがきのとき吐き気がしない，肌が潤う，歯にヤニがつかない，火事を起こす心配が減る，たばこ代が必要なくなる，などである．これらの肯定的な側面をイメージさせ，禁煙の必要性とその効果を認知させて，禁煙したいという意志を強化し，それに対して支援する．

(2) セルフコントロールによって自己効力感を高める

喫煙者が禁煙する理想の自分をよく理解し，イメージして実行していかなければ，なかなか理想の自分に近づくことはできない．現在の自分を見つめ，理想の自分になるためには禁煙が必要であることに気づくことが重要である．自分自身にとって必要なことを自身でできたという自己効力感，達成感は，実行した後に初めて理解できることである．

4. ストレスと喫煙の関係

喫煙者は,「いらいらしたり,ストレスを感じたときにたばこを吸うと解消できる」と言うが,たばこは本当にストレスの解消に役立つのであろうか.

ニコチンには,鎮静効果と興奮効果があり,たばこを吸った直後にその効果を得ることができる.しかし,「仕事が大変だからたばこを吸う」「対人関係でストレスを感じたからたばこが増えた」と言うのは,たばこを吸うことによってよい効果が出たかどうかは疑問である.たばこを吸ってよい効果があったとしても,その鎮静効果や興奮効果は,せいぜい数十分しか続かない.徐々に血液中のニコチン濃度が下がり,またその効果を求めて自然にたばこを吸いたくなるのである.

本当は,たばこによって仕事や人間関係のストレスが解消されているのではなく,ニコチン依存になった脳にニコチンを補充し続けているだけであり,いわゆるニコチンの奴隷のようになっているといえる.悩みやストレスなどは,たばこがなくても人が本来もっている精神的・肉体的な自然の回復力や対処力,たばこ以外のストレス解消方法によって解消されていくものである.

5. 妊産婦のニコチン依存

喫煙している女性は,たばこ煙中の毒性物質によって生殖細胞や生殖器官が影響を受け,その結果,不妊症,自然流産,子宮外妊娠が多いといわれている.また,妊娠女性における喫煙が子宮・胎盤循環に好ましからざる影響を及ぼすことは以前からいわれているが,妊娠(34～40週)の女性に喫煙させたところ,子宮・胎盤血液量や絨毛間血流量に有意な減少が認められたとの研究報告もある[1].たとえ子宮・胎盤循環に及ぼす喫煙の悪影響が一過性だとしても,この悪影響が喫煙のたびに繰り返し起これば,ニコチンの作用を受け血管収縮によって引き起こされる子宮・胎盤血流量の減少は栄養の供給に支障をきたし,また,血中一酸化炭素ヘモグロビン(COHb)濃度の上昇は低酸素状態を引き起こし,胎児の発育遅滞につながるであろうことは容易に推測される[2].

たばこ煙は,卵管をターゲットとして妊娠の障害を起こす.たばこ煙中のピリジン,3-メチルピリジン,ピリジン系物質は,きわめて微量でも卵管漏斗細胞増殖の障害を招くことが動物実験で確認されている[3].重要なことは,これらのいろいろな物質は,たばこそのものに含まれているものではなく,香りづけのために加えられているものであるということである.また,低ニコチンとか低タールといわれているたばこでさえも,排卵された卵子が卵管采にとらえられて卵管内に取り込まれる仕組みや,卵管の平滑筋収縮に影響を与えるということが明らかにされている.さらに,経口避妊薬

（ピル）を服用しながら喫煙を続けると，狭心症や心筋梗塞などの虚血性心疾患の危険性が高まるため，注意が必要である．

文献

1) Lehtovirta P, Forss M (1980). The acute effect of smoking on uteroplacental blood flow in normotensive and hypertensive pregnancy. International Journal of Gynecology and Obstetrics, 18 (3)：208-211.
2) 浅野牧茂 (1987)．喫煙と女性―第三の喫煙．山中 學・亀田治男・松橋 直．男と女―社会の男女，医学の男女．協和企画通信, p.150-159.
3) 中井祐之 (2006)．大学生のための禁煙講座―21世紀禁煙化社会から取り残されないために．星雲社, p.71.

Column

認知症患者のニコチン依存

　ニコチン依存症の認知症患者が入院する際，施設内（病棟内）が禁煙であることが説明されるが，不満や喫煙要求はほとんどみられない．認知症患者には，帰宅要求などのように同じ訴えを何度も執拗に繰り返す傾向があるが，喫煙要求での対応困難を看護職者はさほど自覚しない．防火管理上，入院に際して，禁煙を条件としている施設が大半であるが，それほどの対応困難を伴わず患者の禁煙を可能にしているようである．つまり禁煙環境の条件が整えば，認知症患者は比較的容易に禁煙できると思われる．

1. 事例紹介

　Aさんは中期のアルツハイマー病で認知症病棟に入院したニコチン依存症者である．入院後，2～3日間は喫煙要求がみられた．入院後2週間が経過した頃，職員がたばこの箱をAさんに見せると，Aさんは「たばこちょうだい」と言う．「ここではたばこは吸えない」と言う職員との間で，数回同様の訴えを繰り返した後，ホールの隅に行き，紙を筒状に巻いて，たばこを吸うポーズをとり，たばこを吹かす動作をしていた．これ以外に喫煙要求はみられなかった．

　喫煙要求が起こった現象を記憶障害の観点から考えると，Aさんがたばこを吸う動作は，手続き記憶によると考えられる．手続き記憶とは，自転車にしばらく乗っていなくても，すぐに乗れるということや，赤ちゃんがものを見て，噛むという働きをするのと同じように，習慣的に繰り返し身体で覚えていることをいう．人間が技として獲得した手続き記憶は，いつどこで何をしたというような出来事記憶（エピソード記憶）が障害されていても比較的残っているといわれる．Aさんは紙を筒状に巻いて吹かしているが，外観がたばこに似ているというだけで，ニコチンなどの依存物質は含まれていない．Aさんのたばこそのものの知識が正確に想起されたわけでもないだろう．しかし，Aさんにとっては，それはただの紙の筒ではなく，まぎれもなくたばこである．それを吸って，欲求を満たしていたと思われる．また，記憶と情動はつながっており，過去の喫煙により快の情動を引き起こしていたことが記憶として保存され，たばこの箱を見てそれが一時的に想起された．その結果，喫煙要求が起こったと思われる．

　その後喫煙要求がないことは，認知症患者の場合，中核症状に記憶障害や見当識障害を伴っていることからたばこを吸うことを忘れ，たばこの箱を見たことも忘れているためと思われる．たばこの記憶を想起させるきっかけがないことにより禁煙が可能になったと考えられる．つまり，ニコチン依存症の認知症患者（アルツハイマー病患者）においては，喫煙という手続き記憶は比較的保たれており，たばこの記憶を想起させない環境要因が非常に重要であると考えられる．

　具体的な対応としては，生活環境のなかに視覚情報として喫煙が連想されるようなたばこやライターなどを置かないこと，たばこのにおい（職員のたばこ臭）がしないように環境調整を行うことである．そのためには，分煙では不十分であり施設内（病棟内）禁煙が望ましい生活環境であることはいうまでもない．

2. 喫煙の認知症への影響

　喫煙が認知症発症のリスクとして注目されるようになった．アルツハイマー病や脳血管性認知症の血管性危険因子は，高血圧，動脈硬化，脳血管障害などがあげられる．喫煙はたばこの煙の中の活性酸素と喫煙者の抗酸化食品の摂取不足が相まって，酸化ストレスを高める．これは中年期の喫煙が25年後のアルツハイマー病・脳血管性認知症のリスクとなる機序として注目されている[1]．

　喫煙の認知症発症に対する影響について，19の疫学研究をまとめてメタ解析した結果が報告されている[2]．26,374名（平均年齢74歳）を対象としたもので，喫煙者は非喫煙者に比べて，アルツハイマー病のリスクが1.79倍，脳血管性認知症のリスクが1.78倍，喫煙者では簡易知能試験（mini-mental state examination：MMSE）の得点が加齢に伴って大きく低下したという．また，ティアズ（Tyas SL）ら[3]によるハワイの日系米国人を対象とした喫煙の疫学研究では，喫煙量が増えるほどアルツハイマー病のリスクが高まり，大脳皮質の老人斑が増えていたと報告されている．このことは，喫煙が心血管系への影響のみならず，認知症のリスク因子への影響もあることを示しており，認知症予防の観点からも禁煙の重要性を示唆している．

認知症患者のニコチン依存症の割合や喫煙者の割合を示したデータは少なく，吉田ら[4]が285名（90%が在宅生活）を対象に認知症高齢者の喫煙状況を調査した結果では，喫煙経験者（少なくとも過去に喫煙していた者）は74名（26%）で非喫煙経験者は211名（74%）であった．前者の1日20本，35年間（中央値）の喫煙経験者54名（73%）が初診の時点ですでに禁煙していた．禁煙理由として，たばこが欲しくなくなったことをあげていた．また，手指の変形があるハンセン病患者の例であるが，たばこのヤニで指が黄色くなっているほど重度のニコチン依存症であった．その彼がアルツハイマー病に罹患して外来通院をするようになるが，病気の進行に伴い喫煙をしなくなったという．これらの事例でみられるように，ニコチン依存症の認知症患者は，病気進行とともにニコチン依存度が減少していく．

ドパミンは快感を味わったり笑ったりしたとき，情動の中枢である側坐核や扁桃核の部位でたくさん放出され，その結果，脳の覚醒レベルが上がり，やる気が高まる[5]．認知症が重症になるとアセチルコリン系，ドパミン系，ノルアドレナリン系を含むほとんどすべての神経伝達物質の活動が低下する．先の事例のように病気進行に伴いニコチン依存度が減少するのも，神経伝達物質のドパミンなどの活動性が低下したためと思われる．一方で，ニコチン依存症になることで，人間がもともともっているドパミンを放出する能力は低下するといわれている．

看護職者のなかには，喫煙は高齢の認知症患者にとって嗜好であり楽しみであるという考えから，その人らしい生活を支援するという名目で，喫煙支援をケアとする主張がある．ケアに携わる看護職者（医療職者）・家族は，喫煙が認知症のリスク因子や悪化因子になりうることを認識する必要がある．

3．看護のポイント

認知症患者にとってその人らしさとは何かということ，ここにアディクション問題を併せもつ認知症患者への対応の困難さがあると思われる．特に，ニコチン依存症とアルコール依存症の両者を重複してもっていると，喫煙や飲酒の制限によって暴力・暴言がみられ，対応の困難を招きやすい．

快刺激によるドパミン分泌でその人らしさを実現しているケースを，多くの看護職者は知っている．たとえば，自発語がほとんどない踊りの師匠だったというアルツハイマー病患者が，昔なじみの曲が流れると歌ったり踊ったりして，周囲の患者たちや職員に感動を与えている．認知症患者は，今の自分がもっている能力を活用しながら，今を生きている．患者と同じ時空間を共有する看護職であるなら，患者に笑いをもたらす居心地のよい快刺激をケアとして提供していきたい．

[文　献]

1) 林 博史（2008）．HEART Dictionary．ハートナーシング，21(2)：89．

2) Anstey KJ, von Sanden C, Salim A, et al (2007). Smoking as a risk factor for dementia and cognitive declin：A meta-analysis of prospective studies. American Journal of Epidemiology, 166(4)：367-378.

3) Tyas SL, White LR, Petrovitch H, et al (2003). Mid-life smoking and late-life dementia：The Honolulu-Asia Aging Study. Neurobiology of Aging, 24(4)：589-596.

4) 吉田英統・藤川顕吾・辻 拓司・他（2008）．認知症高齢者における喫煙状況およびドネペジル服用との関連．老年精神医学雑誌，19(増刊号2)：207．

5) 山口晴保（2008）．認知症予防－読めば納得！脳を守るライフスタイルの秘訣．協同医書出版社，p.179．

4 摂食障害

1. 摂食障害とは

　摂食障害は，思春期から青年期の女性に多く発症する疾患である．摂食障害の推定患者数は増加しており，一般人においても食行動の異常を示す者の割合は増加している．

　特に，思春期は身体面および精神面の成長・発達において非常に重要な時期であり，この時期に摂食障害を発症することは，健康な心身の成長・発達を妨げる大きな要因となる．そのため，摂食障害に対しては，家族も含めた治療と支援を早期に開始することが必要である．

1）摂食障害の特徴

　摂食障害は，ストレスをストレスとして心で感じながら解決していく代わりに，「食べる，食べない」という「食をめぐるこだわり」に置き換え，食行動のコントロール

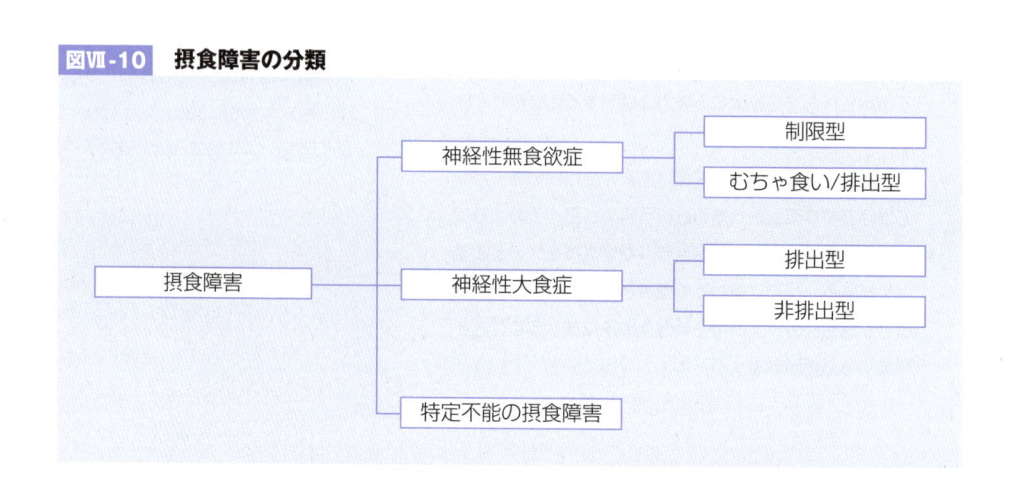

図Ⅶ-10　摂食障害の分類

摂食障害
- 神経性無食欲症
  - 制限型
  - むちゃ食い/排出型
- 神経性大食症
  - 排出型
  - 非排出型
- 特定不能の摂食障害

4 摂食障害

を喪失した結果，心身の機能不全に陥った状態になることをいう．摂食障害は，DSM-Ⅳ-TR では以下のように分類されている（図Ⅶ-10）．診断基準は表Ⅰ-6（p.19）参照．

(1) 神経性無食欲症（anorexia nervosa：AN）

ボディイメージの障害，強いやせ願望や肥満恐怖のため，不食や摂食制限をした結果，著しいやせ（WHO では標準体重の 85％以下，BMI 17.5 以下）と，種々の精神身体症状を生じる 1 つの症候群とされる．

神経性無食欲症は，制限型とむちゃ食い/排出型に分けられる．制限型は，食物を摂取しない状態，むちゃ食い/排出型は，むちゃ食い（過食）と拒食を繰り返す状態のことをいう．

(2) 神経性大食症（bulimia nervosa：BN）

自制困難な摂食の欲求を生じ，短時間に大量の食物を強迫的に摂取（むちゃ食い）し，その後嘔吐（自己誘発性）や下剤の乱用や翌日の摂食制限，不食などにより体重増加を防ぎ，体重は神経性無食欲症ほどは減少せず正常範囲内で変動し，むちゃ食いの後に無力感，抑うつ気分，自己卑下を伴う 1 つの症候群とされる．

神経性大食症は，排出型と非排出型に分けられる．排出型は嘔吐（自己誘発性）や下剤などの手段で，摂取した食物を身体から排出する状態で，非排出型は多くの食物を摂取するが排出しないことをいう．

表Ⅶ-18　摂食障害の症状

		神経性無食欲症（AN）	神経性大食症（BN）
精神症状	やせ願望	必発	必発（必ずしも強くない）
	肥満恐怖	必発	
	身体像の障害	伴う	
	病識	乏しい	病識を有する
	その他の精神症状	強迫症状，失感情症など	
身体症状	体重減少	低体重	標準体重～肥満
	月経異常	無月経	一部は無月経
	その他の身体症状	徐脈，低体温，低血圧，浮腫，産毛の密生など	浮腫，過食後の微熱など
行動異常	摂食行動	拒食，不食，摂食制限，隠れ食い，盗み食い，過食	過食，だらだら食い，絶食，摂食制限，隠れ食い，盗み食い
	排出行動	嘔吐（自己誘発性），下剤の乱用，利尿薬の乱用	
	活動性	過活動	低下
	問題行動	自傷行為，自殺企図，万引き，薬物乱用など	

(3) 特定不能の摂食障害

どの特定の摂食障害の基準も満たさない摂食の障害を指す．

2) 摂食障害の臨床像

摂食障害の症状を，精神面（精神症状），身体面（身体症状），行動面（行動異常）に整理すると表Ⅶ-18のように整理できる．

3) 摂食障害の原因と経過

(1) 原　因

摂食障害の発症要因には，生物学的要因，心理的要因，社会文化的要因，家族要因などが考えられている．生物学的要因には，中枢の摂食行動調節機構の異常，遺伝素因などがある．心理的要因には，思春期の自立と依存の葛藤，低い自尊心，ボディイメージの障害，不適切な学習，認知のゆがみなど，社会文化的要因には，やせ願望と肥満蔑視，女性の社会進出，飽食の時代など，家族要因には偏った養育態度（過干渉，放任）や機能不全家族などがある．

(2) 身体面の変化（図Ⅶ-11）

これら複数の要因が関係し合い，悪循環に陥った結果，摂食障害が発症すると考えられている．摂食障害によって脳内の摂食中枢が機能不全に陥ると，脳内変化が起こり，ダイエットハイが生じる．ダイエットハイとは，飢餓状態が爽快感を引き起こし，

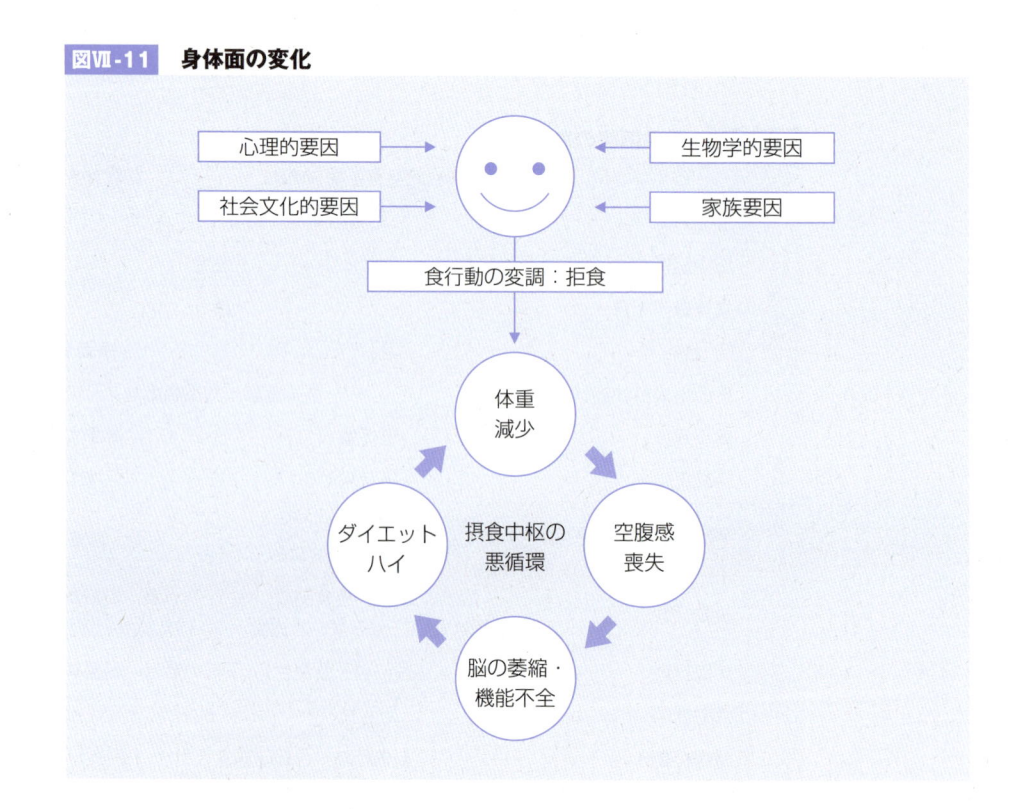

図Ⅶ-11　身体面の変化

やせればやせるほど気分がよくなり，やせることがやめられなくなることである．

また，食事摂取量が低下し続けると，空腹感がなくなる．このような状態で少量の食物を摂取すると腹部不快感や膨満感，腹痛，悪心などが生じ，さらに食事量が減少する．

このような状況でも，一度食べ出すと止まらない過食を生じ，肥満恐怖から体重増加を防ごうと嘔吐する．この結果，身体の栄養状態はますます悪化する．特に視床下部・下垂体領域や海馬，前頭葉など脳の広範囲の機能が障害され，萎縮など器質的変化も生じる．また，思春期は生殖器系の発達が重要であるが，当然生殖器系の発達も障害され，女性であれば無月経やホルモンバランスの異常などが生じる．特に，思春期に摂食障害を発症すると，摂食障害から回復した後でも妊娠を困難にすることが知られている．

(3) 精神面の変化

摂食障害を抱えた人は，「今の状態が一番調子がよい」「自分はちょっと太っている」「もっとやせたい，やせなくてはいけない」などと発言することが多い．このような発言は，やせ願望（標準よりも軽い体重を設定する，やせることへの意識が強くなる），肥満恐怖（太った自分が許せず，太ることに対して強い恐怖感をもつ），ボディイメージの障害（やせているにもかかわらず，自分は太っていると思い込む，他人が肥満を否定しても受け入れず，太っていると思う．訂正は不可能），病識の欠如（拒食や過食を病気だと思わない，身体状況の変化に対してもあまり関心を払わない）など，彼らの精神状態をよく表している．

摂食障害が進行すると，失感情症（アレキシサイミアともよばれ，喜怒哀楽の表現ができない状態），抑うつ状態，不安（体重増加への不安，症状への不安，動悸や息切れなどの身体症状を伴うことも多い），強迫症状（体重や食べ物，カロリーなどのことが考えの大半を占める，減量のための運動がやめられなくなり，常に動き回っている，入院してもベッドの上でスクワットや腕立て伏せ，腹筋運動などを行う）などが出現する．このような精神面の変化が生じると，円滑な日常生活を送ることが困難となり，基本的なセルフケアも低下する．

2. 摂食障害を抱えた人の心理と家族・環境背景

1) 心理面の特徴

(1) 思春期におけるストレスコーピング

摂食障害を抱えた人の心理的特徴は，ストレスへの対処技能（コーピングスキル）が未熟なことに関連するといわれている．

一般に，人間のストレスへの対処技能は発達段階の発展に従って獲得されるが，摂食障害の好発時期である思春期は，親からの心理的独立，友人関係，いじめ，進路（進

学や受験など）など，様々なストレスとの対峙を迫られる時期である．適切な対処技能を発揮できれば，これら思春期における種々のストレスを乗り越え成長することが可能である．しかし，何らかの原因で対処技能が未熟な場合は，これらのストレスに対して適切に対処することができず，自分の体型や体重に強い関心をもち，ダイエットにのめり込み，自分で体重をコントロールできた（減量できた，やせられた）という達成感や，他人よりやせている自分に優越感を感じ，現実を直視せず誤った代償を得ることになる．食行動を通じてストレス対処をはかると考えられている．

(2) 性格傾向

摂食障害を抱えた人は，子ども時代に「親に面倒をかけず何でも自分でするよい子」と評価された人が多い．これはよい側面でもあるが，子どもでありながら大人としての役割を期待され，期待に応じるため精いっぱいの努力をしてきた状態とみることができる．そのため，何事に対しても完璧に物事をこなそうという思いが強く，完璧主義，強迫観念，柔軟性のなさが特徴としてあげられる．また，物事の完全性を求めるあまり挫折感を経験しやすく，他人の評価に敏感であるが自己評価は低いため，物事をストレスと受け取りやすく，ためやすい．

このような性格傾向は，現実の課題，問題の解決に対して健康的な対処行動ではなく，食事を減らすこと，やせることで自己の価値を保とうとする不健康な対処行動に拍車をかける．

2) 家族の特徴

摂食障害の発症要因の1つに，家庭環境，親の養育態度との関連性があるといわれている．摂食障害を抱えた人の家族（親）に観察される特徴としては，子どもの行動の些細なことにまで干渉し子どもの自主性の発達や体験を妨げたりすること（過保護，過干渉）や，逆に，まったく関心がない放任などがある．

また，家庭そのものについて，安心できない，ほっとできない家であることが多い．これは，家族の構成員同士の感情のうねり，高まり，行き違いがあることを意味し，これは家族内葛藤として知られている．

3. 治療過程における家族力動と看護

1) 治療過程

摂食障害の治療目標は，生活上のストレスや悩みに食行動で対処することをやめ，適切な対処技能を用いてストレスに対応できるようになることである．治療開始に関して，摂食障害を抱えた人は病識が薄いため，自ら受診することは少なく，周囲（家族，友人など）の強い促しでやっと受診する場合が多い．受診しても医療者の診察に拒否的な態度をとることも多い．

そのため，まずは本人との信頼関係を構築することから始まる．摂食障害を抱えた

人が困っていることの解決に向け，一緒に考えていく姿勢を伝え，本人が言語化できない部分は時間をかけていねいに明らかにしていく．医療者がていねいに自分の状態を正しく理解してくれたという体験が重要である．

治療関係を構築し，本人の治療意欲を探し，引き出すことを続けつつ，本人にとってストレスになっていることがあれば，ストレスそのものをいったん遠ざけたり，必要な場合には入院治療を行う．そして身体状況をアセスメントしながら心理的側面に対してカウンセリングや認知行動療法などの心理療法を行う．また，医療機関での治療と併せ，摂食障害の当事者によるセルフヘルプグループへの参加や，家族会への参加なども，摂食障害の回復には有効である（図Ⅶ-12）．

外来治療では，摂食障害について理解することを目的にした心理教育，標準体重の－10％を目安にした目標体重の提示，食事指導（1日3回の食事習慣を自分で把握する意味で食事日記をつける，朝昼晩の3度の食事をとる，間食せずに前の週より20％増のカロリーを摂取する，不足のカロリーは栄養補助食品で補給する，1週間に0.5kg体重を増やす），精神療法などが行われる．

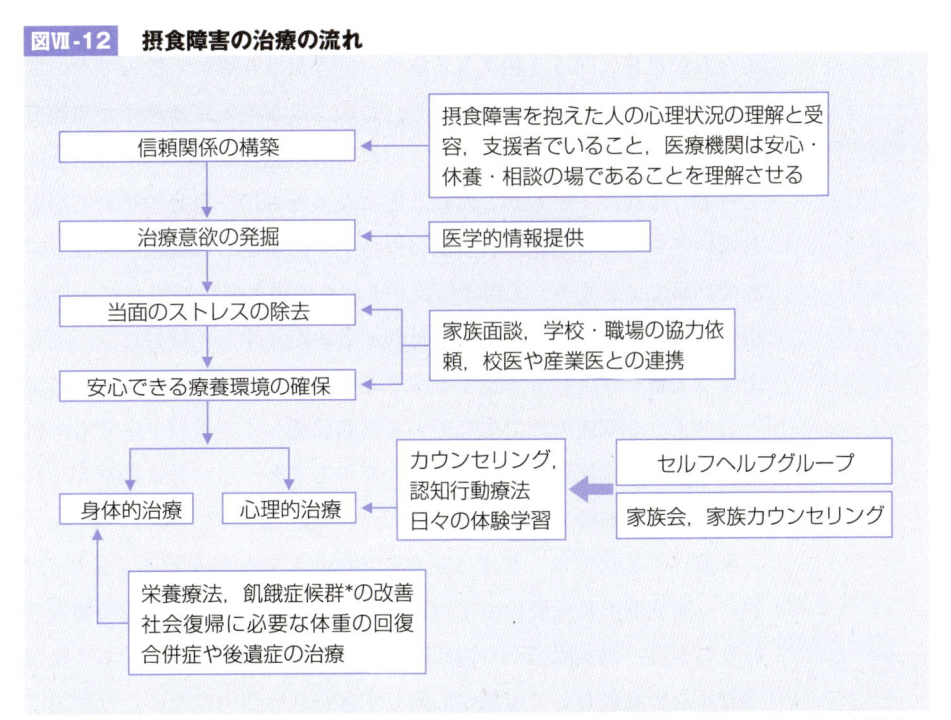

図Ⅶ-12　摂食障害の治療の流れ

```
信頼関係の構築 ← 摂食障害を抱えた人の心理状況の理解と受
                 容，支援者でいること，医療機関は安心・
                 休養・相談の場であることを理解させる
    ↓
治療意欲の発掘 ← 医学的情報提供
    ↓
当面のストレスの除去 ← 家族面談，学校・職場の協力依
                       頼，校医や産業医との連携
    ↓
安心できる療養環境の確保
    ↓
身体的治療  心理的治療 ← カウンセリング，    ← セルフヘルプグループ
                         認知行動療法
                         日々の体験学習      家族会，家族カウンセリング
    ↑
栄養療法，飢餓症候群*の改善
社会復帰に必要な体重の回復
合併症や後遺症の治療
```

*飢餓症候群：飢餓がもたらす精神症状や異常行動の総称．精神症状の変化には，集中力や判断力の低下，不眠，情動面の変化（不安，抑うつ，気力の低下，易怒性，いらいら感など），自尊感情の低下，強迫性の増加，悲観的な考えになりがち，楽しみを感じられない，などがある．行動面の変化には，過食の衝動に駆られる，盗食，嗜好品やスパイスを過剰に摂取する，料理番組やレシピ本を収集したり関心を過度にもつ，家族に食事を強要する，食品を大量に隠し持つ，過剰な運動を行う，などがある．

入院治療は，外来治療で体重減少が続き，身体状況が悪化している神経性無食欲症（体重が標準体重の60％以下，全身衰弱（自力で立てない，歩けない），低血糖昏睡，低カリウム血症，不整脈，腎不全，感染症，横紋筋融解症など）や，過食・嘔吐が止まらない神経性大食症で治療意欲が高い場合，抑うつ症状が強く自殺念慮がある場合などが対象となる．入院治療では，栄養状態の改善を図るために身体管理を行い，併せて各種精神療法，栄養指導などの治療が行われることが多い．

2）治療過程における家族の問題

(1) 症状による家族の巻き込みと家族間葛藤の増加

摂食障害は，家族を巻き込み，巻き込まれた家族も疲弊するという特徴がある．

摂食障害を抱えた人が家族を巻き込む例としては，過食するための大量の食材を母親に買いに行かせる，自分で作った大量の料理を全部母親（家族）に食べさせ，食べ終わらないと激怒する，母親（家族）に体重測定を強要し，少しでも体重が減っていたり自分より体重が減っていると激怒する，太ったことを母親のせいだと責め立てる，過食するための食材（食物）を買うためのお金を親から盗む，万引きする，過食・拒食に対する親のかかわり（「食べろ」「食べるな」という発言）に対して「監視するな」「自分のことを全然わかってくれない」と反抗する，夜中に食べる，母親と会話を長時間続け母親を拘束するなどがある．このような状況に至る背景には，摂食障害を抱えた人が母親に向ける相反する感情（好きだけど嫌い，放っておいてほしいけどかまってほしい）の存在が特徴であり，このような不安定な感情が原因で母親の些細な言動に過敏に反応し，批判，攻撃，パニック状態となる．

一方，母親は子どもがこんなことになったのは，自分の子育ての方法が原因かもしれないという思いを抱き自責的になったり，子どもの要求や母親への態度に振り回され疲れ果ててしまう．父親は母親と子どもの出来事に無関心だったり，子どもの過食・拒食は母親のしつけのせいだと母親を責めたりする．反対に，子どもの過食・拒食を力ずくで正そうとして，ますます子どもの態度をかたくなにしてしまうことがある．

このような家族の間で生じている葛藤状態への支援は，子どもの摂食障害からの回復に必要で，家族自身の回復にもつながることから，非常に重要である．

(2) 家族への支援

家族への支援では，まずは摂食障害の正しい知識を得ることの必要性を説明する．次に，家族間の葛藤要因の1つになっている摂食障害の原因や犯人さがしを家族間で行うことは，摂食障害からの回復には意味がないことを伝える．また，子どもの起こす様々な行動に対して家族が心配しすぎたり感情的になったりすることは，患者に家族が巻き込まれていることを意味し，かえって子どもの不安を刺激することになるため，ある程度の距離を保つことが重要であること，食行動だけに目を向けるのではなく，食事以外の言動でよい面やよいことがあればそこを評価するなど，子どもへの関心の幅を広げること，症状は一度によくなることはなく，時間がかかるので焦らない

ことなどを説明する．また，家族に対しての暴言や暴力，自傷行為について，家族の対応を明確に決めて本人と共有しておく．特に自傷行為については，主治医と相談して最悪の事態を防止し，対応を決めておくことなどを説明する．

また，食事や体重については，「体重が増えてよかった」「食べられてよかった」「もっと食べないとだめ」，あるいは「こんなに食べてはダメ」などと，食事の量や体重の増減に焦点を当てた会話をすると，疾患の特徴である認知のゆがみから「本当は体重が増えることは許せないことなのに」「もっとやせなくてはいけないのに」「食べたくて食べているわけではないのに」と考え，「やっぱり親は自分のことをまったく理解してくれていない」と親への不信感を一方的に募らせる結果になることが多い．治療で体重が増加してきたときに「太ってよかった」という発言は控え，「よく頑張っている」と，治療の結果ではなく過程を評価することがポイントである．

過食や嘔吐については，過食・嘔吐する行動が病気の症状であって，実は本人も何とかしたいと思い困っていることを理解することがポイントである．決して「わがまま」「甘え」からしているのではないことを理解する．過食・嘔吐を防ぐために，家に余分な食物を置かないことも有効である．

治療過程において，入浴や寝るときに母親と一緒にいたいと言い親に甘えることが増えたり，親を攻撃することがある．これは子どもの感情表出が増え，治療が進んでいることでもある．子どもが甘えてくる場合は十分に甘えさせ，子どもが攻撃する場合，親は感情的になることを避け，親を責めずにいられないつらさに共感する．ただし，要求がエスカレートしたり非常識と思われる場合ははっきりと断ることも必要である．

(3) 看護場面における摂食障害を抱えた人の巻き込み

摂食障害を抱えた人と家族の間で生じている葛藤は，本人と看護職者の間でも展開されることがある．摂食障害の治療・ケアは医師，看護師，臨床心理士など専門職チームで行われるが，摂食障害を抱えた人は医療者によって態度を変えることがある．治療チームのなかで看護職者は，摂食障害を抱えた人にとってあまり脅威を感じることが少ないため，治療を受けることや家族に対する不満など，様々な思いや感情を打ち明けることがある．「看護師さんだけ，あなただけに言う」などと発言をすることや，実際は食べていない食事を「全部食べた」と報告して，看護職者がどのような言動をするか試したりすることがある．

このような言動に対し最も注意しなければいけないのは，摂食障害を抱えた人の言動に感情的になったり，「看護師さんだけ，あなただけに言う」という発言に感情転移＊を刺激され，摂食障害を抱えた人に同調しすぎたり入れ込んだりすることである．治療場面で起こった出来事はチーム間で共有し，ケアの方向性を常に検討，確認する

＊感情転移：相手の感情に看護職者が入れあげてしまい，客観的に相手の状況を理解できなくなってしまうこと．

作業が必要である．摂食障害を抱えた人の言動の根底にある心理的葛藤を認識し，本人の葛藤に看護職者が巻き込まれていることに看護職者が気づくことが重要である．そのうえで，摂食障害を抱えた人の言動の根底にある感情がどのようなものか解釈し，本人の感情表出を促すためにどのようなかかわりが必要なのかを検討していく．このような看護のかかわりを積み重ね，摂食障害を抱えた人が自らの課題に向き合うことを支援することで回復へと向かっていく．

ほかに看護場面における問題行動と対応には，拒食の場合は1日のなかで食べなければいけない最低の回数を決める，食事時間が長い場合は時間を決める，食物を隠す場合は隠すことができないようにティッシュを制限したりごみ箱や衣服のポケットの確認をする，食べている振りをする場合はその理由を考える，嘔吐がある場合は食後1時間はトイレを使わない，また，過度な要求や規則が守れない場合は，はっきりと断ったりその都度説明し指導する，看護職者への操作がみられる場合は，摂食障害を抱えた人と看護職者のことで論議しない，摂食障害を抱えた人がなぜ看護職者を操作するのか解釈する，チームで情報交換を密に行い，適宜治療の方向性を確認するなど看護計画に取り入れることを検討し実施する．

摂食障害の看護では，心理的側面や認知への看護と同時に身体面への看護も必要である．特に，看護職者は摂食障害を抱えた人の身体面へのアプローチが可能な専門職である．看護職者が毎日のバイタルサイン測定で摂食障害を抱えた人の腕に触れ脈拍を測定したり，摂食障害を抱えた人が動けないときに移動の介助をしたり，看護職者の手や身体を使った看護はとても多い．この看護職者の手や体を使ったかかわりは，拒食によって自分の身体感覚が低下した摂食障害を抱えた人に，自分の身体感覚への気づきを呼び起こすことも可能であると思われる．

以上のように，摂食障害の看護は困難を感じることが多い．しかし，摂食障害の病理を理解し，本人と家族の間の葛藤状態や，摂食障害という不健康な行動でしか自己の思いを表現することができないつらさ，しんどさ，生きにくさを理解することが，摂食障害を抱えた人の健康回復への看護となることを忘れてはならない．

4. パーソナリティ障害や感情障害を併せもつ摂食障害を抱えた人の看護

摂食障害は他の精神疾患と合併することが知られている．うつ病，パニック障害や強迫性障害，恐怖症などの不安障害，パーソナリティ障害，アルコール依存症や薬物依存症などを合併することがある．

摂食障害と他の精神疾患が合併している場合は，摂食障害と合併している精神疾患の治療方針を確認し，看護を行うことが必要である．

1) うつ病や不安障害を合併している場合

薬物療法を確実に実施し，精神状態の変化を観察して受容・共感的に接していく．

2) パーソナリティ障害を合併している場合

暴言・暴力，自傷，自殺行為などの衝動的行為や逸脱行動の出現を防止する．このような問題行動は，感情の言語化や他者に自分の気持ちを表出することによって防止できる場合もあるため，自分の感情を日記やノートに書きとめることを勧めたり，看護職者が話を聞いたりする．しかし，衝動が強く自制困難な場合には，精神保健福祉法に基づく行動制限（隔離・拘束など）を行い，危機介入する．パーソナリティ障害と摂食障害を合併している場合は，精神科での治療が適していることもあるので，本人にとって適切な治療の場や治療の枠組みは何か，医師も含めて検討する．

3) アルコール依存症や薬物依存症を合併している場合

摂食障害と各種依存症が共通していることは「ある物質や行為について，本人のコントロールが不可能で，生活に破綻をきたしている状態」である．このため，治療の方向性として「ある物質や行為にとらわれた生活から，自分自身で考え行動する生活に変えること」が共通するので，これを主眼とした看護を通じて回復を支援する．

文献

1) 福田俊一・増井昌美(2011). 母と子で克服できる摂食障害―過食症・拒食症からの解放. ミネルヴァ書房.
2) 西園マーハ文編(2010). 摂食障害の治療＜専門医のための精神科リュミエール28＞. 中山書店.
3) 切池信夫(2009). 摂食障害―食べない，食べられない，食べたら止まらない. 第2版. 医学書院.
4) 鈴木眞理(2008). 摂食障害＜Primary care note＞. 日本医事新報社.
5) 傳田健三(2008). 子どもの摂食障害―拒食と過食の心理と治療. 新興医学出版社.
6) 切池信夫監(2004). 拒食症と過食症＜健康ライブラリーイラスト版＞. 講談社.
7) 厚生労働科学研究（子ども家庭総合研究事業）思春期やせ症と思春期の不健康やせの実態把握および対策に関する研究班編著(2005). 思春期やせ症の診断と治療ガイド. 文光堂.
8) 後藤雅博編(2000). 摂食障害の家族心理教育. 金剛出版.

Column

水中毒とアディクション

1. 水中毒とは

精神科病棟で，水道の蛇口に口をつけて流し込むように水を飲んだり，コップで何杯もぐいぐい水を飲んだりする人を見かける．水中毒の患者である．もちろん外来でも同様の人がいる．

水中毒とは，常識量以上の多飲によって低ナトリウム血症などの電解質異常を生じる病態である．血中のNa値が135mEq/Lに下がると水中毒だといわれている（表1）．初期症状として頭痛，倦怠感，不機嫌，焦燥，不安，抑うつなど，神経症性障害に類似した症状がみられることが多い．

水分摂取を制限すれば容易に是正されるが，アパシー，錯乱，せん妄に発展することがある．身体症状としては嘔吐，けいれんがある．さらにひどくなると高血圧や心不全を引き起こし，けいれん，昏睡などの意識障害になることもあり，重症例では死亡することもある．

原因は多岐にわたるが，抗精神病薬治療中の患者に多飲傾向をもつ例が非常に多い．精神症状の結果として，飲水する患者も多い．たとえば，「のどのネバネバを取るために飲む」と言う人もいれば，妄想的に「心の悪い考えを消すために飲む」などと言う人もいる．もともと統合失調症における水中毒が論文に載ったのは1933年のHoskinsら[1]が最初である．

なお，飲水の「コントロール障害」という点で，アディクションとしてとらえられる側面もある．

では，大量の水分が体内に入ると，死ぬこともあるのはなぜか．それは腎臓がもつ利尿速度を超えるほど水分を摂ると，最初に述べたように低ナトリウム血症になり，最後には意識障害から呼吸困難になってしまうからである．病院の血液検査でナトリウムを測定するのはこのためである．

次に，水中毒の患者は外来ではどのような状態で受診するのだろう．症例報告をみると重篤例では，傾眠状態など意識障害で来院することが多い．あわてて頭部CTや胸部X線などの精査をしても異常所見が認められない．血液検査をすると，低ナトリウム血症があるのが特徴である．

治療はもちろん電解質の改善，つまり低ナトリウムの補正となる．重要なのは，意識障害や低ナトリウム血症は，表面に出てきた症状にすぎず，問題の本質は飲水の「コントロール障害」ということである．

2. 水中毒の特殊型

1）ポトマニー（potomania：心因性多飲症）

辞書によると「過度にアルコール飲料を飲みたいという激しいしつこい欲求」とある．飲むのは酒が多いので，アルコール依存症と似た言葉，つまりアディクションである．これにビールを付けると，次のような状態を表す．

2）ビアポトマニー（beer potomania）

ビールを好むアルコール依存症だが，水中毒と関係がある．アルコール度数の低い酒を飲むことでも，水中毒様の状態になる．外国ではビアポトマニーについての発表は多い．

ところで，私たちはビールなどのアルコール類は一気飲みできるが，水を同じように飲むことができるだろうか．ふつうの人はそれは無理，と答えるだろう．アルコールと水分では消化管の中で吸収される場所が違うから

表1 血中Na値と症状

血中Na値	症状
130mEq/L	軽度の疲労感
120mEq/L	頭痛，嘔吐，精神症状
110mEq/L	パーソナリティ変化，けいれん，昏睡
100mEq/L	神経の伝達障害，呼吸困難などで生命の危険がある

である．

　アルコールは，胃および小腸の上部で吸収される．胃で20％，十二指腸で10％，空腸で50％，回腸で20％，消化ではなく吸収だから飲んだらすぐ酔いがまわり，血中濃度のピークは30分〜2時間くらいである．それに比べて，水分は最終的には大腸で吸収される．それはなぜか．

　消化管は，口，食道，胃，小腸，大腸の一本の長いチューブと考えることができる．食物を噛み砕いて，胃でドロドロにして次へと送っていく．もちろんその間に，水分と混ぜ合わされる．

　食べ物が消化管の中を送られていくには，固形物では不都合である．どろどろとした状態をできるだけ保ちながら送っていき，最後に大腸でキュッと水分を吸収して，それで不要なものを体外に排出する．身体は非常に効率よくできている．

　水中毒，ビアポトマニーに話を戻すと，日本でもビアポトマニーの例が報告されている．もちろん大量の水分摂取が原因なので，必ずしもビールとは限らない．日本酒で起こす例も報告[2]されている．もちろん肝臓の障害やアルコールに由来する栄養失調のウェルニッケ・コルサコフ症候群などを併発[3]することもある．この場合は意識が改善したらアディクションの問題をフォローしたほうがよい．再発の危険性があるので，アルコール依存症の治療機関への紹介[4]などが必要となる．

　最後に，海外ではポトマニーの自動車運転が大きな問題になって，社会的に厳しい制裁を受けている．米国CBS放送のインターネット上のニュースサイト「Potomania」[5]というコーナーで，飲酒運転で交通事故を起こした人を，実名で何人も並べて載せている．

［文　献］

1) Hoskins RG, Sleeper FH（1933）．Organic functions in schizophrenia. Archives of Neurology Psychiatry, 30：123-140．

2) 森 俊平・太田耕造・嶋内亜希子・他（2003）．日本酒による「Beer Potomania」様の病態を呈した1例．日本内科学会雑誌, 92(11)：2250-2252．

3) 佐藤晋爾・水上勝義・山里道彦・他（2006）．Beer PotomaniaとWernicke-Korsakoff 脳症が合併したアルコール依存者の1症例．精神医学, 48(9)：997-999．

4) 北野元子・氏家一尋・山下哲二・他（2005）．大量のビール飲酒によるBeer potomaniaの一例．姫路赤十字病院誌, 29：1-4．

5) MMVI, CBS Broadcasting Inc（2007）．Potomania. http://potomania.blogspot.com/ [2011. Feb. 7]

5 ドメスティックバイオレンス（DV）

● 1. ドメスティックバイオレンス（DV）が顕在化してきた背景

　　配偶者や恋人からの暴力は，今に始まった社会現象ではない．英国のコモンロー（習慣法）では，既婚女性は夫の持ち物とみなされ，夫が妻に身体的制裁を加えることが正当化されていた時代があった[1]．1970年代半ば以降，欧米諸国では女性に対する暴力に反対する活動が広がり，1993年の国連世界人権会議で採択されたウィーン宣言及び行動計画では，「女性と少女の人権は譲ることのできない，欠くことのできない，分かつことのできない普遍的人権である」と初めて女性・少女の人権を明文化した．同年，国連では「女性に対する暴力の撤廃に関する宣言」を採択した．1995年に北京で開催された世界女性会議では女性への暴力を重大問題とし，男女平等を達成し，すべての人の人権を保障するために「女性に対する暴力の撤廃に関する宣言」を含んだ北京宣言が採択され，早急に取り組むべき国際問題であることを世界に示した．また，「宣言」では，女性に対する暴力とは，身体的・性的・心理的に有害または苦痛となる，またはそうなるおそれのある，ジェンダーに基づくあらゆる暴力的行為であり，家庭内のそれも含まれると定義した．

　　日本でも1992年に初めての全国調査が行われ，2人に1人が身体的暴力を受けるなどの実態が明らかにされ[1]，「ドメスティックバイオレンス（DV）」という言葉が提示された．この頃から，日本でも，欧米諸国に遅れながらもDVが女性の人権問題であるという視点での動きが徐々に出てきた．わが国の政府においては，北京宣言にて採択された「行動綱領（女性に対する暴力も含む）」に基づき，国内行動計画を策定し，実施のための準備が始まった．

　　1996年12月，「女性に対するあらゆる暴力の根絶」を含む「男女共同参画2000年プラン」を発表した．2010年の第3次男女共同参画基本計画のなかには，基本的方向と具体的施策の1つの分野として「女性に対する暴力の予防と根絶のための基盤づ

くり」があげられた．その根拠としては，2002年以降，内閣府が多岐に及ぶ視点からDV被害の実態を全国調査してきたことにある．

さらには，2001年に「配偶者からの暴力の防止及び被害者の保護に関する法律（DV防止法）」が制定され，DVは夫婦げんかではなく犯罪をも含む人権侵害であることが書き込まれた．2007年のDV防止法の一部改正では，市町村による配偶者からの暴力防止・被害者保護のための施策の実施に関する基本計画の策定が努力義務となり，地域住民に近いところで施策が展開されるまでに至った．

このように，調査，施策ともに人々に見える形となり，DVが「女性への暴力」であり「人権侵害」であることの認識が進んでいった．

2．社会病理学的観点

DVは，夫婦という親密な関係のなかで起こるため「夫婦げんか」として処理されてきた．その被害が犯罪的であっても，家庭というプライベートな空間での出来事のため「法は家庭に入らず」という暗黙のルールもあり，被害は闇から闇へ隠蔽され，DVが放置されてきた．

これらの背景には，男は「強く，リーダーシップをとる」「女性を守る」「妻子を養う」といった性別役割意識（ジェンダー），男尊女卑の考え方，家父長制度など，男性優位の社会構造が大きな障壁として存在する．役割期待，性差別の考え方から，男性は力をもった支配的な立場，つまり加害者となりやすい．一方，女性は「我慢するのが当たり前」「夫の機嫌をとるのが役割」と教えられ，男性に経済的な依存を強いられ，劣位におかれDV被害者になりやすい．このような社会構造によって，男性が「女性は自分と平等な関係にない」という価値観をもちやすくDVが起こっている．それが，DVは社会病理であるとともに人権問題であり，男女平等の問題といわれる所以である．

3．精神医学的観点

1）DVによる精神症状

DV被害者は，加害者からの強大な外力により苦しめられ，恐怖と孤立無援感をもち，心的外傷を受ける．DVは，自分以外の人間を支配（コントロール）することであり，ハーマン（Herman JL）によれば「その基本線は心的外傷をシステマティックに反復して加えていためつけることである．それは無力化と断絶化（すべての対人関係からの切り離し）を組織的に用いるテクニックである．心理的コントロールの方法は恐怖と孤立無援感とを注入して被害者の『他者との関係においてある自己』という感覚を破砕するようにデザインされている」[2]と述べられている．そのため，DV

被害者には，急性的な身体的受傷のみならず慢性的身体受傷，精神障害がみられる．精神障害としてよくみられる症状は心的外傷後ストレス障害（posttraumatic stress disorder：PTSD）とうつ病である[2,3]．

わが国におけるDV被害者では，PTSDが40～46％[4,5]，うつ病は28～63％[5,6]，加

表Ⅶ-19　複雑性外傷後ストレス障害

1. 全体主義的な支配下に長期間（月から年の単位）服属した生活史．実例には人質，戦時捕虜，強制収容所生存者，一部の宗教カルトの生存者を含む．実例にはまた，性生活および家庭内日常生活における全体主義的システムへの服属者をも含み，その実例として家庭内殴打，児童の身体的および性的虐待の被害者および組織による性的搾取を含む
2. 感情制御変化であって以下を含むもの
    - 持続的不機嫌
    - 自殺念慮への慢性的没頭
    - 自傷
    - 爆発的あるいは極度に抑止された憤怒（両者は交代して現れることがあってよい）
    - 強迫的あるいは極度に抑止された性衝動（両者は交代して現れることがあってよい）
3. 意識変化であって以下を含むもの
    - 外傷的事件の健忘あるいは過剰記憶
    - 一過性の解離エピソード
    - 離人症／非現実感
    - 再体験であって，侵入性外傷後ストレス障害の症状あるいは反芻性没頭のいずれかの形態をとるもの
4. 自己感覚変化であって以下を含むもの
    - 孤立無援感あるいはイニシアティヴ（主動性）の麻痺
    - 恥辱，罪業，自己非難
    - 汚辱感あるいはスティグマ感
    - 他者とは完全に違った人間であるという感覚（特殊感，全くの孤在感，わかってくれる人はいないという思い込み，自分は人間でなくなったという自己規定が含まれる）
5. 加害者への感覚の変化であって以下を含むもの
    - 加害者との関係への没頭（復讐への没頭を含む）
    - 加害者への全能性の非現実的付与（ただし被害者の力関係のアセスメントの現実性は臨床家よりも高いことがありうるのに注意）
    - 理想化あるいは逆説的感謝
    - 特別あるいは超自然的関係の感覚
    - 信条体系の受容あるいは加害者を合理化すること
6. 他者との関係の変化で以下を含むもの
    - 孤立と引きこもり
    - 親密な対人関係を打ち切ること
    - 反復的な救助者探索（孤立・引きこもりと交代して現れることがあってよい）
    - 持続的不信
    - 反復的な自己防衛失敗
7. 意味体系の変化
    - 維持していた信仰の喪失
    - 希望喪失と絶望の感覚

(Herman JL (1997). Trauma and Recovery : The aftermath of violence from domestic abuse to political terror. Basic Books.／中井久夫訳 (1999). 心的外傷と回復＜増補版＞. みすず書房, p.189 より引用)

えて自殺念慮[5]が高い割合で認められることが報告されている．また被害当事者の調査では，「大きな声や音が怖い」「希死願望」「フラッシュバック」を半数の被害者が経験し，そのほかに「無気力」「自尊感情の低下」「パニック障害」「密室が苦手」「不安症状」などの症状がある[7]．

　ハーマン[2]は，DVを受け極限状態を生き抜き，不安や恐怖，抑うつなどにおかれている被害者は，現在の診断名にある「心的外傷後ストレス障害（PTSD）」ではなく「複雑性外傷後ストレス障害（複雑性PTSD）」とよぶよう提唱している（表Ⅶ-19）．それによると，DV被害者の逃走を妨げる障壁は，通常，目に見えないが，きわめて強大な障壁である．女性は物理的な力と並んで経済的・社会的・心理的・法的従属によって加害者から「監禁状態」におかれるとしている．監禁状態とは，交通事故や強姦などの「単一の外傷的事件」とは異なり，被害者が加害者の監視下にあって，長期にわたって繰り返しトラウマを経験することにより「長期的反復性外傷」を受ける状態とされる．刑務所や強制収容所，人質など政治的監禁状態がその典型的な例であるが，DVはまさしくこれにあたる．

2）心理学的支配

　ハーマン[2]は，被害者が被暴力的環境に順応していく過程を総称して「心理学的支配」とよんでいる．その中心は，先に引用したように無力化と断絶化である．そのプロセスは，加害者が被害者を見下し，衣服や化粧，体重，そして人生までも細々規制し，自分の支配下におき，一種の奴隷化をしていく．これは「何も自分では決められない被害者のためだ」とか「良き妻になるためのしつけだ」など優位な自分を誇示し，被害者に「私が悪いから」「うまく家事ができないから」と思わせるなど，まるで被害者が望んでいるかのような事態に仕立てていく．また加害者は，過剰な嫉妬によって尾行や盗聴，携帯電話やメールの内容などの監視をする．被害者の身に覚えのないことを言いつのり，不貞を働いたのではないかと糾弾する．もちろん，被害者が反論する余地など与えない．そのうえで被害者に仕事を辞めるよう，友人や実家との関係など加害者以外との関係を一切絶つよう求める．このことで，被害者を孤立無援な状態とし，加害者に絶対服従することが必要だと思い込ませていく．被害者は，孤立した状態で唯一の対人関係である加害者に対し依存的関係に陥りがちとなる．自分の力ではどうしようもないと思っている被害者は，自分だけの力で何かを起こすことは絶望的だと無力を感じ，孤立のなかで徹底的に支配される．

　加害者は，たまに「ご褒美」を与えることが支配を維持するコツであることを知っており，ひどい暴力の後で弁解や謝罪をし，「わかり合える仲じゃないか」「悔い改める」という約束や泣き落とし，「カップルなのだからこれくらい許し合うのが当然」という「彼女の中に残る妻や恋人としての最後の望み」[8]を利用する．このとき，被害者は，力の均衡が逆転したかのように感じる．これにより被害者は，監禁状態における長期的な支配-屈従関係から，たまの優しさや，手加減されたりすることで感謝

の気持ちすらもつようになる．心理学的支配の最終段階は，「被害者自らが倫理原則を自らの手で侵犯し自ら基本的な人間的つながりを裏切るようにさせる」[2]という．

このようにして，被害者の自立や人間らしい気持ちを奪い，何を行うにも加害者に聞かないとできない，指示と支配なしには生きられない状況がつくられる．このように，反復する心的外傷を受けることにより，精神的解体は完全となる．ここまでくると，子どもが親（DV加害者）から虐待されていても，被害者は怯えきっているため止めることができないこともある．

3） 逃げられない理由

DV被害者がパートナーと別れられなかったり復縁してしまう理由は，前述した心理学的支配が最も有力である．その他の説明に「暴力のサイクル」[9]がある．これは，ウォーカー（Walker LE）が提唱したもので，緊張が高まってくる緊張の蓄積期（第1相），暴力が行使される暴力の爆発期（第2相），謝罪と和解のハネムーン期（第3相）からなる（図Ⅴ-2, p.148参照）．DVは，日常生活のなかに常に暴力があるのではなく，ハネムーン期があることによって「もう一度やり直す」気持ちにさせ，暴力のサイクルを切れにくくしている．

そのほかに，DV被害者が加害者のもとにとどまる理由として，「暴力は一時的なものであり，また正常ではない状況で起こったものだ」「彼はきっと変わってくれる」「彼の暴力を抑え彼を助けられるのは自分だけ」「男性はみな暴力を振るうものだ」「子どもにとって父親は必要だ」「経済的に依存している（自立への不安）」「家を出ようとしたら，報復やもっとひどい暴力を受けるのではないかと恐れている」「社会（家族）からの支援が欠如している」「諸機関からの援助が欠如している」などの理由があげられる．

4） DV被害者の医療機関受診時の特徴

前述したような心理学的支配を受け，心的外傷を負った場合，ハーマン[2]がいう「断片化され統合性を失った陳述」が特徴である．

暴力による被害を最小限にするために，被害者は解離（今いる自分とは違う自分になる）を使うことがある．そのため，記憶の障害が起こることがあり，思い出しながら話を進めているようにみえても，時系列で話すことが難しいことも少なくない．ま

表Ⅶ-20　DV被害者の医療機関受診時の態度

- 受診予約日に受診しない
- 治療方法に応じない
- 患者のパートナーが，患者に付き添い，いつも身近にいようとし，患者への質問もすべて答えようとする
- 患者が，パートナーの前で話したり，反対意見を言ったりするのを躊躇する
- 診察中，携帯電話や時間を過度に気にする

た，自己決定ができない状況におかれていることや回想が断片的なため，主語が夫なのか当事者なのかわかりづらくなることもしばしばである．医療関係者は，受診ごとに被害者の話の内容が違うため，被害者の訴えに対し信憑性に欠け信頼できない人という印象をもちやすい．被害者は，暴力に対する恐怖の閾値の上昇による感覚麻痺があることも多く，被害状況があまりにも残酷で危機的な状況であっても淡々と話し，医療関係者が驚くこともある．そのほかにも，表VII-20 のような特徴的な態度がみられる．

5） DV の疫学

　一般女性の DV 被害割合は，内閣府の調査[10]では，過去に配偶者から「身体に対する暴行を受けた」と回答した女性は 24.9％，「精神的な嫌がらせや恐怖を感じるような脅迫を受けた」16.6％，「性的な行為を強要された」15.8％と報告されている．これら，いずれかを 1 つでも受けたことが「何度もあった」という女性は 10.8％と 10 人に 1 人の割合である．日本では，既婚者のなかで，夫からの暴力で命の危険を「感じた」女性は 4.4％と約 20 人に 1 人の割合である．

　DV は，世界のどの国においても存在する．DV に関する WHO の多国間調査[11]では，13〜61％である．シリアにおける調査では 21.8％の女性が家庭内で何らかの形態の暴力を経験しており，そのなかの 48％が身体的暴力を受けていると報告されている．米国での被害割合は，36.9〜54.2％[12]である．

　米国では DV による殺人が 15〜18 歳までの少女の死の 2 番目に大きな原因であり，被害者の 78％が知人または親密なパートナーによって命を絶たれている[11]．日本では，2009 年の DV による傷害は 1,282 件で，殺人は 152 件である[13]．傷害の内訳は，女性被害者が 1,212 件（94.5％）に対して，男性被害者が 70 件（5.5％）である．一方，殺人は女性被害者が 99 件（65.1％）に対して男性被害者が 53 件（34.9％）である．殺人になると男性被害者が増えるのは実に興味深い．DV は被害者である女性から加害者である男性を殺そうと思うほど追いつめられた結果である．以上のように，本来，安全で安心していられる家のなかが，どこよりも危険な場所になっていることがわかる．

6） DV 被害者は加害者に依存しているのか

　DV 被害者が加害者と別れても復縁する状況を依存関係と取り違えることがある．しかし，この現象は加害者からの脅しや脅迫，またはそれを予期させる事柄，妻や母親役割に対する最後の望みに付け込んだ懇願などが，被害者を加害者のもとに戻らせているのであって，依存関係ではない．DV によって加害者に依存させられてしまう，すなわち依存しなければ生き延びられないために，加害者に依存しているようにみえるのである．

4. DVに対する看護職者のかかわり

1) DV被害に関連した身体症状

米国医師会（American Medical Association）のガイドラインによる診断と臨床所見を表Ⅶ-21に示す．

2) 看護職者のかかわり

DVは人権問題の視点でみると，同じ人間として尊重されないというつらさを与えるものである．それと同時に，身体的，精神的，生殖に対する影響など心身に及ぼす影響が大きく，健康レベルの終点である死をもたらすこともあり，健康の問題ともいえる．看護職者は人々の健康を守る専門職であるため，以下の3つの視点からかかわる必要がある．

(1) DVは健康問題である

DVは，女性の3人に1人が被害を受けており，20人に1人が「死ぬかもしれない」と思うほどの暴力を受けている[10]．これによる心身への影響は前述したとおりである．

(2) 早期発見をし，早期に介入を開始する

DV被害を受け，けがをした約6割の人が医療機関を受診している[14]．しかし，受診の際にDV被害者が自ら夫や恋人からの暴力によるものであることを話すことはまれである．それは，DVを受けていることを認識していないためや，認識していても話したくない，話すことで夫や恋人からの報復があり身の安全を確保できなくなるなどの理由からである．このような場合，スクリーニング（問診）を行い，「女性のこれまでの体験や気持ちを尊重し，常に支持的で温かい態度で接する」[15]ことにより，早期発見ができ，早期に解決への糸口をつくることができる．

(3) 支援者となる

医療機関は健康障害を負ったDV被害者の外来での治療やケアはもとより，安全な

表Ⅶ-21　ドメスティックバイオレンス（DV）の診断と臨床所見

外傷	・打撲，擦傷，小さな切り傷，骨折，捻挫，つき指 ・頭部・胸郭・乳房・腹部の傷 ・妊娠時のけが ・数か所にわたる傷，けが ・反復的・慢性的な傷，けが
臨床所見	・慢性の痛み，心因性の痛み ・ストレス性の身体的症状，慢性的な心的外傷による障害，その他の不安障害 ・産婦人科系では，頻繁な腟炎・膀胱炎，性交痛，骨盤内の痛み ・睡眠薬，鎮痛薬の頻繁な服用 ・不定愁訴による頻繁な来院

5 ドメスティックバイオレンス(DV)

表Ⅶ-22　配偶者からの暴力の防止及び被害者の保護に関する法律(DV防止法)

第6条2　医師その他の医療関係者は，その業務を行うに当たり，配偶者からの暴力によって負傷し又は疾病にかかったと認められる者を発見したときは，その旨を配偶者暴力相談支援センター又は警察官に通報することができる．この場合において，その者の意思を尊重するよう努めるものとする

第6条3　刑法の秘密漏示罪の規定その他の守秘義務に関する法律の規定は，前二項の規定により通報することを妨げるものと解釈してはならない

第6条4　医師その他の医療関係者は，その業務を行うに当たり，配偶者からの暴力によって負傷し又は疾病にかかったと認められる者を発見したときは，その者に対し，配偶者暴力相談支援センター等の利用について，その有する情報を提供するよう努めなければならない

環境の提供として入院という措置をとることができる．看護職者は，患者や妊産婦の最も近いところでケアを行うため，DV被害者にとって，心が許せて安心できる専門家になれる立場にある．

医療関係者の法的な役割として，「配偶者からの暴力の防止及び被害者の保護に関する法律（DV防止法）」の第6条に，DV被害者に対する通報の権利と情報提供の努力義務が記載されている（表Ⅶ-22）．この法律において，職種を限定した条文があるのは医療関係者だけである．それだけに，看護職者を含む医療関係者へのDV支援の期待は大きいといえる．

3）DV被害者への精神的ケア

DVは人間が生きていくのに当たり前の権利さえ奪っていく．被害者がそれに気づき，社会的にも精神的にも自己回復を目指そうとするときの「エンパワメント（内なる力）」を支えることが支援者の1人としての看護職者の役割である．DVによる健康障害のケアはもとより，対象を正しくアセスメントするために心的外傷の後遺症を理解し，ケア計画を立てる．

その際の精神的ケアの基本的姿勢は，以下のとおりである．

(1) 患者の言うことを否定せず，まずは信じる

被害内容の聴取において，あまりにもひどい暴力が行われているため信じられないと感じたり，「自分も悪かったから」という被害者の言葉により両成敗と思うことがある．被害者の心理を理解し，信頼関係の形成において，DV被害者の立場に立った支援とは，「患者の言うことを否定せず，まずは信じる」ことから始まると肝に銘じてほしい．

(2) 自分自身や自分の人生を大切にしてよいことを支持する

加害者によって自分がいかに無用な人間かを叩き込まれている被害者には，本来人間がもっている権利が当たり前でなくなっている．支援者はジェンダーフリーの視点に立ち，繰り返し「あなたは大切な人である」「あなたは悪くない」と伝えていく．

(3) 解決を急がない，焦らない

危険を予知するあまりに解決を急ぎ，看護職者が「私だったらこうする」という先

走った姿勢で被害者を焦らせたり，被害者に寄り添わないようにする，引っ張っていくような対応にならないように気をつける．また，被害者が解決に向けて活動的になりすぎないよう注意する．

(4) いつでも安心できる場であるよう配慮する

プライバシーを確保できる場が特別に準備されている医療機関は多くない．臨機応変に場を確保することのできる看護職者の知恵と配慮が，被害者に安心感を与えることにつながる．

(5) 看護職者だけでできることの限界を知る（院内や院外との連携・協力）

DV被害者の支援は健康面だけでなく，その人の生活，経済，住居，就業なども大きくかかわる．また，長期化する場合も少なくないため，院内・院外共に連携のとれたチームでの支援が必要である．その際，看護職者がどこまでかかわるかではなく，だれがキーパーソンになるかの議論が重要である．

現在，配偶者暴力相談支援センターや男女共同参画センター，自治体にDV支援の専門の相談員がいるので，院外との連携を密にとりながら支援を進める．

(6) その人の「今もっている力」を知る

心的外傷の影響も相まって，医療関係者などの専門家の前では無理をする場合がある．その人が表面的に見せる「元気さ」をそのままうのみにすることで，被害者に過大な要求をしてしまうこともある．「寄り添う看護」の姿勢でケアを行う．

(7) 「指示と支配」というケアに陥らないように，常に自分をチェックする

DV被害者が，生命に危機を及ぼすことが明らかである行動をとったり，なかなか決定できない状況を繰り返すと，看護職者は焦りなどから「指示や支配」のケアに陥りやすい．それを理解したうえで，自分を律する姿勢をもつ．

4) 臨床における看護の実際

(1) 予防啓発

病院や診療所において，DVに関連するポスターを貼付し，人目を気にせず手に取れるところ（たとえばトイレの個室内）[16]に相談窓口などのカードを設置する．

(2) 早期発見のためのスクリーニング（問診）

スクリーニングの方法には，自記式と対面式とがある．いずれも，プライバシーに配慮した環境を提供する．

対面式の場合は，患者を1人にしたうえで，秘密の保持と全員に質問していることを伝える．尋ねる場合には医療機関で標準化を図り質問を組み立て，「家で夫を怖いと思ったことがありますか」「夫は手を上げることがありますか」などの文言を用いる．

自記式には，日本語版ドメスティックバイオレンス簡易スクリーニング尺度（日本語版DVSI）[17]や女性の虐待アセスメント尺度（AAS）[15]，パートナーの暴力判定尺度（PVS）[15]，女性に対する暴力スクリーニング尺度（VAWS）[15]が翻訳されている．どの方法を採用するかは，その施設の人的な状況も含めた環境を考慮する．

5　ドメスティックバイオレンス(DV)

(3) DVによる健康への影響のアセスメント

DV被害の危険性のアセスメントには,危険性判定尺度（DA）[15]が翻訳されている．重傷または致死的傷害の危険のアセスメントには,①虐待の頻度または程度の深刻化,②パートナーによる殺人または自殺の脅迫,③被害者が家を出ようとしていることを加害者が認識しているか，で判定する．

(4) 情報の提供

DV被害を受けていないと判断した場合でも，友人や親戚からの相談を受ける場合を想定して，電話相談などの情報の入っているカードやリーフレットを渡す．DV被害を受けている場合は，情報を手元に持っていることが危険な場合もあり，本人にしかわからない方法で電話番号などを伝える．

(5) DVについての記録

記録は，DVが存在したことを証明するものであり，特に看護記録や助産録は法的に認められたものとして，信頼性が高いと評価される．そのため，調停や裁判の際の証拠として，被害者の大きな力となる．

記録方法には，被害者の訴えなどの主観的データ，外傷の場所や程度などの客観的データを文書（ボディマップなども使用）や写真を用いて残す．外傷部分の写真撮影時の留意事項としては，外傷の大きさがわかるようにメジャーと一緒に写す，顔がわかるように全体写真を撮っておくことがあげられる．

(6) 長期的支援（フォローアップ）

被害者は，DV被害を受けていることを認めたくなかったり，なかなか受容できないということも多い．また，早期に行動することが難しいことも多々ある．長期的にかかわれるように，次回の診察予約を必ずとる，プライマリで1人の看護師が継続して受け持つ，受診や電話はいつでもしてよいことを伝えるなどの方法をとる．

5）加害者へのかかわり

(1) 加害者の特徴

DVの加害者が，愛しているはずの妻や恋人に暴力を振るうのはなぜか．それには加害者側の「言い分」があるといわれることもある．しかし,それは言いわけであり，加害者が妻や恋人の人権を認めず，妻や恋人を「自分のもの」とするという自己中心的な所有欲にすぎない．「自分のもの」をもつことにより男らしさを誇示でき,「自分のもの」をだれにも取られないために「暴力」によって恐怖にさらし,「コントロール」していく．このような，妻や恋人に対する価値観と態度が加害者の根本的な問題である．加害者が，妻や恋人を「自分のもの」にし，君臨することに高揚感や快楽をもつとすれば，その部分はアディクションといえるかもしれない．

「言い分」には，いくつか代表的なものがある．加害者が暴力を振るうのは「飲酒していたから」「アルコール依存症だから」というのがある．アルコールは暴力を振るうときのきっかけになることはあるが，飲酒がDVの直接的原因ではないため，加

> **表Ⅶ-23　DV加害者の特徴**
>
> - 自己評価が低い
> - 男性至上主義者（権威的）で，家庭における男性の役割を信じている
> - 自分の行動を他人のせいにする
> - 病的なほど嫉妬深い
> - 二重人格を呈する
> - 過度のストレス反応を示す
> - 男らしさを回復するために，セックスを支配的行動として利用する
> - 自分の暴力行為が悪い結果を生むとは信じていない
> - 暴力行為を過小評価する

害者が断酒やアルコール依存症を治癒しても更生することはない[18]．飲酒とDVは別の問題である．加害者に「ストレスがあったから」「感情表現が不得手なため」という言いわけも同様である．そのほかの「言いわけ」に「子どものときに虐待されていた」「DVの両親を見て育った」「かわいそうな境遇だった」がある．DVを見て育った子どもは，物事を暴力で解決していく方法を学習する．しかし，被虐待児が必ずしもDV加害者になることはなく，その可能性が高いというにすぎない．DVのある家庭に育った子どもが大人になってDV被害者支援にかかわっていることもある．加害者が子どもの頃に虐待経験があることと，暴力的態度や行動とは別の問題である．「精神疾患だったから」というのも言いわけである．妻や恋人にだけ意図的に暴力を振るっている，すなわち「選んで暴力を行っている」とすれば，DVの可能性が高い．所構わずだれにでも暴力を振るう場合はDVではなく，精神疾患の可能性があり，医療機関への受診が勧められる．

　加害者の特徴を表Ⅶ-23に示す[18]．

(2) 加害者更生プログラム

　このようなDV加害者に対して，妻から「この人は優しいところもあるので，暴力を振るうところだけ治してほしい」といった相談が寄せられる．米国では1970年以降から，加害者更生プログラムが実施されてきたが，その効果を評価することは難しいといわれている[18]．わが国においては，2002（平成14）年から3年間，内閣府が行った「配偶者からの暴力の加害者更生に関する調査研究」において，加害者更生プログラムの可能性と限界について検討している．プログラム終了後，加害者は「改善した」と思っているが，妻の評価は「必ずしも改善されたとはいえない」という両者のズレがあるなど，報告書には，科学的なデータは得られなかったこと，コストパフォーマンスの観点からプログラムの実施は現実味に欠ける点などが指摘された．暴力を使わず相手に思いを伝える方法として，「非暴力プログラム」はあるが，それはDV更生の一部にすぎない．

　病識のない患者は受診しない．たとえ家族が連れてきてむりやり受診させたとして

も，治療を納得して受けることは不可能に近い．それと同様で，加害者には危害を与えているといった認識がないため，加害者更正プログラムの実行は難しい．尾崎[18]は経験から，「もし，加害者更生プログラムを実施するとすれば，それは，『男性を男らしさからの呪縛から自由にするプログラム』ではなく『女性を男性の暴力から自由にするためのプログラム』であるべきである」と述べている．今後，加害者更生プログラムを実施することがあったとしても，被害者のためである視点が重要である．

(3) 看護職者のかかわり

　看護職者の加害者へのかかわりは，被害者を加害者の暴力から解放するという視点をもったかかわりとなる．

　加害者は「自分が加害者である＝自分は犯罪者である」とは言わない．看護職者が加害者に対して，「暴力は良くない」「暴力を直す方法は…」などとがめるような言い方をしたり，指導的なことを行うことは，被害者が看護職者に話したことが加害者にわかってしまうため，被害者を危険な状態に陥らせることになることを理解する必要がある．被害者を危険な状態から守るには，加害者の支配行動を理解し，加害者の感情を害さないようにすることも必要である．たとえば，加害者が被害者の時間を厳しく管理している場合，被害者が診察時間をあらかじめ加害者に伝えられるように被害者に診療終了予定時間を告げ，その時間を厳守するなどの配慮が必要である．DV加害者に働きかけることは危険を伴うことであるため，安易に行ってはいけない．

文献

1) 「夫(恋人)からの暴力」調査研究会(1998)．ドメスティック・バイオレンス．有斐閣選書．
2) Herman JL (1997)．Trauma and Recovery : The aftermath of violence from domestic abuse to political terror. Basic Books. ／中井久夫訳(1999)．心的外傷と回復＜増補版＞．みすず書房．
3) Golding JM (1999)．Intimate partner violence as a risk factor for mental disorders : A mete-analysis. Journal of Family Violence, 14(2) : 99-132.
4) 石井朝子・飛鳥井望・木村弓子・他 (2003)．シェルター入所者におけるドメスティックバイオレンス被害の実態と精神健康に及ぼす影響．日本社会精神医学会雑誌, 12(1) : 114.
5) 石井朝子(2005)．DV被害者の医療現場における対応と治療．治療, 87(12) : 3233-3238.
6) 加茂登志子(2005)．DV被害者の精神保健．治療, 87(12) : 3239-3244.
7) いくの学園(2009)．DV被害当事者の自立支援に関する調査報告書．
8) 日本DV防止・情報センター編(1999)．ドメスティック・バイオレンスへの視点―夫・恋人からの暴力根絶のために．朱鷺書房．
9) Walker LE(1979)．The Battered Woman. Harper & Row. ／斎藤 学監訳(1997)．バタードウーマン―虐待される妻たち．金剛出版．
10) 内閣府男女共同参画局(2009)．男女間における暴力に関する調査．

11) WHO(2005).女性に対する女性の健康とドメスティックバイオレンスに関するWHO多国間での研究.

12) Abbott J, Johnson R, Koziol-McLain J, et al (1995). Domestic violence against women. Incidence and prevalence in an emergency department population. JAMA, 273(22):1763-1767.

13) 警察庁(2010). http://winet.nwec.jp/toukei/save/xls/L117265.xls [2011. Aug. 10]

14) フェミニストカウンセリング堺(1998).「夫・恋人(パートナー)等からの暴力について」調査報告書.フェミニストカウンセリング堺DV研究プロジェクトチーム.

15) 聖路加看護大学 女性を中心にしたケア研究班編(2004).EBMの手法による周産期ドメスティック・バイオレンスの支援ガイドライン,2004年版.金原出版.

16) 趙 春香・大村奈緒・下浦理恵・他(2010).医療機関における妊産婦へのDVについての情報提供の検討.神戸市看護大学紀要,14:31-38.

17) 石井朝子(2006).日本語版DVSI.千葉テストセンター.

18) 尾崎礼子(2005).DV被害者支援ハンドブックーサバイバーとともに.朱鷺書房.

19) Hamberger LK, Saunders DG, Hovey M (1992). Prevalence of domestic violence in community practice and rate of physician inquiry. Family Medicine, 24(4):283-287.

20) Lemon SC, Verhoek-Oftedahl W, Donnelly EF (2002). Preventive healthcare use, smoking, and alcohol use among Rhode Island women experiencing intimate partner violence. Journal of Women's Health & Gender-Based Medicine, 11(6):555-562.

21) 日本DV防止・情報センター編(2005).弁護士が説くDV解決マニュアル.朱鷺書房.

22) 日本DV防止・情報センター編(2005).ドメスティック・バイオレンスの視点ー夫・恋人からの暴力根絶のために,新版.朱鷺書房.

23) 日本DV防止・情報センター編著(2008).知っていますか? ドメスティック・バイオレンス一問一答,第4版.解放出版社.

24) 沼崎一郎(2002).なぜ男は暴力を選ぶのかードメスティック・バイオレンス理解の初歩.かもがわブックレット.かもがわ出版.

25) 宮地尚子編著(2008).医療現場におけるDV被害者への対応ハンドブックー医師および医療関係者のために.明石書房.

26) Family Violence Prevention Found編著,友田尋子編訳(2005).保健・医療のためのDV対応トレーニング・マニュアル.解放出版社.

27) 藤田景子・高田昌代(2011).ドメスティック・バイオレンス(DV)被害を受けている妊婦および育児中の女性の特徴.甲南女子大学研究紀要,5:79-88.

28) American Psychiatric Association (2000). Quick Reference to the Diagnostic Criteria from DSM-IV-TR. ／高橋三郎・大野 裕・染矢俊幸(2003).DSM-IV-TR精神疾患の診断・統計マニュアル,新訂版.医学書院.

29) Bancroft L, Silverman JG(2002). The Batterer as Parent : Addressing the Impact of Domestic Violence of Family Dynamics. Sage Publications.／幾島幸子訳(2004).DVにさらされる子どもたちー加害者としての親が家族機能に及ぼす影響.金剛出版.

30) 豊田正義(2001).DV(ドメスティック・バイオレンス)ー殴らずにはいられない男たち.光文社.

31) 吉廣紀代子(2001).僕が妻を殴るなんてーDV(ドメスティック・バイオレンス)加害者が語る.青木書店.

6　児童虐待

1. 児童虐待と病理

1） 児童虐待とは

　児童虐待は，国内外の既存の文献をみると，身体的（physical），性的（sexual），情緒的（emotional）の3型の虐待に放置・遺棄（ネグレクト）を加えた4型に分類される場合が多い．また虐待に関連する概念として"maltreatment（不適切な扱い）"がある[1]．近年は家庭内暴力（family violence）の一環として子どもへの暴力が位置づけられたり，現在も児童虐待の定義や用語の困難さは解決されず児童虐待という問題の困難さの一端が理解できる．

　児童虐待を，「親または子どもの知人や見知らぬ人が子どもを不適切に扱うこと」と広義に解釈すると，子どもの人権は擁護されていないといえる[2]．社会的視野でとらえると，力の行使を正当とし許容する暴力是認社会が存在することが暴力の本質として考えられ，その被害を子どもは最も被っているといえる．母親，父親，同胞はもちろんのこと，あらゆる他人からも，子どもは虐待を受けやすい状況にある．たとえば，保育士や教師による児童虐待などは数が多すぎて虐待者本人さえ自覚がないほどだと斎藤は述べている[2]．さらに，民法では親による子どもへのしつけとしてある程度の暴力が容認されており，親が子どもに対して力を行使することの文化的承認が存在する．かつて子どもを取り巻く社会は，子どもについての不適切および無理解によって，子どもを貧困や人権侵害の最たる犠牲者にしてきた．戦争，テロ，紛争は子どもの生存を脅かし，大気汚染は子どもの未来に危機を招き，これらすべて児童虐待であるとする考えも国際児童福祉連合では議論され，児童虐待の概念枠組みは幅広くとらえられている．

　1970年代後半から今日までの児童および思春期の子どもの発達と暴力映像接触との関連に関する研究をブラウン（Browne KD）[3]は総覧しているが，暴力シーンを

見続けることと発達への関連性はいまだ明らかになっていない．女児の性的いたずらを含む痴漢や強姦などは，女性7割以上が成人するまでに体験[4]し，成人までの女性の5人に1人がデーティングバイオレンス（デートDV）被害を受けていた[5]．子ども買春も1999年に「児童買春，児童ポルノに係る行為等の処罰及び児童の保護等に関する法律」として法整備されたが，その数が減少することはなく子どもは性的虐待にさらされている．子どもは成長過程で幾重にも様々な暴力を目撃し，暴力を体験する危険性が高いことがわかる．それらを被害として認知するかどうかは別として，だれもが暴力の被害から逃れることはないと断言できるほどの多さである．しかし，子ども時代の成長過程で体験するこれらの暴力の多くが，成人後の人生に影を落としたり，身体的・情緒的な発達へ影響を及ぼしたりすることは少ないとされている．また，暴力の多くは，他人による偶発的で事故的な出来事として片づけられてきた．家族間に起こる暴力の場合，特別な事情のある特別な親の行為と考えられてきた．つまり，児童虐待は病理現象あるいは逸脱行為と解釈されてきたのである．

こうした問題は，親による子どもへの虐待の場合，親の支配権と拮抗し制限するものとして，子どもの権利と責任をどのレベルまで認めるかについて，他国もわが国の場合もまちまちであることに由来する．西洋の古代社会では子どもを奴隷以下にみなしていたし，わが国でも以前は子どもは親の所有物とみなされてきた．それが親から子どもを守らなければならない場合もあることが認識され，子どもの独立した権利[6]も認められたことにより，子どもの周辺に起こっているいくつかの事象が見えてきたというわけである．

(1) 歴史的背景

20世紀後半に米国の小児科医ケンプ（Kempe CH）[7]により被虐待児症候群（battered child syndrome）が発表され，児童虐待は家族に起こる大量的・普遍的現象として報告され，家族間で起こっていた従来の子どもの不可解なけがなどによる死亡症例報告についても見直され始めた[8]．児童虐待について初めて報告があったのは，米国人権協会の年表によると1874年のメアリ・エレン・ウィルソン事件[9]といわれる．児童虐待の初めての学術報告は1946年[10]によるものとされている．後にウーリー（Wooley PV Jr）[11]によって，子どものこれまでの不可解なけがや死亡事例の多くは親から故意に加えられたものという見解が示され，1962年のケンプらによる被虐待児症候群の報告[7]以降，子どもへの身体への虐待やネグレクトは数千件を超えるという多くの研究成果が積み上げられてきた．

三宅は，子どもが受ける性的虐待についての報告は，フェミニストによる女性への暴力防止活動が盛んになる1975年以降から増加したと概観している[12]．子どもの性的虐待は1953年，キンゼイ（Kinsey A）が人間の性行動に関する調査で，子ども時代の大人との性的体験も決して珍しいことではないことをすでに明らかにしていた[13]．虐待は力において優位にある者の弱者への一方的行為であり，大人が子どもを，男性

が女性を支配するという構造である．子どもを性的対象とする親の行為はこれまで家族問題とされてきたが，性的虐待は大人による子ども，親による子ども，男性による女性という強者の弱者に対する力の行使の一例であることを女性問題の研究者たちは明らかにした．子どもたちは大人に守られ愛されて育っていると信じられてきた19世紀以降においても，子どもは様々な場面であらゆる強者によって尊厳を虐げられ，暴力にさらされていたのである．

(2) 日本における実態調査

わが国において子どもの親による虐待被害について実態調査が本格的に行われ始めたのは1990年以降である．1990年以前において児童虐待の社会の認識は低く，調査も限られている．その調査の1つが旧厚生省による1973年度「児童の虐待，遺棄，殺害事件に関する調査」である[14]．わが国でもこの調査によって児童虐待という概念が明文化された．

池田はケンプの"child abuse"を「児童虐待」と訳し，児童虐待の社会問題化の一方で医療モデルに基づく児童虐待対策を明らかにしていった．調査件数は多くはないが，その内容は重篤なケースばかりであった．

1985年には児童虐待調査研究会が児童相談所をとおして虐待調査を実施，翌年には小林ら[15]がベッド数200以上で小児科のある全国の病院に対して児童虐待の調査を実施している．この調査によって，虐待で治療や入院をしている子どもの数は少なくないことが明らかになった．この2つの調査から，わが国には特別な親以外の虐待は存在せず，その数はまれであるという児童虐待の神話は崩され，児童虐待は存在し増加していることが明らかとなり，貧困問題に帰すのではなく医療モデルとしての処方が最優先されるようになった．

1985年，池田は虐待件数は年間1,000件，貧困による虐待も加えるとその数はさらに膨らむと推測していた[16]．わが国では子どもの権利を保障し子どもの安全と平和を守るための中心的役割を担うとされているのが児童相談所である．児童相談所が児童虐待について独自に統計をとり始めたのは1990年からである．それまでは親の養育に関する問題に児童虐待が含まれていた．児童相談所への虐待に関する相談件数は，1990年は1,101件，2005年は34,451件と報告され，15年で30倍以上になりその間に件数の減少はみられなかった[17]．2010年は45,000件以上に達している．子どもの事例研究のなかで最も初期に属するものが1976年に大阪府児童相談所の紀要として発行されている[18]が，虐待の事例報告は1990年以降に投稿が増えている．民間機関として1990年に初めて開設された大阪の児童虐待防止協会での1990年度の受理件数は708件であった[19]．2010年度の受理件数は2,000件を超えているが，相談受理・処理能力の限界に達している．また件数の上昇は際限がないのではないかという推測を児童虐待防止協会はしている．看護系学会で発表された虐待に関する研究は1990年代前半にみられるが，看護職者の児童虐待ケースの体験[20]などその件数は数本に

すぎず看護からの虐待報告の増加は10年後の2005年以降である．

　児童虐待の主な調査報告を概観しても，子どもの専門機関レベルで把握されていない実態などを加味すると，全国的には少なくとも数万単位で虐待が生じていると解することが妥当であろう．この数が正確にわからない理由に，問題が家庭というプライベートな場所であること，親が子どもに対する暴力をしつけの一環と考えていること，子どもが外部に助けを求めることができないことがある．この数年で暴力の状況を把握するための多面的な分析が可能になったことから，虐待により命を奪われ，また身体的・精神的な健康被害をもつことになった子どもたちは少なくとも数万人存在するという推測ができるようになったのである．

2) 虐待による健康被害

　家庭という密室で家族という最も親しい関係の人間から受ける虐待の被害は，身体を傷つけ，時に命を奪うものである．支配と暴力の被害は，身体だけでなく心にも深い傷を残す．子どもは顔や頭部を殴打されることが多いが，頭部外傷のほかにも身体のあらゆる箇所に傷を受け，さらにどなられる，説教される，ののしられる，脅されるといった心理的虐待を受けている[21]．身体的な暴力による影響の最たるものは死亡であるが，2005（平成17）年のわが国の虐待による子どもの死亡事例は，把握されているだけでも86人であった．厚生労働省では毎年50例ほどの虐待による死亡児童を把握し，その命を救うことができなかったことを明らかにしている[22]．

(1) 身体的影響

　「暴力のサイクル」（図V-2, p.148参照）の1つである暴力爆発期[23]に受ける激しい暴力による打撲，切り傷，火傷，骨折などがある．受傷部位では頭部，頸部，顔面を殴打されることが多く，頭部外傷のほか鼓膜破裂，歯が折れる，眼瞼打撲などを同時に負うことが多い[24]．外傷の程度は，多発骨折，頭蓋内出血，内臓損傷，眼球破裂といった重篤なものが多く報告されている[25]．大半が身体的暴力と同時に心理的暴力を受けている[26]．このような行為を長期間受け続けている子どもの身体には全身に様々な症状や疾患が現れ，死に至らないまでも身体に障害を残す場合もある[27]．頭痛，腹痛，下腹部痛，睡眠障害，思春期以降の薬物乱用など様々な慢性的な症状や慢性疾患などが数年後に現れ，それが暴力による影響と気づかれないことも多く，子ども自身の問題とされることが多い[28]．

(2) 虐待による精神症状

　無力感，自殺未遂，パニック発作，不安症状，アルコール・薬物の乱用，心的外傷後の反応または複雑性PTSD（心的外傷後ストレス障害）がある[29]．

　児童虐待の多くは，子どもが3歳以下に初発する[30]．3歳以下という年齢は人生で最も親や大人に全面的に依存し，自分を取り巻く世界に対して基本的な信頼関係を育てる時期である．その時期に虐待を受けるということは，その世界が不信と恐怖の対象であることを体験する．この影響で子どもは衝動的，攻撃的，多動，反社会的な子どもに成

長・発達し，攻撃する親に同一化して衝動的・破壊的な性格を形成しやすい[31]．反面，無口，抑うつ的，反応の乏しい子どもに成長・発達し，常におどおどして他人の顔色をうかがい，何事にも自信のもてない性格を形成する[32]．いずれも自尊感情が低く，安定感のない子どもである．

(3) 性的虐待による影響

性的虐待は，救急で搬入されることが少なく，発見が長期の虐待の末であることも多い．性的虐待の多くは女児であり，実態数は報告されている数以上であると推測され，また性的虐待の被害を受けた80％以上が身内や知人による性的虐待であることもわかっている[33]．そのため，性的虐待は家庭のなかで隠蔽され続けるのである．性的虐待の身体の影響に口・肛門・性器の裂創，炎症，出血，腫脹，痛み，性感染症，妊娠などがあり[34]，長期には心理的影響から，不登校，家出，非行，売春に関与，同性愛，薬物依存，拒食症，自殺企図などを起こしやすい[35]．性器周辺のひどい外傷や妊娠または子どもの異常行動に周囲が気づくまで，その被害から逃れることはないのが性的虐待である．

(4) ネグレクトによる影響

性的虐待と同様に，ネグレクトも周囲が気づくことが少なく，気づくまでには長期化・慢性化していることが多く，発見されたときには危篤状態など重症化している．親の気分次第で食事が与えられたり与えられなかったりと養育の放棄・遺棄（ネグレクト）状態は，身体的暴力同様に死に至る場合もあるが，このような行為を受けていると全身に様々な症状や疾患が現れ，死に至らないまでも身体に障害を残す[36]．

(5) 継続的に受け続ける暴力の影響

こうした虐待が継続することで，多くの子どもの暴力の閾値は下がり，だれかに相談する力や勇気を失い，判断する力も奪われる．親に支配されている子どもは親以外に信用できる人間はいないと思い込み，社会との関係が断たれている状況にあることが多く，支援を受ける方法もわからず孤立して暮らしている場合が多い[37]．いじめと同じように，暴力を受けていることを他人に知られることは恥ずかしいと思う子どもは多く，他人に知られることで親を失う恐怖も感じているために，多くは事実を語らない[26]．病気やけがをしても，親の気分次第で治療を受けることを許されたりやめさせられたりし，病気を悪化させているケースが少なくない[38]．

日常生活に染み込むようにしてつくられた支配－被支配関係は，まず性格や生活態度に影響を及ぼし，それが精神的影響へと悪循環していくものと考えられる．人は自分ではどうしようもない状況で日常的に苦痛を与えられていると，その状況に抵抗したりそこから逃げ出そうという気力を失い，無気力になる[39]．繰り返される絶望体験は暴力被害者の気力を奪い，自分を大切にしようとする気持ちを根こそぎなくさせる．

2000年に実施したドメスティックバイオレンス（DV）と子どもの影響に関する全

国的な調査結果から「自分自身への肯定的な評価」「感情や意欲の豊かさや対人関係，能力，欲求における自信」は，暴力を受けることによって軽減し，肯定的な自分から否定的な自分に，自信や意欲のあった自分から自信や意欲の低下した自分に変化することがわかった[40]．暴力の経験が性格や生活全般に強く影響を与えていることが明らかになった．他方で暴力を経験する人は特別な性質や気質をもっていたり特殊な人間関係にいるわけではなく，だれもがそのような経験をする可能性があり，経験によって生活や性格が変容することもわかった．

　支配と暴力の環境下にいる子どもへの影響には，直接的な暴力被害と間接的な暴力被害があるが，その次に暴力の世代間連鎖がある．これは，暴力的で威圧的な関係を見続ける，あるいは暴力を体験する子どもは，自分の思いどおりにするためには暴力的で威圧的でもよい，暴力によるコミュニケーションは普通であり暴力を振るわれてもその関係を壊してはいけないと学び，暴力が次の世代へと伝達されていくのである．父親の暴力を目撃したり自身が暴力を振るわれたり，女性や子どもの人権を軽視する家庭で育った子どもは，大人になったとき暴力の加害者になりやすい[23]．子どもは社会化の過程で様々な価値観や文化の影響を受けていくが，家族や地域の価値規範の1つとして性役割が強く存在する場合にはそれも同様に伝承され，性差別する大人の態度から暴力を容易に学習する．親自身の受けた体験が子育てに影響することを愛着パターンの世代間連鎖というが，3歳までの乳幼児期に最も伝達されていくことがわかっている[41]．

　ストレス刺激によって分泌が促進される糖質コルチコイドは長期間濃度上昇が持続すると，胎児は不適当な適応変化を起こし，脳の神経細胞の形成障害が起こるとされ，すなわち胎児期から受けるストレスは重大なダメージとなる可能性が高い．過度の脅威を幼少時期に慢性的に経験していると過覚せい状態あるいは麻痺状態がその子どもの永続的性向となり，学習上・行動上の問題を引き起こす．また，なぐられながら「虐待を受けるのはお前が馬鹿で無能だから」「お前など生まれてこなければよかった」とののしられ，自身の存在を否定され，自尊感情の低下したなかで，親との暮らし以外を知らない子どもは，親にしがみつきながら，親の理不尽な要求を受け入れて魂を殺し[42]，生き延びている．

2. 児童虐待の早期発見・介入・看護

1） 医療機関の役割

　加害者は，子どもに暴力を振るって治療を必要とする状況であっても医療機関を訪れることは少なく，虐待を受けた子どもは受診が遅れた状況で医療機関に搬入されてくることが多い．医療機関は患者として訪れる子どもが親から受けている暴力を見つけ出し，予防かつ被害の拡大を食い止めることのできる唯一の援助機関といえるかも

6 児童虐待

しれない．そのためには，正しい児童虐待の認識と理解，暴力による被害内容，暴力の病理性について知ることが重要である．また，医療機関は早期に発見することが重要な任務であり，暴力によるけがや健康障害へのケアが疾病ケアと同様に準備されていること，暴力のサイクルに陥っている子どもの予後に気を配り医療機関の役割と関係諸機関との連携を明確化することの2点は，被虐待児ケアには欠かせない技術である．

具体的には，児童虐待の被害者の発見（スクリーニング），安全の確保，長期的支援のための情報収集と提供や照会を行うことである．医療機関だけですべての援助を完結することはありえず，医療者だけで援助を行おうとすると危険であることを忘れてはならない．暴力は個人的問題ではなく健康問題であり，社会問題である．こうした問題に対応する分野に，司法看護がある．裁判になった場合の情報開示，証言，司法面接や暴力被害によるトラウマへのケアなど，これらの技術の需要は今後ますます高まるであろう．

2） 早期発見

児童虐待の被害者を発見する場所はどこだろうか．救命救急，小児外来，在宅看護時の訪問，家庭訪問，健診・検診，保健所・保健センター，周産期など産科，子どもの入院中，加害者ケア時などがあげられる．診療科としては，小児科，産婦人科，脳神経外科，整形外科，形成外科，一般外科，救命救急，耳鼻咽喉科，眼科，歯科などがあげられる．つまり，医療機関の子どもを扱うすべてである．

小さな傷の発見でも事故ではなく傷害を受けたと判断される場合は，大きな外傷と同様に重要である．それはその後のさらにひどい暴力の危険があるからである．医療者それぞれの役割を明確にして，子どもの栄養状態も含め全身を詳細にみること，衣服の状況や汚れ，性器や肛門なども含めて観察することが大切である．養育者の態度や反応，子どもへのかかわり方，けがの状況説明と所見の一致度，子どもについての説明，養育者の性格や育児態度・環境，経済状況や社会生活についても詳細な観察とスクリーニングは必要である．児童虐待を発見する指標となる早期発見チェック表やチェックリスト表などの作成は有用である．同時にマニュアルも必要である．

疑いのあるサインを見逃さないこと，疑いをもつことが必須である．子どもの全身をみる指標（身体的所見，行動上の所見，睡眠状態，発育状態，神経性習癖，対人関係など）や養育者の態度や反応（事故への配慮に欠ける扱い，不適切・非常識，酒を飲んでいる，事故についての曖昧な証言や否認，けがの過小評価，受診の遅れ，態度の乱れなど），子どもへのかかわり方（子どもが泣いてもあやさない，いらいらした様子，不自然な扱いなど），けがの状況説明と所見の一致度（外傷の程度やタイプが親の告げる受傷状況と一致しないなど），子どもの状況（子どもとの結びつきや愛着を妨げる因子，満足することが少ない子ども，親の期待に合わない子ども，虐待を煽動する子どもなど），養育者の性格や育児態度，環境や経済状況，社会生活（親の健

康状態，夫婦関係，親族やコミュニティの関係，社会的孤立，支援，住居など）の詳細は成書を参照してほしい．児童虐待の原因の究明は日々発展しているため，新しい情報を収集し，自身の部署でオリジナルの表を作成することが大切である．

3） 安全の提供

　虐待事象を発見したそのときが子どものその後を左右するため，発見後のかかわりは慎重を期する．さらに詳細な情報を収集し，看護に必要なアセスメントをする．緊急度と重傷度の判断，チーム間での理解と医療機関内での連携など役割を明文化しておく．可能であれば司法面接も含め，子どもの安全を判断することが第一である．緊急度と重傷度の判断には，指標となるものを作成または既存のものを用いることで一定の評価が可能となる．

　児童虐待防止法（児童虐待の防止等に関する法律）では，児童虐待を発見した場合に児童相談所または警察に通報することを義務づけている．児童虐待は家庭という密室の中で，きわめて私的な関係の間で行われるため事実確認は困難で，第三者の介入が遮断されやすい．暴力は健康被害を伴うことが多く，そのため被害者の多くは医療を受けている事実から，医療機関は第一発見者になると考えられる．そのためにも通報による安全確保と諸機関との敏速な連携が必要である．

　自身の暴力が第三者に暴露されたと知った加害者は，即座に病院を変えることが多く，通報を含め判断を誤ると子どもの姿を永久にみることはなくなるため，加害者との関係は慎重を要する．看護の場において，児童虐待のケースにかかわることは精神的負担が大きいといわれる．むごい仕打ちを受けている子どもを直視することのつらさに加え，家族の問題，社会との関係など児童虐待の背景は複雑で，介入するにも，被害者である子どもと加害者である親への対応はデリケートで難しい．医療機関の第一の役割は，暴力被害者の安全を確保することである．時に親と対立することを恐れず暴力被害を受け健康を害している子どもを第一に優先してケアすることが重要であり，けがなどの治療と同時に子どもが暴力を受けなくてすむよう安全を確保する．医療機関は児童相談所や警察と同じくらい安全確保ができる機関である．治療目的や療養目的の入院については親も受け入れやすいので，子どもの保護を目的に児童虐待を発見した場合に緊急入院は必須である．入院中に詳細を把握して，じっくりとアセスメントできる．プロトコールすることで緊急度や危険度の判断ができる．緊急安全化計画と子どもの治療（けがの治療，後遺症への治療，薬物療法，精神療法，カウンセリングなど）の方針が明確になる，関係諸機関と十分な連携がとれる．ただし，子どもと引き離されることに多大な不安をもつ親が多いため，長期入院が難しく，子どもの退院後を在宅にするか一時保護にするかの検討は，重傷度と緊急度などの判断に基づいて至急に行う．さらに，親の治療も重要となるため，親への機能強化と危機介入が必要である．それには薬物治療，精神療法，カウンセリング，家族療法，親の相互援助や自助グループ，福祉援助，親の入院などがある．

6 児童虐待

4）看 護

　看護職者は，外来，入院，家庭訪問などで虐待を受けている子どもに遭遇することが多い．看護実践には虐待のタイプ，重傷度・緊急度，子どもの年齢，状況によって違いがあるため，具体的なケアについては一律に述べることができない．ここでは，児童虐待が原因で入院するに至った子どもの一般的な被虐待児ケアに焦点を絞って述べる．

　被虐待児への看護は，傷ついた身体や臓器，疾病の治療とともに安全な生活と関係性を提供することである．親の気分次第で食事を与えられたり腐ったものを食べさせられたりする，トイレでの排泄を禁じられる，夜中に起こされる，ベランダで寝起きをさせられる，押し入れなどに閉じ込められる，清潔にすることを知らないなど，通常考えられる日常生活から激しく逸脱している．そのため，成長・発達段階に重要な生活習慣が得られておらず，また社会規範化のない暮らしを余儀なくされてきたことにより，ルールの多い入院生活は子どもにとって時に苦痛なものになる．同時に，被虐待児は突然どなられる，なぐられる，引きずり回される，唾を吐かれる，追い出される，風呂の水に沈められるなど，人間としての尊厳がことごとく奪われて暮らしてきた．そのため，大人は今は穏やかで優しいがいつ変貌するかわからないと信じ，過剰な反応を示したり攻撃的あるいは否定的な行動をとり，入院生活にうまく適応することが難しい．社会から孤立してきたため，入院している他児との関係でトラブルが頻発する．乳児期から虐待されてきた子どもの3割以上に言語や知能の発達遅滞もあるといわれ，言葉よりも先に暴力を振るうという習性がついている．また虐待する親を同一化し，欲求不満の耐性が低く衝動的な行動をとりやすいなど，様々な面で非暴力の理解を促すことが難しい．

　子どもにとって看護職者は，自分に深い関心をもち，信頼に足る大人になる必要がある．看護職者ならばだれでもいいのではなく，特定の看護職者が，子どもの日常生活のスケジュールを混乱させないようにルールづくりをし，子どもが必要なときはすぐに援助ができる位置と距離を保ち，子どもが日常生活を体験して感得できることが入院中の看護で必要ある．暴力の期間や時期，内容などそれぞれであるため，子ども一人ひとりに合った治療と看護計画が当然必須であるが，同時に，子どもの回復には時間がかかることを理解し，子どもの日常生活の恒常化や連続性を保つ．また，退行現象は必ず現れるので，「やはり大人は親と同じだった」という信頼を失うことなく，受容しながら適切な制限を設けていくことが必要である．バランスのとれた公平な大人と出会い模倣することで，そのような大人への同一化を促すことができるようになる．その間，子どもの多くは看護職者に対して異常なまとわりつき，執拗な依存，赤ちゃん返りなどの退行現象が現れ，物や同室の子どもにあたったり自分の感情や思考を暴力で解決しようとする傾向が強くなる．そのようなときに看護職者の多くは疲弊し，この子どもにも問題がある，虐待されても仕方のない子どもであると，レッテル

を貼ることも少なくない．依存欲求は十分に満たすこと，大勢ではなくてもよいので1人の信頼する人間と信頼関係を築くことができるよう生活環境を整えること，自分の感情や思考を言葉で適切に表現できるように励まし続けることが重要である．

3. 児童相談所などの専門諸機関との連携

1) 児童虐待を防止するための専門諸機関の役割と機能

児童虐待は専門諸機関が有機的に連携を図らなければ解決が困難な社会問題であるが，そのなかでも児童相談所は中心的な援助機関である．児童相談所は通報の受理，調査，相談，指導，緊急保護，施設への措置，措置後のケア，親とのかかわり，親権の制限などの児童虐待に対応するすべてを担っている．通報だけではなく虐待の疑いのある段階からの家族や子どもへのかかわりも含めると，児童相談所は膨大な児童虐待ケースを抱えている．困難なケースであればあるほど，多くの関係諸機関の連携が必要である．警察，医療機関，保健所・保健センター，福祉事務所，家庭児童相談室，保育所，家庭裁判所，学校，施設，児童委員，民生委員，弁護士などいずれも重要な機関・存在である．

児童相談所はケースワークの機能をもっているため，医療機関などは招集されてケース会議に参加することが多いが，医療機関からタスクフォースとしての役割や虐待のカンファレンス会などを発信できる機能も今後は必要であるだろう．虐待を受けている子どもの危険度の判断，家族に関する情報の共有，共通の目標設定，役割分担や連絡方法など，複数の機関でかかわる場合はこれらが必須であり，医療機関で発見される重篤なケースは複数の機関によるかかわりが主になるため，このカンファレンスへの関与は大切である．これらの意思集約がないままに複数の機関がかかわりをもつと機関同士で非難や責任のなすりつけ合いになりかねないため，常に関係諸機関の役割と機能の基本を理解し，議論のできる関係づくりが重要である．

では，警察，保健所・保健センター，福祉事務所，家庭児童相談室，保育所，家庭裁判所，学校，施設といった機関の児童虐待についての役割や機能，地域の所在地を看護職者はどのくらい知っているであろうか．「社会資源」という言葉だけが一人歩きすることなくその具体がいえることは，児童虐待問題に取り組む場合，必須である．

2) 連 携

児童虐待の問題は，これまで多くの専門分野からのアプローチとケアが必要とされてきたが，広範な分野の横断的な連携が重要であることはこれまでの膨大なケースカンファレンス報告からも明白である．それぞれの分野の得意・不得意を知り，関係諸機関の役割と機能と限界を知ることで，それぞれが補い合いながらどこからも子どもが滑り落ちることのないよう，網の目的な方法でのケアを可能にしていく．再発や死亡を未然に防ぐため，関係諸機関の連携を強化すると同時に，医療機関内での連携も

4. 児童虐待防止に向けて

　児童虐待の防止には，予防すべき児童虐待を明確にし，そのうえで原因の究明を図り，虐待の危険因子をもつ親への援助と教育を行い，未来を担う子どもたちすべてに非暴力についての教育を行っていくことである．

　早期に情緒的自立へのケアを行い，子どもが大人になるときに虐待者にさせないことが長期的予防対策である．情緒的自立とは，畠中[43,44]によれば，個としての自立の対極概念で関係性のなかでの自立を意味する．戦後わが国では個人主義と平等主義を基調とする教育理念のなかで個としての自立が強調された結果，いつの間にか失われてしまったつながりや対人関係を大切なものと改めてとらえ直したうえで浮上してくる自立であるという．関係性のなかで自分を失うことなく，同時に他者を飲み込むこともなく自分自身であり続けることを追求するありようであり，そのような関係性を生き続けようと覚悟し志向する状態のことである．関係性を生きる力の減退が今日の家族の諸問題，人間関係の貧困化を生み出す元凶と大いにかかわり，その力の回復が喫緊の課題である．

　虐待の多くは，家族と個人が陥った関係の危機を如実に映し出すものだったが，情緒的自立という観点でみるといくつかの近接概念が浮かぶ．たとえば，アタッチメント，自己分化（differentiation of self），親への忠誠心，関係性発達などが情緒的自立の近接概念にあたる．アタッチメントはよく知られた概念であるが，ボウルビー（Bowlby JW）らは危機的な状態に際してあるいは潜在的な危機に備えて，特定の対象との近接を求めまたこれを維持しようとする個体（人間やその他の動物）の傾性[45]を示した．人が特定の他者との間に築く緊密な情緒的結びつき，すなわちきずなが形成される根本には，安全であり守られているという感覚を確保しようとする生物一般に備わる本性がかかわっているのである．関係は情緒を豊かに育む栄養素であるだけでなく，危険の多い外界からわが身を守り生存し続けていく必須の条件でもある．

　他方，自己分化は家族療法家であるボーエン（Bowen M）[46]が提唱した概念である．これは他者との関係に自分を開いていることを前提としつつも自分らしさを失うことなく，ストレスがかかっても知性システムと感情システムがバランスよく独立に機能する状態を保っていられる能力を意味する．家族療法は関係療法とも称されることがあるように，その理論体系のなかに個別的であると同時に関係的でもある人間存在のジレンマをとらえた概念をいくつか備えている．

　子どもの親に対する忠誠心は家族療法家であるボスゾルメンニ－ナジ（Boszormenyi-

Nagy I)[47]が提唱した概念である．ボスゾルメンニ-ナジによればだれもがこの世に生まれ出たことをきっかけに親への忠誠心を抱くといい，それが大切に育まれるという行為に裏づけられるとき，忠誠心は自尊心を高めてくれる親を大切に思う気持ちへと発展するのであり，そのような行為に裏づけられない場合は特別なきずゆえに負担感が増し，利用され搾取される損傷感へとつながる．つまり，関係をもてばよいというわけでなく，関係をもつことで被るしんどさともたないことで失う特別なつながりの両方向への発展可能性に目を向けたという意味で含蓄深い概念である．

　情緒的自立に対岸するように存在する依存という概念からも虐待防止に向けた取り組みは必要である．このように虐待の予防に向けた取り組みはまだ始まったばかりであるが，同じ過ちを次世代に引き継がせないことが防止の重要課題である．

文　献

1) Chaffin M, Reid T (1996). Introduction to the inaugural issue of Child Maltreatment. Child Maltreatment, 1(1) : 3-5.
2) 斎藤 学 (1994). 脅迫・衝動行為としての児童虐待. 斎藤 学編. 児童虐待＜危機介入編＞. 金剛出版.
3) Browne KD, Hamilton-Giachritsis C (2005). The influence of violent media on children and adolescents : A public-health approach. Lancet, 365(9460) : 702-710.
4) 石川義之 (2001). 性的虐待の被害者についての調査研究. 平成10年～12年度科学研究費補助金基盤研究 (B)(1)研究成果報告書.
5) 内閣府男女共同参画局 (2006).「男女間における暴力に関する調査」報告書.
6) 国連総会 (1959). 児童関連法. 児童の権利に関する宣言.
7) Kempe CH, Silverman FN, Steele BF, et al (1962). The battered-child syndrome. JAMA, 181 : 17-24.
8) Kempe CH, Helfer RE (1968). The Battered Child. University of Chicago Press.
9) Myers JEB (2006). Child Protection in America : Past, Present, and Future. Oxford University Press.
10) Caffey J (1946). Multiple fractures in the long bones of infants suffering from chronic subdural haematoma. American Journal of Roentgenology and Radium Therapy, 56(2) : 163-173.
11) Woolley PV Jr, Evans WA Jr (1955). Significance of skeletal lesions in infants resembling those of traumatic origin. Journal of the American Medical Association, 58(7) : 539-543.
12) 三宅禎子 (2000). プエルトリコの新しい社会と女性. 国本伊代編. ラテンアメリカ―新しい社会と女性. 新評論, p.325-344.
13) Reinisch JM, Beasley R (1990). The Kinsey Institute New Report on Sex : What You Must Know to be Sexually Literate. Pharos Books.／小曽戸明子・宮原 忍訳 (1991). 最新キンゼイ・リポート. 小学館.
14) 池田由子 (1987). 児童虐待―ゆがんだ親子関係. 中公新書. 中央公論新社.
15) 小林 登・内藤和美・多田 裕 (1986). 被虐待児症候群実態調査. 母子相互作用の臨床応用に関する研究報告書. 厚生省.
16) 池田由子 (1977). 児童虐待の問題について―精神衛生と福祉の立場から. 精神医学, 19(9) : 900-916.

17) 厚生労働省(2006). 平成17年度児童虐待における児童虐待相談処理件数等. 統計調査.
18) 大阪府立中央児童相談所虐待ケース研究部会(1976). 虐待を受けた児童とその家族の調査研究. 府児童相談所紀要Ⅲ. 大阪府中央児童相談所.
19) 児童虐待防止協会(1993). 1990年度. 子どもの虐待ホットライン報告. 児童虐待防止協会.
20) 山田恵子・楢木野裕美・池田美佳子・鈴木敦子(1992). 児童虐待に対する看護者の認識Ⅱ－児童虐待への関わり経験の有無による分析. 大阪府立看護短期大学紀要, 14(1):43-47.
21) Strause MA著(1980). Behind Closed Doors : Violence in the American Family. Doubleday. ／小中陽太郎訳(1981). 閉ざされた扉のかげで－家族間の愛と暴力. 新評論.
22) 児童虐待等要保護事例の検証に関する専門委員会(2007). 子ども虐待による死亡事例等の検証結果等について. 厚生労働省雇用均等・児童家庭局総務課虐待防止対策室.
23) Walker, LF(1979). The Battered Woman. Harper & Row.
24) Rose SJ(1985). Pocket Picture Guide to Recognition of Child Abuse and Neglect. Mosby. ／児童虐待防止協会訳(1993). 目でみる児童虐待発見の手引き. 関西テレビ放送.
25) 坂井聖二(1994). 小児科領域からみた児童虐待. 前掲書2), p.47-57.
26) 津崎哲郎(1992). 子どもの虐待－その実態と援助. 朱鷺書房.
27) 大久保修・藤田之彦(1995). 小児虐待の診断のポイントとアプローチ. 小児内科, 27(11):1611-1614.
28) 村松 励(1997). 薬物非行. 精神療法, 23(3):242-246.
29) 郭 麗月(1995). 心理的虐待を疑うポイントとアプローチ. 小児内科, 27(11):1615-1618.
30) 小林美智子編(1993). 大阪の乳幼児虐待. 大阪児童虐待研究会.
31) Holden GW, Ritchie KL(1991). Linking extreme marital discord, child rearing, and child behavior problems : evidence from battered women. Child Development, 62(2):311-327.
32) Dutton DG, Painter S(1993). The battered woman syndrome : Effects of severity and intermittency of abuse. American Journal of Orthopsyiatry, 63(4):614-622.
33) 森田ゆり(1992). 沈黙をやぶって－子ども時代に性暴力を受けた女性たち. 築地書館.
34) 北山秋雄(1995). 性的虐待を疑うポイントとアプローチ. 小児内科, 27(11):1619-1624.
35) 白川美也子(2001). 性暴力による慢性的な健康障害. 看護学雑誌, 65(11):1002-1004.
36) 伊藤善也・奥野晃正(1995). ネグレクトによる成長障害. 小児内科, 27(11):1637-1640.
37) 井垣章二(1998). 児童虐待の家族と社会－児童問題にみる20世紀. ミネルヴァ書房.
38) 橋本信男・末吉圭子・松行真門・他(1995). 当院における小児虐待への対応. 小児内科, 27(11):1655-1660.
39) Holden GW, Geffner RA, Jouriles EN(1998). Children Exposed to Marital Violence. American Psychological Association.
40) 友田尋子・藤田千恵子・誉田貴子(2004). 「家庭内の暴力の実態および子どもへの影響」に関する調査報告書. 日本DV防止情報センター.
41) Bowlby J(1969). Attachment and Loss. Basic Books. ／黒田実郎・他訳(1991). 母子関係の理論. 岩崎学術出版社.
42) Miller A(2008). Am Anfang War Erziehung. Shurkamp. ／山下公子訳(1983). 魂の殺人－親は子どもに

何をしたか. 新曜社.
43) 畠中宗一編(2009). 関係性のなかでの自立－情緒的自立のすすめ＜現代のエスプリ＞. ぎょうせい.
44) 畠中宗一(2007). 情緒的自立の社会学. 世界思想社.
45) 数井みゆき・遠藤利彦編著(2005). アタッチメント－生涯にわたる絆. ミネルヴァ書房.
46) Bowen M(1978). Family Therapy in Clinical Practice. Jason Aronson.
47) Boszormenyi-Nagy I, Spark GM(1973). Invisible Loyalties. Harper & Raw.

7　高齢者虐待

● 1. 高齢者虐待の背景

　日本の高齢化率は 2010 年には 23.1％となり，世界に類をみない水準に達した．その水準に達した速度もまた，世界に例がない．それに伴い国民の疾病構造の変化や家族構成の変化などから発生する課題が顕在化しており，これらの解決しなければならない課題を抱えながら，日本は，どの国も体験したことのない長寿社会を歩む国となった．

　少子高齢社会の到来とともに，「介護者は妻か嫁」といわれた時代は去り，だれもが介護問題にかかわる可能性をもつようになった．しかも，介護者は必ずしも健康な人とは限らない．高齢であったり男性であったり，自らも疾患を抱える人である．その疾患とはギャンブルやアルコールなど，アディクション問題を抱えた人をも含んでいる．

　高齢者虐待は，老々介護を除けば，身体的にも社会的にも，そして経済的にも弱者となった高齢の親世代に向けての，子ども世代からの暴力である．その背景には，子育て時代からの親子関係や，嫁姑関係など，介護問題が発生する以前からの関係の悪さがあり，日常の介護の蓄積が大きな負担やストレスとなって，介護者のストレスが暴力の形で高齢である要介護者へと向かうというものである．高齢者とその家族には，それぞれ固有な歴史があるので仕方がないと放置するのではなく，今起きている事実を理解し，その家族に支援が必要かどうかを見きわめることが看護職者には求められる．

　家庭での介護は，閉ざされた空間で 1 対 1 またはその家族だけで行われることが多い．周囲からの支援が少なく孤立している場合には，介護の負担感や徒労感などが増大していくものと考えられ，それが行き場のない憤りとなる．窮地に陥った自らの立場への理不尽さと相まって，その矛先は要介護者である高齢者その人へと向かうこと

になる．その結果，加害者となった介護者は虐待の後で後悔することが多い．しかし，自責の念にとらわれつつも，自分の意志ではやめられないという．このことが高齢者虐待がアディクションといわれるゆえんでもある．

2. 高齢者虐待とは

高齢者虐待について，高﨑[1]は「一般的に虐待とはひどい傷害の行使，不条理な拘束，脅迫または残酷な罰を与えることによって，身体的な傷，苦痛または精神的な苦痛をもたらす行為」と述べている．また，わが国の「高齢者虐待の防止，高齢者の養護者に対する支援等に関する法律（高齢者虐待防止法）」においては，「虐待の意図の有無を問わない」としている．

虐待の種類は，身体的虐待，心理的虐待，介護・世話の放棄・放任，経済的虐待，性的虐待の5つがあげられる．自虐・自己放任（ネグレクト）は高齢者虐待防止法では高齢者虐待として定められていない．しかし，虐待と同様に高齢者が支援を求めている状態として対応していくことが現実的に望まれている．

1) 高齢者虐待防止法の成立と施行

2005年11月に高齢者虐待防止法が成立し，2006年4月に施行された．このことにより，全国の市町村，地域包括支援センターにおいて高齢者虐待に関する相談窓口を設置し，高齢者虐待事例に対応することや予防活動が開始された．

このようにわが国では，高齢者虐待防止法が成立し，制度が整い支援の手が伸びつつあるにもかかわらず，高齢者虐待が後を絶たないのはなぜなのだろうか．

2) 日本における高齢者虐待の実態

厚生労働省の高齢者虐待の防止，高齢者の養護者に対する支援等に関する法律に基づく対応状況等に関する調査結果[2]によると，虐待の種別・類型では，「身体的虐待」が63.5％で最も多く，次いで「心理的虐待」38.2％，「経済的虐待」26.1％．「介護等放棄」25.5％であった（重複あり）．被虐待高齢者は，女性が77.3％，年齢は80歳代が42.2％であった．

養介護施設従事者らによる高齢者虐待は身体的虐待が69.7％，次いで心理的虐待が34.2％となっており，被虐待高齢者は女性が75.4％を占め，年齢は80歳代が48.6％であった．養護者による高齢者虐待は身体的虐待が63.5％，次いで心理的虐待が38.2％となっており，被虐待高齢者は女性が77.3％，年齢は80歳代が42.2％であった．

要介護認定の状況は認定済みが68.6％であり，要介護認定を受けた被虐待者を要介護度別にみると，要介護2が20.5％，要介護3が19.9％の順であった．また，認知症日常生活自立度Ⅱ以上の者は被虐待高齢者全体の45.7％を占めた[2]．虐待者との同居の有無では同居が86.4％，世帯構成は「未婚の子と同一世帯」が37.6％で最も多く，既婚の子を合わせると64.1％が子と同一世帯であった．虐待者の続柄では「息子」が

41.0％で最も多い．次いで「夫」17.7％,「娘」15.2％であった[2]．したがって，男性介護者への支援の課題が大きい現状がうかがえる．

これまで高齢者虐待は権利擁護の側面が注目され，高齢者やその介護家族を支えることによって家族の崩壊を予防し，再構築のための支援を行ってきた経緯があるが，高齢者虐待は後を絶たない．このことは，虐待の原因が単純ではないことを示しており，その要因を問い直し，対策を立てなければならない．

津村ら[3]は「在宅での虐待発生の先行条件は，高齢者または介護家族の身体的，心理的，家庭・社会環境的などの潜在因子に，精神障害や依存的性格などの後発条件が加わり，これに危機状況の誘因，きっかけになる出来事が発生し，その結果として高齢者や介護家族，家庭環境に変化が生じる」と述べており，虐待発生の1つの視点としてアディクションに注目している．

3) 高齢者虐待の要因

高齢者虐待は，それぞれの家族の長い生活史における問題や家族の構造，疾病や経済に関する問題などが複雑に絡み合って生じる．

高齢者虐待の要因について，高﨑ら[4]はその要因を家族類型と虐待要因のタイプ別に表Ⅶ-24のように分類している．

特にEタイプは，要介護高齢者，介護者のどちらかにギャンブルやアルコール依存症などの依存症や，精神障害，パーソナリティ障害がある場合，虐待はより深刻になる．また，厚生労働省の家庭内における高齢者虐待に関する調査報告書によると「虐待されている高齢者の約8割に何らかの認知症の症状がある」[5]とされる．高齢者虐待は，認知症のほか，要介護4ないし5の重介護状態であることや高齢者自身の態度，疾患から生じる様々な状況などが重なって発生する．特に認知症は，その症状の特異性から，介護依存度が高く意思の疎通もなかなか難しいため，介護者のストレスも高くなり，虐待へと進む傾向にあると考えられる．

表Ⅶ-24　高齢者虐待の要因

家族類型	Ⅰ	高齢者夫婦（虐待者が配偶者）
	Ⅱ-1	高齢者と息子夫婦（虐待者が息子）
	Ⅱ-2	高齢者と息子夫婦（虐待者が嫁）
	Ⅲ	高齢者と娘夫婦（虐待者が娘）
	Ⅳ	高齢者と単身の子ども（虐待者が息子または娘）・その他（孫，兄弟姉妹）
虐待要因のタイプ	Aタイプ	介護負担・ストレス蓄積型
	Bタイプ	力関係逆転型
	Cタイプ	支配関係持続型
	Dタイプ	関係密着依存型
	Eタイプ	精神的障害型

3. 在宅での高齢者虐待

1) 事例1

(1) 事例の概要

　Aさんは78歳の女性である．2年前から認知症が進行し，現在は要介護3である．80歳の夫と2人暮らしであり，子どもはいない．Aさんは4人姉妹の三女である．両親はすでになく，姉2人も他界した．75歳の妹は他県の高齢者施設に入居している．夫に兄弟はなく，Aさんの介護はすべて夫が行っている．

　Aさんの認知症の症状は進行傾向にあり，理解力の低下，見当識障害などが出現し日常生活の動作手順がわからなくなっている．デイサービスの活用は1回のみであったが，本人の拒否反応が強くなったので，最近はそれも中止している．2人には友人や知人も少なく，社会とのつながりはほとんどない．夫は熱心に介護を続けており，自宅の掃除もきちんと行い，家のなかはいつもきれいに整理されている．

　ケアマネジャーが月に2回ほど訪問し，様子をみているが，夫は介護に他人が介入することを嫌がり，できるだけ自分で面倒をみるからと言い助言を拒むことが多かった．

　Aさんの認知症の症状が進み，失禁が多くなった．ズボンをはいたままトイレの便座に座っていたり，深夜に起き出して動き回ったりしたときには，夫はひどく興奮して怒ってしまう．しかし，日常生活上で認知症がなかったときのような言動や様子が少しでもみえると，治ったのではないかと思い一喜一憂するなど，夫は常に不安定な状態である．特にAさんの失禁には，つい声をあらげ，どなることが多くなった．ついに我慢できず発作的になぐったこともあった．なぐった後は後悔し，Aさんに謝るのだが，後ろめたさにさいなまれたと正直にケアマネジャーに伝えた．

　夫は，Aさんの面倒をみるのは自分しかいないと考え，とにかく一緒にいてあげたいと考えているが，思うようにできない介護の限界も感じて葛藤している様子である．

(2) 事例の解説

　この事例は，在宅介護場面ではよく遭遇する「老老介護」の例であり，虐待要因のタイプからみると「関係密着依存型」であり，共依存から発生した高齢者虐待の事例である．難波[6]は，「閉鎖的な二者関係性」と，介護の場における共依存関係を定義している．

　要介護者であるAさんの立場からすると，認知症により日常生活の手順などがわからず，常時介護を必要としている．このような状況でのストレスや不安から，当然のことながら，頼れるのは目の前にいる夫しかいない．また，夫も目の前にいる妻の介護をするしかない状況にある．夫は介護中にもかかわらず部屋をきれいに整頓する

7 高齢者虐待

几帳面な性格がうかがわれ，この几帳面さもまた共依存への道に通じるものである．妻を介護することに熱意をもちながら，妻の認知症の症状に振り回されて疲弊する．しかし，自分が介護しなければと頑なに思い込んでいる．このような切羽詰まった状況に介護者である夫が陥っていくのは，ごく自然な姿でもある．自分の身近な人がそばで困っていたら「助けてあげたい」「守ってあげよう」と思うのは，人間としてごく自然な感情である．しかし，80歳という年齢では，身体的にも自らの生活を維持することで精いっぱいの状況にある．

要介護者が意思の疎通もままならない状態で，老老介護を余儀なく求められる配偶者に対する在宅支援では，配偶者の過重な介護負担を想定するとともに，共依存が背景にあるかもしれないことを，ケアにあたる者は十分理解しておく必要がある．

(3) ポイント

Aさんの認知症が始まった頃からケアマネジャーは，通所介護を勧めている．一度は参加したものの，信頼し全面的に頼りにしている夫がその場にいないことから，拒絶反応を示し，結果としてその後通所することは一度もなかった．

認知症の症状が進むにつれ介護の方法を変えなければならず，介護負担は重いものになっていく．このような状況で要介護者と共に暮らす家族が，介護や生活に対する不安から自分を見失ってしまうことは，ごく当たり前の現象である．

ケアマネジャーが月2回訪問し，状況を把握していたとはいえ，その時期のAさんと夫への助けにはなっていなかったと思われる．介護者である夫は，「我慢できずなぐってしまった」と後悔しながら訴え，はっきりとSOSを発している．虐待が今後日常化されていく可能性があり，専門家の介入を必要としている．

老老介護で頑張っている介護の支え手を孤独から守るためには，共依存から虐待へと進行するプロセスを十分に理解し，頑張っていることは決して大丈夫な状態ではないことを前提にした対処が必要である．専門家自身が，共依存関係に巻き込まれることなく，介護者の思いを大切にしながら，訪問看護の導入や自助グループの紹介など，居宅サービスの直接的かつ積極的介入を進めていく必要がある．

2) 事例2

(1) 事例の概要

Bさんは52歳の男性で独身である．82歳の母親と暮らしている．母親は数年前からパーキンソン病のため思うように行動できないが，他人の世話にはなりたくないと，日常生活は時間をかけて自分で行っている．Bさんはその母親に食事を作り，洗濯などの日常の世話を続けながら生活していた．49歳まで印刷会社に勤めていたが業界の不況により解雇された．その後は定職が見つからず，しばらくは職業安定所に通ったりしたが，あきらめたように職探しはしなくなった．同時期からパチスロにのめり込むようになり，母親の年金が入ると「倍にして返すから」と言って，年金を全額持ち出した．

隣の住人から，「何か投げつけたような音やドスンという音が聞こえる」と民生委員に相談があった．民生委員はこの母親を昔から知っており，息子との2人きりの生活を見守ってきた．Bさんの失職が長いことや母親の病気を気がかりに思っていた矢先だった．

民生委員が，地域包括支援センターに連絡し，担当者が自宅を訪問した．Bさんは留守であり，母親が放心したように座っていた．部屋の中は衣類やごみが散乱していた．ペットボトルの水と食べかけのパンが置いてあり，母親はそれで過ごしていたようである．トイレにかろうじてはって行く状態であった．母親の顔面には転倒のためか暴力かわからない打撲の跡があった．母親との会話はつじつまが合わず，担当者は認知症を疑った．しかし，母親はBさんのことになると「息子は好きなようにさせてくれている．まだまだ自分で動けるから何も困っていないのでこのままにしてほしい」とはっきり意思表示した．

早速，見守り態勢を整えたが，母親はパーキンソン病の悪化もあり，間もなく入院となった．入院を機に介護保険の申請手続きを行い，ホームヘルプサービスや配食サービスの利用を計画し，在宅支援の環境を整えたが，入院中に自力での生活は困難となったので施設入所となった．

Bさんには，母親の施設入所の折に一度だけ担当者が会っているが，入所のあわただしさのなかで十分な情報が得られていなかった．Bさんはその後自宅に帰ることなく，連絡がとれない状況である．

(2) 事例の解説

本事例は，何とか自立できていた母親の日常生活面の面倒をみていた息子が，失職を機にギャンブル依存に陥ったケースである．母親は，病気の進行とともに介護の必要性も増していくが，気丈に自立の姿勢を保ち，他人の世話にならないための努力を続けるが，進行性の病気と高齢により自らの生活が困難となっていく．一方，息子のBさんは職を得ることができずギャンブルに走ることになり，結果的に虐待（経済的虐待，放任・放棄）をしていた．知り合いである民生委員からの情報では，Bさんの父親は，息子が生まれて間もなく病気のため他界していた．母親は，1人で息子を育ててきたが，父親代わりもしながら，かなり厳しく育ててきたらしい．このことから，親の高齢化による心身の衰えにより，支配-被支配関係が逆転し，さらに親子の共依存の関係やギャンブル依存が重なった例と考えられる．

(3) ポイント

家族が生活をどのようにしていくかは，その家族の意思によって決定されるが，適切な時機に状況を判断していかないと生命危機の状況に陥ることもある．しかし，その判断は家族の意向に逆らう結果であることが多く，経済的問題が絡めばなおさらその判断の遂行は困難をきわめる．

本事例は，母親の生命の安全確保はできたが，Bさんの問題の解決には至っていな

い．ギャンブル依存症は，医療と結びつく機会が少なく，病気と認識されるには多くの時間を要する．そのため，Bさんと早期に連絡をとる努力が必要である．連絡がとれたら，就労のことも併せ，生活資金はどこに出向いて相談すればよいのか，また，Bさんがギャンブル依存症という病気であることを認識することが生活を変える方法であることや，自助グループがあること，どこに行けばそれらの相談ができるかについて伝えることが急がれる．ギャンブル依存症だけでなく，アルコール依存症や薬物依存症などアディクション問題を抱えた人は，生きていくことが困難ななかを生き抜くための手段として，病を得たともいわれ，アディクションを必要とする何らかの理由を一人ひとりがもっているといわれる．

高齢者虐待が後を絶たない理由の多様性を理解するには，このような人間関係の病理を理解しておく必要がある．看護職者は，医師，社会福祉士（MSW），作業療法士，臨床心理士，精神保健福祉士（PSW）などの専門家チームに情報をきちんと橋渡しできる環境にあり，その役割を果たしていく責務があることを自覚したい．

4. 施設内での高齢者虐待

高齢者虐待は，特に在宅においては密室性が高いことから，発生しやすく発見されにくいといわれて，そのための対策がとられてきた．しかし，高齢者虐待は人の目に触れやすい施設のなかでも発生している．施設内の虐待は，大和田[7]によれば「なかなか表面化しにくく，実態も明らかにすることが困難な要因が多い」といわれる．

高齢者虐待防止法では，介護保険施設や居宅介護サービスなどの高齢者を支えるサービス事業に従事する者が，そのサービスを利用する高齢者に対して行う虐待についても規定している．養介護施設従事者，すなわち養介護施設*または養介護事業**の業務に従事する者が高齢者虐待を発見した場合は市町村への通報義務があり，虐待を受けた高齢者自身も市町村へ届け出ることができる．

*養介護施設：老人福祉法に規定される老人福祉施設（地域密着型施設も含む），有料老人ホーム，介護保険法に規定される介護老人福祉施設，介護老人保健施設，介護療養型医療施設，地域包括支援センターを指す．
**養介護事業：老人福祉法に規定される老人居宅生活支援事業，介護保険法に規定される居宅サービス事業，地域密着型サービス事業，居宅介護支援事業，介護予防サービス事業，地域密着型介護予防サービス事業，介護予防支援事業を指す．また，「養介護施設従事者等」とは「養介護施設」または「養介護事業」の業務に従事する者を指している．

1） 施設での高齢者虐待の実態

施設内における高齢者虐待の実態について柴尾[8]は「潜在的に不適切ケアと虐待とを峻別できない領域があって，客観的にみると虐待ではないかと思えるような状況が，施設ケアには日常的に存在している」と施設内での虐待の状況を述べている．

厚生労働省は，高齢者虐待に関する対応を把握するため，2008年度に全国市町村に「高齢者虐待の防止，高齢者の養護者に対する支援等に関する法律に基づく対応状況等に関する調査」を行っている．施設種別の高齢者虐待の発生割合をみると，認知症対応型共同生活介護施設では31.4％，特別養護老人ホームでは30％，介護老人保健施設が15.7％であった．また，職種別では介護職員の虐待例が89.5％と多く，日常生活に密着した職種の職員が加害者になる傾向にあった．虐待の種別・類型は，身体的虐待が最も多く，次いで心理的虐待であり，被虐待高齢者の年齢は80歳代が54.8％であり，女性が70.2％を占めていた．この傾向は在宅での虐待の状況と類似している．

2) 施設内での高齢者虐待の要因

施設内で虐待が起こる原因は，施設側，職員側，利用者側のそれぞれの要因から多面的に検討されることが多い．柴尾[8]は「施設内における虐待は，『不適切ケア』『不十分なケア』『不適切サービス』の連続線上に発生している」として職員側の要因に注目している．

なかでも施設の職員の不足は，介護の質にかかわる重要な課題である．本来個別に対応すべき日常生活の援助は，職員不足によって効率を優先する流れ作業的な介護となり，高齢者の日常生活の選択の権利を奪うことになりかねない．また，効率を優先して時間で決められた画一的な行動を高齢者に強いることは，高齢者の自立心を阻害し，依存度の高い生活へと導くことになる．このような悪循環のなかで，介護が十分に提供されるとは考えられず，介護の質の低下に直結する．

施設内虐待は，職員が虐待の知識をもっていないことからも起こる．認知症高齢者を介護するのに，認知症の症状がわからなければ対処の方法も容易にはわからない．時には，誤った逆の対応をすることがあるかもしれない．それに反応する高齢者の行動は，時に職員への暴力や暴言の形で表現され，それを職員が力ずくで押さえるなど，ここでも悪循環を繰り返すことになる．さらに施設内組織の疲弊は，相談する同僚や上司をもてない悲劇につながる．在宅介護よりはオープンであるはずの施設内介護は，施設内という巨大な密室に閉ざされてしまうことになる．

3) 事例紹介

(1) 事例の概要

Cさんは84歳の女性である．自宅で58歳の娘と2人暮らしであったが，2年前に認知症と診断された．認知症が進行したため，3か月前に特別養護老人ホームに入所した．ホームでは，日中はフロアや廊下を徘徊し，制止するまで歩き回っていた．会話は成立しない状況で食事や排泄，入浴など日常生活はすべて介助が必要であった．Cさんの娘は仕事の都合で頻回に訪問することができず，1週間に1回施設を訪問している．

娘が訪問の際，Cさんの手首に内出血のようなあざを数か所発見した．不審に思い，

下着を脱がせてみると，胸や背中などには手首よりも大きな，同じようなあざが数か所あった．Cさんの娘は悩んだが，ちょうど入浴介助のために訪室した介護職のスタッフに，あざの原因についてさりげなく尋ねてみた．スタッフは，看護師に伝えるからと退室した．その後看護師がCさんの全身をていねいに観察し，医師に報告した．翌週，Cさんの娘が訪問すると，医師と看護師が状況を説明した．Cさんは入浴やおむつ交換の際に常に強い抵抗を示していた．特におむつの交換を極度に嫌がり，交換時には普段はおとなしいCさんが，大声を出したり，暴力を振るうこともあった．そのため数人で押さえつけて介護を行っており，そのときにできたあざであることがわかった．Cさんの娘は，もっと別の方法はないものかと疑問に感じ，素直に納得できたわけではなかったが，うるさい家族と思われて退所を迫られると困るので，そのまま帰った．

　一方，施設内では男性介護福祉士のAの行動が話題に上っていた．Aは時折，飲酒後と思われるような強いアルコール臭のまま出勤することがあったため，上司に注意されることがしばしばあった．Cさんは夜間は徘徊することもなく静かに休むことが多かった．しかし，おむつ交換の時間になると突然悲鳴にも似た大声と，暴れているらしい物音が廊下まで響いてくることがあった．それはAの夜勤のときにひどかった．しかし，おむつ交換は必ず複数で行われていたため，いつものことと処理されていた．

　CさんはAをみるとおびえたようにうずくまるようになり，ようやく周囲は異変に気づいた．おむつ交換の時間になるとAは同僚より少し早くCさんを起こすといって先に行くことから，不審に思った同僚が直後に訪室すると，Cさんをつねっていたのである．Aは常習的にCさんをターゲットに身体的虐待を続けていた．

　発覚後，面接した所属長に，失恋した寂しさから逃れるためにアルコールに依存した経緯を話した．Cさんがあげる悲鳴がまるで自分の悲鳴のように聞こえ，やめようと思ったがやめることができなかったと泣いて訴えた．

(2) 事例の解説

　Cさんは認知症により自らの意思の伝達に障害がある．自ら判断し，行動することができないため，食事や排泄など日常生活はすべて介護者に依存している．しかし，Cさんは他人におむつを替えられるのが嫌で，何とか避けるために大声や暴力によって抵抗に及んでいると周囲には解釈されていた．

　行った介護を評価したり，振り返ってCさんの異常な行動に疑問をもつということはなかったと考えられる．むしろ，介護者の想定した介護が思いどおりにならなかったので，Cさんの抵抗を押さえ込むように，さらなる力で対応し介護を行ったことになる．Cさんの恐怖心に思いが至らず，清潔なおむつに交換したことで介護は正当化され，そのため虐待が習慣的に長期にわたって行われていたと考えられる．介護を正当化してしまうと，介護される側の思いは介護者には届かないことが多い．

事例は，施設のなかでの介護であり，周囲には複数の目がありながら，だれも疑問に思わず容認し，肯定し，正当化していく過程の怖さがある．何の疑問ももたず，肯定し日常的に行ったのは同じ介護を担う同僚同士であったことにも注目する必要がある．

(3) ポイント

　介護職員が，認知症という疾患とBPSD（認知症の行動と心理症状）を理解することや，虐待に関する知識をもつことは，虐待防止の大きな助けになる．セルフケア能力の低下を認識できない認知症高齢者は，排泄介助や入浴介助において，衣服を脱がされることに大きな抵抗と恐怖を感じていると思われる．この介護行為は日常的にだれにでも行われており，介護職員は，この気持ちを理解した介護の方法を施設全体の問題として検討することが必要である．そのためには，職員一人ひとりが，虐待とは何かを明確に理解することである．そして，何よりも重要なことは職員自らがストレスを抱えないことである．そのための勉強会や研修会の開催を組織をあげて行う必要がある．たとえば「保健医療福祉施設における暴力対策指針」[9]などを参考にして，その施設の「虐待防止対策」の方針を話し合い，共有しておくことである．その際，医療職である看護職者はリーダー的役割を担うことになる．

　高齢者虐待防止法の内容には，虐待の防止にとどまらず，養護者の支援も含まれている．虐待の視点で考えれば，虐待をされている高齢者に同情が注がれがちであるが，逃れられない過酷な介護負担のなかで，追いつめられて虐待するようになったことを考えると，虐待される者と，虐待する者の双方からの視点で問題を考えなければならない．介護という重荷にあえぎながら，時には自らの病とも闘わねばならない境遇にある養護者にも視線を向けて支援しなければならない．

　高齢者虐待をアディクションの視点でとらえていくことは，人間と人間の関係を深くみつめていくことでもある．虐待の背景にある人間模様を見すえ，治療や支援において専門性を発揮することで人間味豊かな看護の行き先が見えてくる．

文　献

1) 髙崎絹子監，岸恵美子・他編（2010）．実践から学ぶ高齢者虐待の対応と予防．日本看護協会出版会，p.3.
2) 厚生労働省（2007）．平成18年度高齢者虐待の防止，高齢者の養護者に対する支援等に関する法律に基づく対応状況等に関する調査結果．
3) 津村智恵子・臼井キミカ・黒田研二・他（1999）．在宅高齢者虐待を疑う初期の「兆し」と対処．老年社会科学，21(2)：158.
4) 髙崎絹子・吉岡幸子・小野ミツ・他（2004）．病弱者・高齢者のアドボカシーと高齢者虐待．訪問看護と介護，9(11)：847-855.

5) 厚生労働省(2010). 平成21年度高齢者虐待の防止, 高齢者の養護者に対する支援等に関する法に基づく対応状況等に関する調査結果.
6) 難波貴代(2009). 高齢者虐待における看護介入のあり方－共依存関係に焦点をおいて. 平成21年度勇美記念財団助成金最終報告書, p.3.
7) 大和田猛(2007). 施設内における高齢者虐待防止のための基礎的研究－「青森県高齢者虐待および障害者虐待に関するアンケート調査報告書」の分析を通して. 高齢者虐待防止研究, 3(1): 81-90.
8) 柴尾慶次(2008). 施設内における高齢者虐待の実態と対応. 老年精神医学雑誌, 19(12): 1325-1332.
9) 日本看護協会(2006). 保健医療福祉施設における暴力対策指針－看護者のために. p.6-19.

Column

薬物犯罪と看護

1. 薬物依存症の「犯罪」と「疾病」の2つの側面

　薬物犯罪は，他の犯罪と異なった点をもっており，解釈の難しい内容を含んでいる．法律を破ったという意味では犯罪行為にあたるが，その当事者自らが被害者であるとも考えられ，被害の実態を特定することが困難な犯罪である．さらに，薬物犯罪の特徴は，犯罪という側面と依存という疾病の側面を併せもっていることである．

　疾病という側面があるため，薬物依存症者に医療を提供することは多い．「本当なら逮捕されて刑務所に行くはずなのに，なぜ医療を提供しなくてはいけないのか」「法律で使用を規制されている薬物を自ら使用したのだから，自業自得である」という意見を，薬物依存症者に対して抱いている看護職者も少なからずいるであろう．

　しかし，本当に自業自得であり，罪を償うことで解決する問題なのであろうか．薬物を使用してしまった状況や環境は様々であるが，困難な状況に対する反応であり間違ってはいるが自分なりの対処法であると考えれば，生きにくさへの方策であり，だれにでも薬物を乱用する可能性はあると考えられる．また，警察庁の統計によれば，薬物犯罪を起こした者の多くは，再犯を繰り返し，刑務所に再入所している現実があり，再使用者を含めれば，どのくらい多くの人が再使用をしているのか計り知れない．すなわち，薬物犯罪に対して罪を償わせることは可能であるが，依存症を刑罰だけで回復させることはできないことを示している．

　さらに，犯罪と疾病の2つの側面を考慮すると，告発義務と守秘義務という問題も出てくる．公務員であれば，刑事訴訟法に基づき告発義務があると同時に，看護職者であれば，守秘義務も同時に発生し，優先されるべきがどちらかは難しい問題である．告発義務と守秘義務のどちらを優先するかについて，明確にはされていない．しかし，医療者が告発義務を優先すると考えた場合，尿検査などの結果から規制薬物を使用していた事実が明らかになれば，警察に通報するという対応を行うことが考えられる．実際，一部の病院や救急外来では，このような対応が行われている．取り締まることを優先した対応を行うと，薬物依存症者が医療機関を受診しなくなり，援助を求めず回避する傾向に向かい，再使用の可能性が高まり，社会全体への被害の拡大につながるとも考えられる．また，薬物依存症の特徴である渇望期の対応の難しさや薬物依存症者の特徴的な行動傾向などにより，アルコール依存症の治療は行うが，規制薬物依存症の治療を拒む病院もみられる．

　医療機関は，いうまでもなく医療を提供する機関であり，犯罪よりも疾病の側面に着目すべきである．使用している薬物で依存症者を選択することや医療機関が通報することは，薬物依存症者を，アンダーグラウンドに潜伏させ，回復の機会を減らし，薬物乱用や薬物犯罪の拡大を招くことにもつながりかねない．

　一方，疾病の側面だけに着目し，薬物依存症は疾患であり医療だけを提供すればよいという考えはどうであろう．薬物依存症者に専門的な医療を提供すれば，精神的・身体的に健康な状態に近づき，退院していくだろう．しかし，依存症は入院治療だけで完結する疾患ではなく，再使用や入退院を繰り返す依存症者が多いのが現状である．このような経験を重ねると，本当に医療を提供することはよいことなのであろうか，薬物を使用できる環境をつくらないように家族に説明しているが，医療者の行為は，治療といいつつも薬物を使用できる手助けをしているのではないだろうかという疑問さえ感じることがある．

2. 薬物依存症者対応への提言

　これまで述べてきた状況や疑問に対して，今日いくつかの提言がなされている．

　第1に平井[1]は薬物依存症の2つの側面に着目し，援助側と取り締まり処分する側の共通目的を「社会の繁栄を妨げない範囲で薬物乱用に基づく害を最低限に抑えること」とした．医療機関や福祉施設などの援助側は，

依存症者による既遂の規制薬物使用に関しては，検挙を目的とした通報をせず，援助の提供を優先する．同時に，本人の同意を得て，将来の規制薬物使用に対して検挙されやすい環境をつくるように努め，これを抑止力として利用する．また，警察や麻薬取締官などの取り締まり処分する側は，将来の規制薬物使用を防ぐために強力な指導を行い，既遂の規制薬物使用は厳正に取り締まり，処分においては罰則だけでなく，依存症者に応じた援助へのかかわりを適切な強制力をもって指導すると述べている．

この考え方を踏まえて，社会全体における薬物乱用問題を考えた場合，医療機関が通報することや薬物依存症者を受け入れないことは，限られた医療機関における薬物乱用者数を一時的に減らすことにはつながるが，社会全体の薬物乱用者削減に効果的な貢献をしているとは考えられず，医療機関としての責務を放棄しているといえる．また，疾病の側面だけに注目した医療を提供することは，薬物依存症の本質的な部分から目を背けているとともに，社会全体の問題としてとらえていないことがわかるだろう．薬物問題にかかわる機関は，全体のなかでの己の存在意義を考えていくことが重要なのである．

第2にハームリダクションという考え方がある（p.32参照）．古藤ら[2]は，ドラッグ使用に関連する個人・社会にとっての被害に着目し，その被害を減らすことを目的とする政策およびプログラムが必要であると述べている．当然，薬物使用にかかわる問題は，根絶できることが望ましいが，取り締まり対策を行っても，現実には，薬物問題がなくなることはない．そのため，薬物による害を最小限にする方策を優先的に行うという考え方である．世界的にみた場合，日本の薬物乱用防止対策は，比較的成功しており，ハームリダクションが日本に馴染むかという問題はあるが，薬物依存に対して，社会としてどのように向き合っていくのか，社会に対する害を最小限にするために必要な対策は何かということを考えるうえでは，参考にすべき視点かもしれない．

3．看護の役割

最後に薬物依存症者に対して，看護職者はどのような看護を提供すればよいのだろうか．勤務する医療機関の特性により異なってくるが，基本的には，一人の人間として誠実に対応し，薬物依存症を疾患ととらえ，受け入れることから始まる．薬物依存症の疾病の側面に注意を向け，疾患に対する知識をもち，医療を提供するとともに，犯罪という側面も考慮しながら，看護を提供していくことが重要である．

看護職者の行うべきことは依存症者のQOLを高めることであり，健康状態をよりよくすることにある．具体的には，自尊感情や自己効力感を高めるかかわりをとおして，依存症者が自ら新しい生き方をしようと思い，薬物をやめ続けられるという自信をもてるようになり，地域で生活するための準備を行えることが必要である．

現在，薬物依存症に対する特効薬はなく，医療機関だけで回復することはまれであることは明らかである．どのような医療機関で看護を提供するにしても，社会全体のなかで，薬物乱用者削減対策に貢献するという視点をもち，目の前にいる薬物依存症者に，迷い戸惑うことがあっても，真摯に向き合い看護を提供していくことが，薬物依存症者の回復につながると信じている．

［文献］

1) 平井愼二（2000）．薬物乱用対策における取締処分と援助のあり方．法と精神医療，14：19-38．
2) 古藤吾郎・嶋根卓也・吉田智子・他（2006）．ハームリダクションと注射薬物使用－HIV/AIDSの時代に．国際保健医療，21(3)：185-195．

Column

アディクションとスティグマ

1. 依存症とアディクション

　歴史的にみても古くから人間には，過度の疲れや極度の緊張感を和らげるために，ニコチンやアルコールなどを摂取するという習慣がある．これらは，日常生活のなかで簡単に手に入れて摂取することができ，疲れや緊張感をある程度和らげる効果がある．個人差があるものの，ニコチンやアルコールは，不要な緊張感を取り除きリラックスしたり，楽しい気分にさせてくれたり，人とのコミュニケーションのツールとなったりする．薬理作用をみると，ニコチンを摂取後一時的に快の感覚や覚せい作用が得られる．アルコール（エチルアルコール）は，体内に取り入れることにより，「酔い」をつくることができる．個人差はあるが，酔いは不要な緊張感を取り除き，楽しい気分にさせてくれる．

　もともと人間は，日常生活のなかで緊張やストレスが生じたとき，その生じた状況に適応するために，緊張やストレスを和らげる行為を学習している．たとえば，長時間にわたる会議で，眠気におそわれたり，過度に疲れたときや退屈なとき，極度の緊張状態になったときに，反射的にあくびが起こる．一般的にあくびは，低酸素症気味な場合に起きるとされているが，閉じこもった部屋で換気が十分行われていない場合や，たばこ煙で空気が汚れている部屋に長時間いる場合以外に，体が疲れている場合もあくびが出やすくなる．長時間にわたる会議におけるあくびは，過度に疲れていることや極度の緊張状態になっている身体を和らげるために，反射的に起こるともいえる．

　アディクションは，ニコチンやアルコールを摂取しすぎることが問題となる．これらは一般的にニコチン中毒，アルコール中毒とよばれることが多いが，医学用語として使われている急性アルコール中毒とは異なる．ニコチンやアルコール（精神に作用する化学物質）を摂取したことにより得られる快感や高揚感を伴う行為を繰り返し行った結果，それらの刺激を追い求める行動が高まり，その刺激がないと不快な精神的・身体的症状を生じる状態となっていく．アディクションの種類としては，物質（アルコール，薬物，ニコチン，食べ物など），行為（ギャンブル，インターネット，買い物など），対人関係（共依存，恋愛など）への依存がみられる．また単一の依存ではなく，たとえばアルコール依存と性依存など多岐にわたる依存は多重嗜癖とよばれる．世界保健機関（WHO）は1957年にアディクションを用い，1973年に依存という用語に変更している．その後，新たな形でアディクションが復権してきている．

＜事例紹介＞

　Aさんは学生時代，毎日ラグビーをするようなスポーツマンだったが，社会人になってから，休日に競馬をすることが趣味になった．Aさんは妻の妊娠をきっかけに，寂しさのあまり競馬にのめり込み多額の借金をつくってしまった．そのため，妻に競馬を禁止され，今度はゲームセンターの競走馬育成ゲームにはまって，また借金をつくってしまった．Aさんには，ほかにストレスを発散できる趣味がない．こうした事例はよくみられ，依存する対象は千差万別である．このように依存という問題は，どのあたりに「正常」と「異常」の境界を引くか，線引きが難しい．

2. 境界性パーソナリティ障害という区別

　看護職者の間で使われる「ボーダー」という言葉がある．これは境界性パーソナリティ障害のことであるが，この疾患は，DSM-IV-TR（精神疾患の分類と診断の手引，新訂版）によると，見捨てられ感，不安定で激しい対人関係様式，両極端な価値観，同一性障害，自己を傷つける可能性のある衝動性（例：浪費，性行為，物質乱用，無謀な運転，むちゃ食い），自殺行為または自傷行為，感情不安定性，慢性的な空虚感，怒りの制御困難などの状態がみられる．看護職者は，人と人の仕事を調整することが多いため，このような人に出会うことも多い．不安定で激しい対人関係や，感情が不安定，怒りのコント

ロールができないなどは，多くの看護職者が体験しており，日々のケアのなかでほとほと困り，消耗感しか残らない場合もある．境界性パーソナリティ障害という診断名をみて，「できればかかわりたくない」と腰が引けることも事実である．このような体験から看護職者は，不安定で激しい対人関係や，感情が不安定，怒りのコントロールができない患者に出会うと，過去の体験がよみがえり，「あの患者はボーダーだろう」「ボーダーだからかかわらないほうがよい」と言い始める．筆者にも，その気持ちがわからないわけではない．「ボーダー」と呼んで，手のかかる大変なケースを警戒している，あるいは気合を入れている気持ちは十分に理解できる．しかし，この患者にかかわりたくない，いわゆる拒絶，受け入れられないという気持ちが前提だとすると，「ボーダー」という病気に対する1つのスティグマといえるかもしれない．

3. 陰性感情とスティグマ

スティグマ（stigma）は，もともとは奴隷や犯罪者であることを示す刺青などの肉体的刻印を指す言葉であった．辞書をみると，「他者や社会集団によって個人に押し付けられた負の表象（烙印）」とあり，差別などのマイナスのイメージがつきまとう．前述の境界性パーソナリティ障害の例からもわかるように，疾病や言葉の定義がなされていても，かかわる人の陰性感情が伴う対人関係の問題は，差別やスティグマと区別することが難しい．そして依存症はもとより，境界性パーソナリティ障害以上に陰性感情やスティグマを伴いやすい．

アディクション問題を抱えた人や家族は，病気の状態に巻き込まれ，平常心をなくして不安やうつ状態を伴っていることが多い．一部の家族は依存症者を憎みながらも世間体や将来の心配などを理由に，離れられないでいる．多くはこのような異常な状態で，医療機関にやってくる．アディクション問題を抱えた人や家族にケアをする看護職者は，家族と同じような気持ちに陥りやすい．それは日常のケアのなかで，物質依存がひどくなったり，家族が依存症者から離れることで，看護職者が家族の肩代わりをさせられることがあるからである．

対人関係依存では，看護職者は巻き込まれないよう適度な距離を保つことを意識していなければならないが，看護職者は人と人の調整をすることが仕事である以上，アディクションからは離れられない．陰性感情を1人で抱え込まず，看護チームと依存症者の適度な距離を意識的にとっていくことが，アディクションにうまく対応するコツかもしれない．

8 性依存症

● 1. 性依存症とは

　米国精神医学会（American Psychiatric Association）が刊行したDSM-IV-TR（精神疾患の分類と診断の手引き）では，露出症，フェティシズム，窃触症，ペドフィリア，性的マゾヒズム，性的サディズム，服装倒錯的フェティシズム，窃視症などが性嗜好異常（パラフィリア）とされている．しかしこれらのほかに，児童ポルノや強姦，買売春など条例や法律に違反するものや，既婚者が配偶者以外の相手と性的関係を重ねたり，未婚者であっても多数の相手と性的関係を結んだり，性的刺激を求めて長時間インターネットにふけったりしていれば，それらも性的問題行動と考えることは可能である．合法であるか違法であるかは問題ではない．性という依存対象にとらわれて社会生活が破綻していれば，性依存症と考えるのが適当だろう．
　こうした性依存症のほかに，恋愛依存症や他人から必要とされることを必要とする共依存症など，人間関係への依存を対人関係依存とよんでいる．

1）映画にみる性依存症

　性依存症の一種である不倫問題から社会生活が破綻した例は，大統領や有名スポーツ選手ばかりではない．刺した，刺された，心中したといった刃傷沙汰はこの問題につきものである．本人だけが病気になるのではなく，家族や友人まで巻き込む病気でもある．
　「運命の女（"Unfaithful"）」は，既婚女性のダイアン・レインがある出来事をきっかけに，本を売買する青年オリヴィエ・マルティネスと不倫関係に陥っていくサスペンス映画だが，最初に彼の部屋に入るときは「傷の手当てをするだけなら」と彼女は考えていた．やがて電話をするだけなら，お茶を飲むだけなら，ダンスをするだけなら，と「悪魔の囁き」に耳を傾けていく．そして青年を最後に待っていたものは「死」だった．彼が妻の不倫相手だと知った夫リチャード・ギアに殺されてしまうのだ．遺

棄した死体が発見され，自首するため警察署に向かうところで映画は終わる．
　依存症には多くの共通点がある．この映画の例でみてみると，以下のようになる．

- コントロール喪失（一時停止できず，迷いながらも電話をしてしまう）
- 進行性の病気（より強い性的刺激を求めていく）
- 再生か死（愛人は夫に殺される＝生物学的な死，家庭が崩壊＝社会的な死）
- 依存症とうそはセット（愛人と会うために様々なうそを夫につく）
- スペアを用意（夫と別れるつもりはなく，夫もキープしている）
- 否認（友人の経験を聞きながらも，病的性衝動に対して無力を認めない）
- 共依存症者が身近にいる（現実に直面することを避ける優しい夫が存在する）
- 中休み（中断している時期）がある
- 離脱症状が出る（会えないといらいらし，嫉妬や妄想に発展）
- 様々なものを失っていく（人間関係，金銭，家族，仕事，健康，霊性＝生きる意欲，命など）

2) もう一人の当事者

　性依存症者が性依存症という病気の当事者であることに間違いはないが，実は性依存症という病気が成立するには「もう一人の当事者」に登場してもらう必要がある．その人の病名が，「共依存症」（co-dependence）である．共依存症は「自己喪失の病」ともよばれるが，「思い上がり病」とか「世話焼き病」「操り病」とよんでもよいだろう．

　「共依存とは依存症者と家族や友人が互いに依存し合っている二者関係のこと」ととらえられることがある．しかし依存症者（dependent）は依存対象に依存し，共依存症者（co-dependent）は依存症者に依存しているのであって，二者関係ではない．共依存症にも依存症（dependence）という名前がついているように，これは個人を指している．だから相互援助グループの名称も「無名の共依存症者の集まり（Co-Dependents Anonymous：CoDA）」なのである．

　『アルコホーリクス・アノニマス』の中には，「巧妙で不可解で強力なものがアルコールだ」と書かれているが，それ以上にあるいは最も巧妙で不可解で強力なもの，それが共依存症ではないだろうか．なぜなら，アルコール依存症の場合にはスリップ（再飲酒）が自他共にわかるのだが，共依存症の場合にはスリップが自分ではわからず，他人にもわからないということがしばしば起こるからである．こうした問題が起こる背景にあるのは「人を助けることはよいことだ」という考えが前提にあるからだろう．この考えをあらゆる場面で使うところに共依存症者の病理がある．

　相互援助グループのミーティング中に起こった事例を紹介する．仲間の一人が途中まで話したところで，感きわまって落涙した．もともと「言いっ放し，聞きっ放し」のミーティングなので，だれも意見を発しないのは当然なのだが，次の瞬間にティッシュがその仲間に差し出された．差し出した仲間は，むろんよかれと思ってやったの

だろうが，涙を流している仲間がティッシュやハンカチを持っていないと，どうしてわかったのだろう？

ティッシュを渡された仲間は「ありがとう」と言ったが，その瞬間に涙は止まってしまった．その仲間は，閉ざしてきた心をやっと開き，涙が自分の頬を伝わっていくのを感じていたかもしれない．あるいは，自分の本当の感情に向き合いだそうとしていたのかもしれない．だがティッシュを渡された瞬間に，回復へのあゆみは中断されてしまった．

共依存症者である筆者も，実は同じことを相談室の中で長い間していたが，米国で依存症回復施設の責任者をしている人の話を聞いて，それをやめたのだった．彼が「私も相談室にティッシュの箱は用意します．しかし自分からは1枚のティッシュもクライエントに差し出したりはしません」と言ったからだった．

カウンセリングは「感情」を大切に扱うところなのに，筆者がしていたことはまさに回復の邪魔だった．クライエント（他人）から「よい人」という評価が得られれば，自分のセルフエスティーム（自己肯定感情）が高まると錯覚し，クライエントを利用していたにすぎない．

共依存症という病を『愛しすぎる女たち』や『愛しすぎる女たちからの手紙』という本に著したのはノーウッド（Norwood R）というセラピストだが，彼女もまた「愛しすぎる女たち」の1人だった．女性の共依存症者の場合は，危険なにおいのする男，頼りなげで母性本能をくすぐる男，未成熟な子どもっぽい男に会うとスイッチが入る．「私が助けてあげたい」「私の愛情で大人に育ててあげたい」と思ってしまうのだ．これは男性の共依存症者であっても同じパターンになる．

もちろん困っている人を助けることは悪いことではない．命の危機に瀕した状態であればなおさらだ．しかしここで問題にしているのは，「助けること」ではなく「助け方」である．本人の問題を本人に返さず，家族や友人がイネーブリング（尻拭い）をしている限り本人の病気は悪化の一途をたどり，さらに回復が難しくなる．このようによけいな手だし口だしをされたために命をなくす人もいる．それが依存症者である．

病気になったことの責任は本人にも家族や友人にもない．好きで病気になる人はいないからだ．しかし回復する責任はどちらにもある．だからこそ，家族や友人も自分の共依存症から回復するために治療プログラムが必要なのである．

共依存症者の相互援助グループの連絡先を以下に紹介する．

● **CoDA-JAPAN**
〒350-0299　坂戸郵便局留　　http://www.coda-japan.org

3）依存症のメカニズム

依存症のメカニズムは「自棄酒」や「自棄食い」を思い起こすと理解しやすい．本

8 性依存症

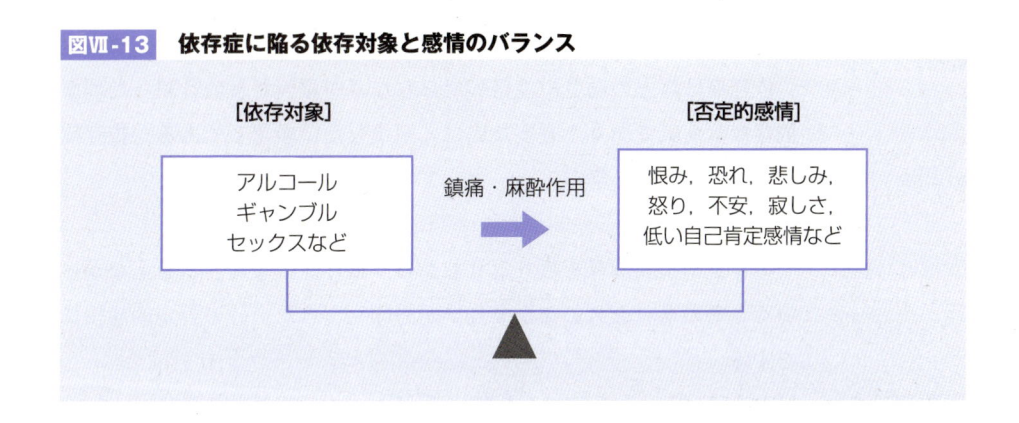

図Ⅶ-13 依存症に陥る依存対象と感情のバランス

[依存対象]　アルコール　ギャンブル　セックスなど　──鎮痛・麻酔作用→　[否定的感情]　恨み，恐れ，悲しみ，怒り，不安，寂しさ，低い自己肯定感情など

来ならおいしい酒を味わいながら飲み，おいしい料理に舌鼓を打ちながら食べればいいのに，なぜそうしなかったのか．それは「自棄酒」や「自棄食い」が必要だったからなのだろう．好きな相手にふられてしまった，仕事上のミスで上司から叱責されたなど，何らかの引き金がそこにはある．そういうことがあれば，心の中に悲しみや恨み，怒りなどの否定的な感情がわいてくる．しかしそれを抱えているのはつらいので，鎮痛薬や麻酔薬が必要となる．そして自分にとって一番効用のある依存対象が選択される．アルコール依存症者にはアルコールが，ギャンブル依存症者にはギャンブルが，性依存症者にはセックスが否定的感情を麻痺させてくれるのだ（図Ⅶ-13）．こうしてバランスをとりながら生き延びてきたので，依存症が重症だということは，それだけ深刻な否定的感情を抱えているということになる．だが，その後も依存対象を使い続けると，その先に待っているものは「死」である．

2. 治療プログラム

1998年6月1日～2011年5月31日までの過去13年間に，筆者が主宰する相談室（こころの相談室「リカバリー」）で受けた相談件数は832件であった．このうち性に関する相談は151件（18.1％）あり，そのなかで性犯罪歴のあるケースは52人（34.4％）であった．性依存症と考えられるケースに，筆者は以下の治療プログラムを提示しているが，多くの回復者（本人，家族）がこの治療プログラムの有効性を証明している．

1）医学的治療（通院・入院）

依存症は心身両面に障害をもたらす病気であるため，精神科での治療のみならず性感染症の検査や治療もしばしば必要となる．しかし，安易な精神科治療薬の使用は控えるべきである．

2）心理教育
依存症は意志の弱さや性格のだらしなさが原因だという誤った理解が多い．しかし依存症は病気であり，必要なのは「回復したい願望」である．依存症に対するこのような正しい理解を学ぶ．

3）カウンセリング
生育史や家族関係を振り返りながら，依存症にならざるをえなかった背景を探っていく．そのプロセスのなかで長い間封印してきた自分の否定的感情に向き合う手助けをする．

4）リハビリテーション（通所・入所）
いまだに性依存症のリハビリテーション施設が日本にはないため，アルコール依存症者の相互援助グループであるAAプログラムを用いたリハビリテーション施設を紹介する．通常1年前後のリハビリテーションを行う．

5）相互援助グループ
性依存症者にはSA（セックスアホーリクス・アノニマス）とSCA（セクシャル・コンパルシブズ・アノニマス）とS. L. A. A.（セックス＆ラブ・アディクツ・アノニマス）という相互援助グループがあり，その家族や友人にはS-Anon（エサノン）という相互援助グループがわが国にもある．そこで経験と力と希望を分かち合う．連絡先を以下に示す．

- **SA-JAPAN** 〒221-0835 神奈川県横浜市神奈川区鶴屋町2-24-2 かながわ県民センター12階 かながわボランティアセンター気付 No. 36 SA横浜グループ宛 http://www.sa-japan.org/
- **SCA東京** 〒163-8696 東京都新宿郵便局留 http://www.sca-japan.org/tokyo/
- **S. L. A. A.-tokyo** 〒108-8799 東京都高輪郵便局留 E-mail：slaa-tokyo@hotmail.co.jp
- **S-ANON** 〒102-0094 東京都千代田区紀尾井町4-1 ホテルニューオータニ内郵便局留「S-Anonファミリーグループ」宛 http://www.plugin-g.com/s-anon

性依存症者のおかれている状況によって，上述した治療プログラムを様々に組み合わせていくわけだが，治療場面では本人の大きな抵抗にあうのが一般的である．なぜなら，依存症者は依存対象を手放すことに恐怖を抱いているため，命がけの否認をするからである．依存症者自身が本当に依存症から「回復したい願望をもっているかどうか」と，「そのための行動をするかどうか」が大きな鍵となる．むろん宣誓書を読ませたり，誓約書を書かせたりしても意味がないし，言葉も涙も信じるわけにはいか

ない.

　治療の初期には，プログラムの提案ではなく強要が必要となる.

　周知のとおり，アルコール依存症に対する治療プログラムは依存症治療のベースになっている．とりわけカウンセリングと相互援助グループのミーティングに参加する

表Ⅶ-25　回復を妨げるもの（危険な対象，場所，時間，状況など）(例)

1. 一番楽しかった思い出
2. アルコール（依存性薬物）
3. 混んだ乗り物
4. 1人だけの時間または2人きりになること
5. 性風俗にかかわる人・店
6. 性的な画像
7. インターネット（アダルトサイト）
8. 性的な空想
9. 香水，化粧品，シャンプーなどのにおい
10. うそをつくこと（「依存症とうそ」「回復と正直」がセット）
11. 週刊誌，写真集
12. 古い考えや行動（少しくらい，たまには，これだけなら）
13. HALT (Hungry：空腹，Angry：怒り，Lonely；孤独，Tired：疲労）
14. 自分とのセックス
15. 異性との交際（スラングで「13ステップ」といわれる）

表Ⅶ-26　回復の道具（例）

1. 一番苦しかった思い出
2. スポンサーシップ（スポンサーとスポンシーとのつながり）
3. 仲間
4. スローガン *
5. 祈り，黙想
6. 正直，やる気，心を開くこと（回復の三原則）
7. ミーティング
8. 手記を書く・仲間の手記を読む
9. カウンセリング
10. 『セックスアホーリクス・アノニマス』**
11. アファメーション ***
12. 電話，メール
13. 12のステップ
14. メッセージ活動
15. チップ，メダル ****

*「今日一日」「このときもまた，過ぎるだろう」などの標語
**SAのベーシックテキストで，愛称「ホワイトブック」
***自分に対する肯定的な言葉かけ
****問題行動が止まった日から日数を数えて相互援助グループから渡されるもの．月単位のものをチップ，年単位のものをメダルとよんでいる

第Ⅶ章　アディクション看護の実際

表Ⅶ-27　セックスアホーリクス・アノニマスの12のステップ

1. 私たちは病的性衝動に対し無力であり，思い通りに生きていけなくなっていたことを認めた．
2. 自分を超えた大きな力が，私たちを健康な心に戻してくれると信じるようになった．
3. 私たちの意志と生き方を，**自分なりに理解した**神の配慮にゆだねる決心をした．
4. 恐れずに，徹底して，自分自身の棚卸しを行ない，それを表に作った．
5. 神に対し，自分に対し，そしてもう一人の人に対して，自分の過ちの本質をありのままに認めた．
6. こうした性格上の欠点全部を神に取り除いてもらう準備がすべて整った．
7. 私たちの短所を取り除いて下さいと，謙虚に神に求めた．
8. 私たちが傷つけたすべての人の表を作り，その人たち全員に進んで埋め合わせをしようとする気持ちになった．
9. その人たちやほかの人を傷つけない限り，機会あるたびに，その人たちに直接埋め合わせをした．
10. 自分自身の棚卸しを続け，間違ったときは直ちにそれを認めた．
11. 祈りと黙想を通して，**自分なりに理解した**神との意識的な触れ合いを深め，神の意志を知ることと，それを実践する力だけを求めた．
12. これらのステップを経た結果，私たちは霊的に目覚め，このメッセージをセックスアホーリクに伝え，そして私たちのすべてのことにこの原理を実行しようと努力した．

AAの12のステップと12の伝統は，アルコホーリクス・アノニマス・ワールド・サービス（以下AAWS）社の許可の下に再録または一部が変更されています．AAWS社によるこれらの許可は，AAがそのプログラムと提携関係を結んでいるという意味ではありません．AAは，アルコホリズムからの回復のみに向けられたプログラムであり，AAをモデルにした他の問題に取り組むプログラムや活動が，AAのステップと伝統，あるいはその一部を変更し使用することに，それ以上の意味を持つものではありません．また，AAと関連のない文脈において使用する場合も同様です．
（AAワールドサービス社の許可のもとに一部変更し再録）

表Ⅶ-28　スローガン

- But for the grace of god（神の恵みによって）
- Let go and let god（手から放して神に預ける）
- Easy does it（気楽にやろう）
- Live and let live（自分自身に生き，他の人は他の人自身に生かしめよ）
- First things is first（第一のことは第一に＝自分の回復が最優先）
- One day at a time（今日一日）
- This too shall pass（このときもまた，過ぎ去るだろう）
- Look for the good（よい面を見よう）
- To thine own self be true（自分に正直に）
- Count your blessings（恵みを数えよう）
- HALT＝Hungry, Angry, Lonely, Tired（空腹，怒り，孤独，疲労には要注意）
- Don't compare（比べるな）
- Thy will be done（あなたの意志が行われますように）

ことは，車の両輪に等しい．相互援助グループで回復モデルに出会えることが，当事者にとって一番の希望となる．筆者の相談室では相互援助グループに参加することを条件に，相談契約を結んでいる．

表Ⅶ-29　祈り

平安の祈り *
神様　私にお与えください
自分に変えられないものを
受け入れる落ち着きを
変えられるものは
変えてゆく勇気を
そして
二つのものを見分ける賢さを

ゲシュタルトの祈り **
私は私のために生きる
あなたはあなたのために生きる
私はあなたの期待に応えるために
この世に生きているわけじゃない
あなたも私の期待に応えるために
この世に生きているわけじゃない
私は私
あなたはあなた
でも縁があって私たちが出会えば
それは素敵なことだ
もし出会えなくても
それもまた善いことだ

* (Niebuhr, Reinhold 1892-1971)
** (Perls, Frederick 1893-1970)

3. 依存症からの回復とは

　かつては「飲む・打つ・買うは男の甲斐性だ」などといわれた時代もあった．だが，アルコールとギャンブルとセックスはそれぞれ物質依存，行為依存，対人関係依存の代表であり，人間が一番はまりやすい三大依存症である．そして私たちの身の回りにあるあらゆるものが依存対象になる．したがって，アルコールに問題があれば「アルコール依存症」という診断基準だけにとらわれず，それに起因した健康問題，事故，家族問題，職業問題，犯罪などの「アルコール関連問題」としてとらえていく必要がある．それはほかの依存症の場合も同じである．

　依存対象を使って「自分の本当の感情」に向き合わないのが依存症である．では依存症から回復するにはどうしたらよいのだろう．

　最初に取り組むのは，回復を妨げるもの（表Ⅶ-25）と回復の道具（tools of recovery）（表Ⅶ-26）とを見分けていくことである．回復を妨げるものが何であるか認識できなければ同じことを繰り返すことになる．一方，回復の道具とは，相互援

助グループのミーティングに参加して仲間とのわかちあいをすることや，12のステップ（表Ⅶ-27），スローガン（表Ⅶ-28），スポンサーシップ，祈り（表Ⅶ-29）などのことである．このような命綱を活用しながら「自分の本当の感情」に向き合うことができるようになれば回復できる．

　気づきがあれば学ぶことができるし，学ぶことができれば変わることができる．変わることができれば成長し回復することができるのだ．もちろん回復に終わりはないし，終わりがないからこそ成長も続く．臨床的な感覚だが，依存症者にはエネルギッシュな人が多い．エネルギッシュでないと依存症を続けられないということかもしれないが，逆にそれだけのエネルギーが埋蔵されているのだから回復が可能だともいえる．

　依存症者も共依存症者もそれぞれが自分の人生に責任をもてるようになったとき，初めて自立した対等の人間関係になる．そうした健康的な人間関係を相互依存（interdependence）とよんでいる．「この問題から私は何を学べばよいのか」という設問は，依存症者のみならず家族や友人にも共通する設問となる．つまり依存症の治療プログラムは，依存症者とかかわるすべての人たち（対人援助職者を含む）にとっても有効な助けになるものなのである．

　「現代の米国で一番不幸な家庭は薬物依存症者の家庭である．現代の米国で一番幸せな家庭は回復してきた薬物依存症者のいる家庭である」という言葉は，そのまま性依存症者の家庭にも当てはまるものだろう．

文献

1) CoDA(1995). Co-Dependents Anonymous. CoDA Resource Publishing.
2) 吉岡 隆編(1997). 援助者のためのアルコール・薬物依存症Q&A. 中央法規出版.
3) なだいなだ・吉岡 隆・徳永 雅子編(1998). 依存症(35人の物語). 中央法規出版.
4) なだいなだ(1999). アルコーリズム—社会的人間の病気. 朝日新聞社.
5) AA日本出版局訳編(2000). アルコホーリクス・アノニマス. AA日本ゼネラルサービスオフィス.
6) 吉岡 隆編(2000). 共依存—自己喪失の病. 中央法規出版.
7) 吉岡 隆・高畠 克子編(2001). 性依存—その理解と回復. 中央法規出版.
8) 川野雅資(2004). 性の相談—健康なセックスを求めて＜現代のエスプリ＞. 至文堂.
9) 法務省保護局編(2005). 特集／性. 更生保護, 56(4).
10) 吉岡 隆編著(2009). 援助職援助論—援助職が「私」を語るということ. 明石書店.
11) 全国社会福祉協議会(2010). 特集／依存症の人への支援. 月間福祉, 93(3).
12) SA Japan 翻訳委員会(2010). Sexaholics Anonymous.

9　ギャンブル依存症

　世の中にゲーム好き，ギャンブル好きの人は多くいる．幼少時から，正月にはトランプ，カルタ，双六，ビンゴなどのゲームを家族や友人と楽しんだ思い出をもつ人も多いだろう．また，大人になり自分の余暇時間を使い，競馬，競輪，パチンコ，パチスロ，麻雀などのギャンブルに適度にお金を賭け，適度に勝ったり負けたりしながら楽しむ人もいる．このように適度にギャンブルをしているときは自分でコントロールできている状態である．自分でコントロールできなくなり，ギャンブルにのめり込む人をギャンブル依存症者という．ギャンブル依存症者の多くは，消費者金融問題，多重債務，自己破産，横領，窃盗，パチンコ店駐車場での乳幼児車内放置死事件などの事件・事故などを起こし，うつ病や自殺などの精神疾患を併発する．アルコール・薬物依存症者が依存から派生した問題に家族を巻き込むのと同様に，家族機能にも影響を与える．「わかってはいるがやめられない」というように自分でコントロールできないのが依存症という病気である．アルコール依存症は数十年前まではアルコール中毒とよばれ，本人の意志が弱いからアルコールに飲まれてしまうなどの認識で社会から批判を受けていたこともあった．現在では，アルコール問題から起きた交通事故をはじめ，身体，精神，家族や社会に影響を及ぼすアルコール依存症という病気として社会から認識されている．

　ギャンブル依存症もかつてのアルコール依存症の認識と同じく，本人の意志が弱いのでギャンブルをやめられないと認識されていることが多く，病気であるという認識はほとんどない．ギャンブル依存症者をもつ家族は，ギャンブルをやめさせようと本人を説得する，本人の行動を監視する，ギャンブルの負債を肩代わりするなどの努力をするが，失敗を繰り返して疲弊してしまう．自分たち家族では解決できない問題とわかったときに初めて関連機関に相談して，「ギャンブル依存症という病気」に気づくことが多い．家族が初めに専門機関に相談して，ギャンブル依存症がかなり進行してから本人が治療の場に登場するというパターンが多い．本人が早期に治療の場に登場できていればギャンブル依存症という病気の進行をより早い段階で抑え，その人の

第Ⅶ章　アディクション看護の実際

新しい生き方を見つけることができる．

　アルコール依存症と同様にギャンブル依存症はだれでもかかる病気であり，病気であるからその予防，治療，看護，回復への支援が重要な役割をもつ．

1. ギャンブル依存症とは

1）定　義

　ギャンブル依存症は病的賭博とよばれ，米国精神医学会のDSM-Ⅲにおいて初めて精神障害のなかに加えられた．世界保健機関（WHO）のICD-10（国際疾病分類第10版）では「病的放火」や「病的窃盗」と同じく初めて「習慣および衝動の障害」に分類された．病的賭博はかなり高い有病率を示し，本人の人生と周囲の人々や社会に及ぼす深刻な影響にもかかわらず，この病気の研究は，他の精神疾患と比べて遅れている．

(1) DSM-Ⅳ-TR[1]の定義

　ギャンブル依存が「病気」として，精神科診療領域に登場したのは1980年の米国精神医学会が刊行したDSM-Ⅲで，その後1994年には改訂されて，DSM-Ⅳ，さらに2000年に改訂されてDSM-Ⅳ-TRが刊行された．DSM-Ⅳ-TRの「14. 他のどこにも分類されない衝動制御の障害」のなかに「病的賭博（pathological gambling）」として項目があげられている（表Ⅰ-5，p.18参照）．衝動制御の障害とは，人の内から湧き上がってくる衝動を抑えきれないために生じる精神障害と考えられる．

　Aの10項目のうち，5項目以上あると病的賭博と診断され，Bの躁病エピソードではうまく説明できないとされている．

(2) ICD-10[2]の定義

　WHOは，1992年に作成したICD-10で，診断カテゴリー「F63 習慣および衝動の障害」に「F63.0 病的賭博」の診断ガイドラインとして以下のようにあげている．

　病的賭博の本質的特徴として，「(a) 持続的に繰り返される賭博，(b) 貧困になる，家族関係が損なわれる，そして個人的生活が崩壊するなどの，不利な社会的結果を招くにもかかわらず，持続し，しばしば増強する」という2つの指標をあげている．すなわち，賭博をしたいという衝動を抑制することが困難で自分の意志ではやめられず，本人は悩み苦しみ，家族関係，仕事など義務遂行を妨げ，社会的に不利な結果を招いているにもかかわらず，賭博を続けている．

　現在，わが国では病的賭博に対して治療を行う医療機関が少ないため，医療の場で経験される症例は非常に少なく，研究・検討がなされていない状況である．ギャンブルで苦悩した依存症者と家族は数少ない医療機関に，診断ガイドラインの (a) のようにギャンブルをやめられないのが病気だったのか，(b) のように消費者金融などから多額の借金をして返済不能になり本人も家族も困り果て，治療すれば借金は解決

できるのかという不安をもって受診している．ギャンブル依存症は進行すれば多くの場合，家庭崩壊や返済不能な借金を抱えて（b）の生活に陥りやすくなる．返済不能な借財はギャンブル依存症と診断するキーポイントになっている．なお，DSM-Ⅳ-TRとICD-10では「病的賭博」と診断名がつけられているが，本節では「ギャンブル依存症」として述べる．

2) ギャンブル依存症の要因

他の精神障害と同様に，遺伝的要因や社会的要因がかかわっていると考えられるが，はっきりといえるものはない．シェフ（Schaef AW）[3]は，ギャンブル依存症の成因は多くのアディクション行動（依存症）の成因と同じように多くの場合，対人関係の問題があり，家族システムを維持するために互いに相手を支配しながら依存し合う「共依存関係」が1次的嗜癖となっていると提唱した．さらにその対人関係のもたらす恨みや不安，緊張，抑うつ感，空虚感，孤独感などを自己防衛的にすりかえ埋め合わせようとして2次的嗜癖が生まれることを提唱し，わが国でもその概念は紹介されている．2次的嗜癖にはアルコールや薬物などの「物質依存」とギャンブル，買い物，暴力，仕事などの「行為依存」がある．恋愛依存，性依存，暴力的人間関係，共依存などは「対人関係依存」とよばれている[4]．

2. 日本および諸外国のギャンブルの状況

日本では，地方自治体などによって主催される公営ギャンブルは，競馬，競艇，競輪，オートレース，宝くじ，スポーツ振興宝くじなどがあり，それぞれに適用される法律が異なる．公営ギャンブルは20歳以上，パチンコは18歳以上であれば学生でも遊技できる（自主規制で，高校生は遊技できない店もある）．公営ギャンブルの法律には，競馬法，モーターボート競走法，自転車競技法及び小型自動車競走法，当せん金附証票法，スポーツ振興投票の実施等に関する法律などの法律で合法化されている[4,5]．公営ギャンブルは地方自治体の貴重な財源であったが，近年では不採算化から公営競技を廃業する地方自治体も出始めている．なお，パチンコおよびスロット，麻雀荘は，風俗営業などの規制および業務の適正化に関する法律の対象として，金品のやりとりを伴わず純粋に競技として行う場合は遊戯の1つとされ，一時の娯楽に供する物を賭けたにとどまるときは賭博とはならないとしている．「レジャー白書2010」によると，2009年のパチンコ参加人口は1,720万人，年間平均活動回数は家庭でのテレビゲーム36.6回についで，パチンコは20.4回，1人あたり年間平均費用75,000円，娯楽部門全体の市場規模は45兆8,040億円，そのうちパチンコ（貸玉料）は21兆650億円であった．ここ数年，パチンコ産業は縮小傾向ではあるが，相変わらず巨大市場として娯楽部門の約半数を占め存在感を示している[6]．

諸外国の状況[7,8]をみると，米国では経済の活性化と組織犯罪の排除を目的に1931

年ネバダ州で初めてカジノがスタートした．ラスベガスのフーバーダムの完成で観光客が増え，映画産業とともにギャンブルのできる観光地として発展してきた．

　英国では，1968年にゲーム法の施行によりカジノクラブが設置された．カジノクラブは会員の紹介によって入会でき，カジノはクラブの会員が楽しむものとしてある．また，クイーンエリザベス号などの豪華客船での船上カジノを楽しむ会員もいる．

　オーストラリアでは1973年タスマニア島のホテルにカジノが初めて設置された．1980年代頃より観光客が増大し始めたため，州政府ごとにカジノ統制法を制定して州の計画によりカジノが設置されてきた．

　韓国では，1965年に仁川のホテルでカジノが始められた．済州島はレジャーの島ともいわれ，外国からの観光者向けに島内のホテルでのカジノがある．韓国のパチンコは，かつて約30兆円産業であったが，度重なる傷害・器物損壊事件などを背景に2006年からパチンコの経営は法律で禁止となった[9]．

　カジノをはじめ公営ギャンブルは合法化によって得るメリットとして財政収入の増加，犯罪の排除などが大きくあげられ，健全な娯楽，健全なレジャー産業の一つとして世界的に認識されている[10]．しかし，犯罪などの弊害はギャンブルの合法化により減少している反面，日本においてはパチンコなどのギャンブルによる多重債務から自己破産が急増している．自己破産の増加は国の財政に影響を及ぼすといえる．20兆円を超えるパチンコ産業の陰でギャンブル依存症に苦しむ人も少なくはない．日本でははっきりした統計はないが，欧米の研究成果から類推して約200万人のギャンブル依存症者が存在するといわれている[11,12]．

　病的賭博は，文化的な背景による違いが大きいが，森山の研究によると日本ではパチンコとスロットマシンに依存する患者は約8割，他の約2割の患者は，宝くじ，賭け麻雀，競馬，競輪，競艇，オートレース，花札賭博，野球賭博などに依存していると報告している[12]．

● 3．ギャンブル依存症の治療と経過，看護

　ギャンブル依存症は疾患として認識され始めてわずか20年程度であり，精神疾患のなかでもギャンブル依存症者の多さに比べてその予防，治療機関の整備が遅れている．米国では，24時間体制の電話ホットラインを設け，ギャンブル依存症に対する相談に応じるなどの政策を実施している州もある．アイオワ州やマサチューセッツ州などでは，州営のロト（宝くじ）の収益金の一部をギャンブル依存症の治療にあてることを法制化している[11]．

　日本では，2005年から東京都遊戯業協同組合が「パチンコ・パチスロ依存症を予防するためのホームページ」を立ち上げ，パチンコ業界自らギャンブル依存症の問題に取り組むようになった[13]．しかし，国や自治体は競馬や競輪・競艇，オートレー

9 ギャンブル依存症

スを運営しているにもかかわらず，ギャンブル依存症の予防や治療に関しての政策は十分整備していない．

　ギャンブル依存症は他の依存症と同様に家族を巻き込み，家庭崩壊につながる危険が非常に高いので，本人と家族の治療が必要である[11,14]．

1）事例の概要

　Bさんは20代の男性でギャンブル依存症である．初診時は抑うつ気分を訴え，借金を苦にしていた．既往歴はない．

　同胞3人中第3子で，父母は健在である．父親は仕事中心で，育児には協力的でなかった．中・高校とも成績はトップクラスで大学入学した．現在は1人暮らしをしている．

　大学時代に友人に誘われてパチンコを始めた．大学卒業後就職したが，友人から借金する状態が続きパチンコがやめられない状況になった．数年後，抑うつ状態から会社を休職．その後復職するが仕事の重圧や婚約破棄とストレスが重なり，自殺未遂，借金と会社の欠勤が続いている．借金がかさみ，「ギャンブルをやめたい」と家族と共にギャンブル依存症のデイナイトケアを行っているAクリニックを受診した．家族はBさんの借金の取り立て，返済に困窮していた．

　インテーク面接（カウンセリング前に行う受理面接）で，Bさんはパチンコがやめられず，借金の返済に困って来院し，ギャンブルをやめたいと精神保健福祉士に相談した．主治医はギャンブル依存症，抑うつ状態と診断し，抗うつ薬の処方，ギャンブル依存症から回復するためにデイナイトケアに毎日参加するよう勧めた．家族には，借金の肩代わりをしないことが回復につながると話し，家族の自助グループ参加を勧めた．

(1) デイナイトケアでの治療開始：導入期

　Bさんは，初診日にギャンブル依存症のデイナイトケアを行っているアディクションフロアを見学し，翌日からデイナイトケアに参加し始めた．表面的にはグループの適応もよく，明るく振る舞っていた．

　Aクリニックのデイナイトケアは，午前はミーティング，レクチャー，料理など，午後はスポーツ，芸術療法，就労支援など，夜はミーティングのプログラムが月曜日から土曜日まで毎日行われている．看護師と精神保健福祉士が共同してプログラム運営を行っている．

(2) 導入後3〜6か月：離脱期

　Bさんは，グループへの反発が言動や態度にみられるようになり，順調に参加していたデイナイトケアも休みがちになり，ギャンブルを再開した．デイナイトケアの看護師と精神保健福祉士は自宅を訪問して面接を重ねた．休職中の会社上司と主治医を含めた面接も重ねた．

(3) 導入後6か月以降：学習期

Bさんは，デイナイトケアに休まず参加するようになる．ミーティングでは素直な発言と内省がみられ，グループ内でリーダー的な役割を担い，自助グループGA（ギャンブラーズ・アノニマス：匿名のギャンブル依存症者たち）にも積極的に参加するようになった．GAはAA（アルコホーリクス・アノニマス）に準じた活動を実施して成果をあげている．

Bさんは，徐々に復職への意欲がみられるようになり，職場との話し合いを重ねて勤務内容を考慮してもらい復職が決定した．主治医はナイトケア参加継続を条件に職場復帰を支援した．

(4) 導入後約1年：回復期

Bさんは，日中は仕事，夜はデイナイトケアと自助グループに継続して参加している．ギャンブルの再発もみられていない．

2) 看護の展開

本事例から，依存症者が回復への道を歩み始めるためには，導入期・離脱期・学習期・回復期の各治療段階に合わせた看護の展開が重要といえる．

(1) 導入期の看護

依存症者と家族には，治療の原則である「本人の借金は自分で始末すること」に重点をおき承諾を得る．実際にはケースワーカーなどの他職種と連携して弁護士に相談し，自己破産などの手続きを進め借金の処理にあたる．本人はギャンブルに熱中したため生活が不規則になり，ギャンブルの勝ち負けで一喜一憂し，ストレスが増大している．ストレスから，不眠，食欲低下，抑うつ，自殺念慮の症状を伴うことも多い．精神症状に対する看護，生活リズムの改善，薬物療法に対する看護，継続したデイナイトケア参加を働きかける．看護職者は家族に自助グループ参加を勧め家族の回復[15]を図る．ギャンブル依存症者の家族と友人のためには，ギャマノン（GAMANON）というGA同様に，匿名で参加する自助グループがある．ギャマノンのミーティングも12のステップを使い，週1回程度開催されている．ギャンブル依存症者に巻き込まれていた家族は自分の感情や言葉を失い，本人に対する怒りや不安を本人の前でなく，同じ体験をした仲間の前で吐き出すことができる．

(2) 離脱期の看護

ギャンブル依存症者は，ギャンブルをやめるといらいらし，不眠，過敏，落ち着きのなさ，手のふるえ，発汗などの症状が出現し，ギャンブル欲求が高まる．ギャンブルを再開するとこれらの症状は治まる[11]．看護職者はギャンブルの回復過程にはスリップ（ギャンブルの再開）もありうると認識し，面談や訪問看護を行い，再びデイナイトケアに参加できるよう働きかける．外来通院，デイナイトケアや自助グループ参加は，ギャンブルと生活を切り離すことができ，ギャンブルなしの生活を送ることができるようになる．

(3) 学習期の看護

　学習期は離脱期の後ではなく，導入期から始まっている．導入期では依存症者は受動的にプログラムに参加する生活が続く[11]．学習期には，依存症者は過去のギャンブル歴を振り返り，自分がギャンブル依存症であると認め，この病気をもった自分と向き合える．学習の場になるミーティングでは，同じ悩みをもつ仲間を見つけることによって悩んでいるのは自分だけではないという安心感をもち，心の奥深くに潜んでいた思いを言葉にして表し，自分の心のうちを吐き出すことができる．回復した仲間の話を聞いて回復できることを確信できる．看護職者は，あまり過干渉にならず見守る姿勢で看護にあたり，GAなどへの導入も行う．

(4) 回復期の看護

　回復期は，社会復帰へつながる時期，社会復帰継続の時期，回復し続ける時期，家族との再構築の時期といえる．回復し続けるために通院と自助グループ参加は欠かせない．看護職者は，依存症者が日中は仕事，夜は自助グループに参加できる生活を送れるよう共に考え，支える．また看護職者は家族の回復も考え，支え続ける．家族が回復の道を歩み始めると，家族は本人にかかわらない生活ができ，その結果本人も家族に依存しなくなり，共依存関係から回復の道を歩み始められる．それぞれが回復し，「新しい楽な生き方」を歩み始められる．

4. 援助職者の姿勢

　ギャンブル依存症者の治療は本人と家族を対象にしている[16]．ギャンブルの問題は本人だけの問題ではなく，「家族全体の問題」として「家族も共に」治療していく姿勢をもつことが必要である．医師，看護師，精神保健福祉士などのスタッフを含めた治療グループと，保健所，福祉事務所，会社などネットワークグループの連携とネットワークの健康性の保持がギャンブル依存症の回復を支える．治療グループとネットワークのメンバーが，「またギャンブルをやるんじゃないか」「私が何とかしなくては」などの思いをもち個別に行動をとると，ネットワーク自体の統制が崩れて不健康さをもつようになる．ネットワークが連携し合い，ネットワーク自体の健康保持は，ギャンブル依存症者に適切な援助を提供できる．

　援助職者は嗜癖行動をもつ依存症者に日々かかわっているといらいら感など，わかりやすい症状に目が行きがちとなるが，時間経過とともに彼らの「痛み」が見えなくなることもある．また援助職者の過度な応援あるいは怒りや拒絶などから援助が順調に進まないこともある．そういう際は，ギャンブル依存の症状は彼らの「SOS」であり，対人関係のもたらす悩みや不安，緊張，抑うつ感，空虚感，孤独感などに対する「生き方のバランスをとる手段」と認識し，彼らの「痛み」に共感して援助に臨む．援助職者が自分の健康を保持し，依存症者にかかわるためには，彼らの「痛み」を理

解したうえでチームとして統一したかかわりが必要である．時に援助職者が依存症者の否認に巻き込まれることもある．事例のBさんはあるスタッフに「あのスタッフとはこういう話になっている．あの人はやってくれるのに何でお前はやってくれないのだ！」と攻撃し，スタッフ間のバランスを崩した．そのスタッフは，ケースカンファレンスの場で自分を主語にしてBさんへの思いを語ったことで気持ちが楽になり，援助の姿勢も変えられた．援助は「チームで統一したかかわり」が基本となるので，援助職者が自分の思いを出せる場をもつことも大切である．

5. ギャンブル依存症とモグラたたき現象

ギャンブル依存症者が精神科疾患の合併症を伴うという事実が注目されている．グラント（Grant JE）ら[17]は，治療を受けにきたギャンブル依存症者131人の病歴を調べた結果，63.4％が何らかの精神科疾患を合併していた．その主なものは，気分障害34％，アルコール乱用・依存27％，買い物依存17％などであった．

たとえば，ギャンブル依存症者が治療を受けてギャンブルをやめると，買い物が増える，飲酒が増える，異性関係が増えるなどの症状が出現する．このような現象をモグラたたきにたとえて，いくらたたいても（1つの嗜癖を治療しても）ほかの穴からモグラが顔を出す（新たな嗜癖対象を見つけて依存するようになる[18]）といい，クロスアディクションといわれている．彼らはギャンブルの勝敗によって，アルコールの「酔い」に通じる心身の感覚を得ている．ギャンブルをやめてもほかの「酔い」を求め，次はアルコールに依存していくケースが多い．アルコール依存によって欠勤，退職，借金などをするようになったら，「モグラがもう1つの穴から顔を出した」とみて，さらに依存症の治療は続く．

6. 早期介入方法と回復支援

アルコール摂取が未成年者には禁じられているように，パチンコ店や公営ギャンブル場への出入りも18歳未満の年齢は禁じられている．しかし，ギャンブルの青少年版ともいうべきゲームセンターはどの町にもある．換金のシステムこそないが，音や光の華やかさはパチンコ店のジュニア版ともいえるし，ギャンブルへの入り口になりかねない．

ギャンブル依存症は，娯楽として楽しんでいるうちにコントロールできなくなり，やめられなくなる．周りの人も本人のギャンブルは娯楽として楽しんでいるとみていることが多く，病気としてみることは少ないために早期発見がしにくい．仕事上のミス，同僚への借金，給料の前借り，横領，欠勤などの事態が起きて初めてギャンブル依存症と発覚することが多い．普段と異なる勤務状態からギャンブル依存症を早期発

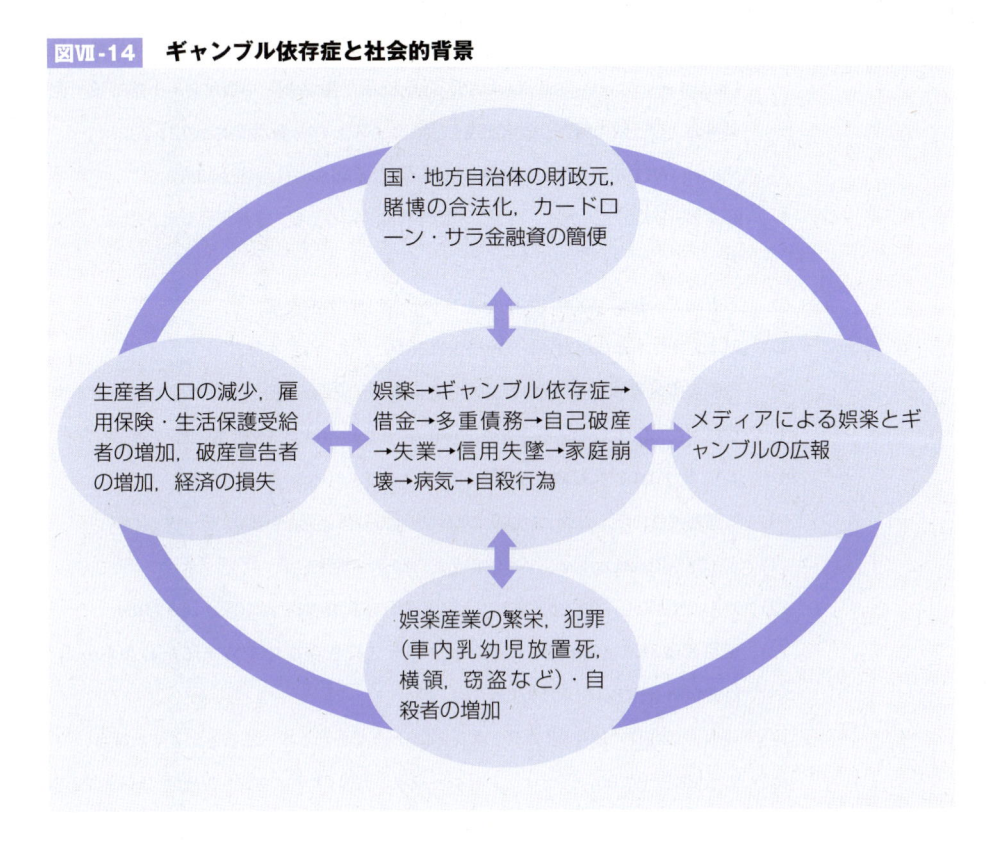

図Ⅶ-14　ギャンブル依存症と社会的背景

- 国・地方自治体の財政元，賭博の合法化，カードローン・サラ金融資の簡便
- 生産者人口の減少，雇用保険・生活保護受給者の増加，破産宣告者の増加，経済の損失
- 娯楽→ギャンブル依存症→借金→多重債務→自己破産→失業→信用失墜→家庭崩壊→病気→自殺行為
- メディアによる娯楽とギャンブルの広報
- 娯楽産業の繁栄，犯罪（車内乳幼児放置死，横領，窃盗など）・自殺者の増加

見できるよう従業員の教育も必要である．パチンコ店駐車場での乳幼児車内放置死事件やギャンブルをする主婦の消費者金融利用増加などから，地域においても，保健所および精神保健福祉センターなどによるギャンブル依存症の予防，啓発活動を図ることが必要である．

　図Ⅶ-14 に社会的背景とギャンブル依存症発症の関連要因をあげる．ギャンブルは国や地方自治体の財源として，公営ギャンブル，風俗営業法などによって認められ，ギャンブル依存症の増加要因の1つに社会病理が潜んでいるといえる．ギャンブル依存症の増加を抑止する1つの施策として，国・地方自治体によるギャンブル依存症の予防，啓蒙活動，青少年への教育などが考えられる．国・地方自治体の施策の改善と，ギャンブル依存症者にかかわる医療・保健・福祉ネットワークの双方の働きかけがギャンブル依存症者の減少につながるといえる．

文献

1) American Psychiatric Association（2000）. Diagnostic and Statistical Manual of Mental Disorders, 4th ed, text revision. / 高橋三郎・大野　裕・染矢俊幸訳（2002）. DSM-Ⅳ-TR精神疾患の診断・統計マニュアル. 医学書院, p.631-641.

第Ⅶ章　アディクション看護の実際

2) World Health Organization（1992）. The ICD-10 Classification of Mental and Behavioural Disorder：Clinical descriptions and diagnostic guidelines. / 融 道男・中根允文・小見山 実・他監訳（1993）. ICD-10 精神および行動の障害－臨床記述と診断ガイドライン. 医学書院, p.221-222.

3) Schaef AW（1987）. When Society Becomes an Addict. Harper Collins.

4) 榎本 稔（2005）. アディクションの精神科における治療. 榎本稔著作集Ⅱ 社会・文化精神医学2. 日本評論社.

5) 菅野和夫・他編（2009）. 六法全書Ⅰ,Ⅱ平成21年版. 有斐閣.

6) 日本生産性本部（2009）. レジャー白書2010. 日本生産性本部.

7) 安藤福郎編著（1995）. 世界カジノ白書－宮殿カジノから船上カジノまで. データハウス.

8) 佐藤 拓（2008）. いわゆるギャンブル依存. こころの科学, 139：36-40.

9) 若宮 健（2010）. なぜ韓国は,パチンコを全廃できたのか. 祥伝社.

10) 安藤福郎（1997）. カジノ合法化の時代－地方分権と福祉財源に. データハウス.

11) 帚木蓬生（2004）. ギャンブル依存とたたかう. 新潮社.

12) 森山 成（2008）. 病的賭博者100人の臨床的実態. 精神医学, 50(9)：895-904.

13) 東京都遊戯業協同組合. パチンコ・パチスロ依存症を予防するためのホームページ. http://www.pachinko-izon.net/〔2011. Jan. 19〕

14) 榎本 稔（2007）. 依存症（アディクション）がよくわかる本－家族はどうすればよいか？ 主婦の友社.

15) 五十嵐愛子（2006）. アディクションと家族の回復. アディクション看護, 5(1)：22-26.

16) 星島一太・五十嵐愛子・榎本 稔（2005）. 行動プロセス嗜癖,人間関係嗜癖に対するチームアプローチ－精神科デイナイトケアにおける治療より. アディクション看護, 2(2)：27-37.

17) Grant JE, Kim SW（2001）. Demographic and clinical features of 131 adult pathological gamblers. Journal of Clinical Psychiatry, 62(12)：957-962.

18) 松下年子・吉岡幸子・小倉邦子編（2009）. 事例から学ぶアディクション・ナーシング－依存症・虐待・摂食障害などがある人への看護ケア. 中央法規出版.

10　自傷行為

　普段の生活のなかで自傷行為という言葉を耳にすることは少ないが，リストカットという言葉はメディアでもよく取り上げられている．

　精神保健福祉法では，自傷他害のおそれを措置要件としている．自傷とは読んで字のとおり自らを傷つけることであり，人間にのみみられる行為である．快-不快をベースとした怒り，恐れ，喜び，悲しみといった情動は，動物にも備わっているが，人間は，言語・文化・社会を介してさらに高次の感情を獲得したことが，この自傷行為と密接に関係している．

　自傷行為には，自分の皮膚を傷つける行為（手首・足首カット，注射針などで血を抜く瀉血，たばこによる皮膚への焼き入れ，過剰なピアス，刺青），抜毛，痛み刺激を求めた身体の殴打，薬物乱用や過剰摂取（オーバードース），食行動異常など多岐にわたる．また，近年，高齢者の万引きの検挙数が増加している．その動機に関する調査結果について，峯俊[1]は，警視庁が昨年，万引き容疑で逮捕・書類送検された高齢者204人にアンケートし，万引きをする心理的背景に，「孤独」をあげた人が最多の24％，「特に理由なし」9％，「生きがいがないこと」8％などと報告している．広い意味では高齢者の万引きも生きづらさの埋め合わせであり，自身を傷つける自傷行為ともいえる．

　本節では，希薄な人間関係，社会生活の生きづらさを解消するための手段として繰り返されているリストカットを，アディクションの視点で概観する．

● 1. 自傷行為とは

　自傷行為は，ICD-10（国際疾病分類第10版）[2]およびDSM-Ⅳ-TR（精神疾患の分類と診断の手引き）[3]において，疾患や症候群として採用されていない．自傷行為と自殺未遂の区別は難しいが，医学的には自傷行為は自殺を意図していないものとされている．

313

第Ⅶ章　アディクション看護の実際

　ウォルシュ（Walsh BW）[4]は，自殺企図と自傷行為の鑑別について，意図の違いが特徴的であるとし，自殺の意図は，「心理的な痛みから逃避すること」「意識を終わらせること」と紹介している．自傷の意図は，不快感情（緊張，怒り，空虚感，死んだような感覚）からの解放と紹介している（表Ⅶ-30）．

　松本[5]は，自傷行為とは，「自殺以外の意図から，非致死性の予測をもって，故意に，そして直接的に，自分自身の身体に対して非致死的な損傷を加えること」とした．また，アルコール乱用やヘビースモーキング，摂食障害を「間接的な自己破壊行為」と

表Ⅶ-30　自殺企図と自傷行為の鑑別

アセスメントのポイント	自殺企図 （Shneidman, 1985）	自傷行為 （Walsh & Rosen, 1988）
1. その行為の意図は何か？	・心理的な痛みから逃避すること ・意識を終わらせること	・不快感情（緊張，怒り，空虚感，死んだような感覚）からの解放
2. 身体損傷の程度，およびその致死的な結果に至る可能性は？	・重篤な身体損傷 ・致死的な結果となる可能性	・ごく軽微な身体損傷 ・致死性はない
3. その行為は，慢性的，かつ反復性のパターンをとっているか？	・慢性・反復性であることはまれ ・過量服薬の一部は繰り返される	・慢性，もしくは高頻度に繰り返されることが多い
4. これまで行ってきた自分を傷つける行為は，複数の方法によってなされてきたか？	・通常は1つの方法	・通常は複数の方法で行った経験がある
5. 心理的な痛みはどの程度か？	・耐えがたく，持続的	・不快であり，間欠的
6. 認知の狭窄がみられるか？	・極端な心理的視野狭窄 ・自殺のみが唯一の方法 ・トンネル視* ・最終的な解決を求める	・ほとんどない，もしくはまったくない ・いくつかの選択肢から選んだ方法 ・一時的な解決
7. 望みのなさや救いのなさを感じているか？	・望みのなさ，救いのなさが認められる	・その行為の間には楽観主義的な考えや自己コントロール感がある
8. その行為をした後には，不快感は減じているか？	・改善は得られない ・改善のためには治療が必要	・速やかに改善する ・行為によって直ちに平常の認知と感情を回復する ・「意識の修正」に成功する
9. 中核的な問題は何か	・逃げられない，耐えがたい痛みによって引き起こされた，抑うつ気分や怒り	・身体の疎隔化体験 ・否定的な身体イメージ

*トンネル視：トンネルの出口は1か所だけを意味し，それと同様に今の解決策は死だけという見方のこと．
(Walsh BW(2005). Treating Self-Injury : A Practical Guide. Guilford Press.／松本俊彦・他訳(2007). 自傷行為治療ガイド. 金剛出版, p.24. より引用)

して「故意に自分の健康を害する」症候群ととらえた．ただし，「自傷行為」という言葉は，自らの皮膚を切るなどの直接的損傷に限定して用いるべきだとし，その根拠として，「自傷行為」といった場合，「それぞれが意図や致死性の異なる自己破壊的行動を思い浮かべることになり，それぞれの緊急性に応じた適切な援助ができなくなってしまうから」としている．

臨床場面で自傷行為や自殺未遂を繰り返す人と接する機会は多々ある．しかし，自傷行為の看護をしているという実感は少ない．救急外来に搬送されてくる患者に対して外傷の処置はなされるが，心理的な支援へつなげられることはまれである．精神科への入院処遇では，私物を管理し自傷行為を起こしにくい環境を提供することが主となり，根本的な解決策とはほど遠いものとなっている．

彼らが繰り返す自傷行為の根底には，生きづらさがあり，処理することのできないストレスや不安，悲しみ，怒り，孤独感がある．自傷行為は，葛藤という心理的苦痛を軽減するため，故意に直接的に行われている行為であり，一生懸命に生きよう，自分自身を助けようという対処行動である．社会的には容認されることではないが，看護職者は，単に行動制限したり，否定的に諭すのではなく，彼らの生きるための努力として受け止めながらかかわりをもち続けることが必要である．

2. 自傷行為と自殺未遂

わが国の自殺者の動向は，1998年以降3万人を超えて移行し続けている．自殺未遂者の数はその10倍の30万人と推測されている．

平成22年版自殺対策白書[6]では，2009（平成21）年度の自殺者総数は32,845であった．そのうち，原因・動機特定者は24,434人（74.4％），原因・動機不特定者は8,411人（25.6％）となっており，原因・動機特定者の原因・動機は，「健康問題」1万5,867人が最も多く，次いで「経済・生活問題」8,377人，「家庭問題」4,117人，「勤務問題」2,528人，「男女問題」1,121人，「学校問題」364人の順となっている．「健康問題」における精神疾患の内訳では，「うつ病」6,949人が最も多く，「統合失調症」1,394人，「アルコール依存症」336人，「薬物乱用」63人，「その他の精神疾患」1,280人と報告されている．

自殺者のなかには，死ぬつもりのない自傷行為を繰り返すうちに死に至るケースもある．たとえば，大量飲酒や過量服薬，解離症状（後述）のときに，リストカットをすることにより，通常よりも傷が深くなってしまったり，判断力の低下により止血行動がとれないことなどが原因としてあげられる．

精神科診断と企図手段の関係について渡邉[7]は，「既遂性の高い『硬い手段』（農薬などの服毒，リストカット以外の刃器，縊頸，飛び降り・飛び込み）をとる症候群は，89％が精神病圏（気分障害，統合失調症など）である．これに対して，『柔らか

い手段』（医薬品過量服薬，リストカット）をとった症候群は70％が非精神病群（神経症圏，人格障害圏など）で，さらにこの群の50％が自殺未遂反復例であった」と報告している．

消防庁の救急・救助の現況について，平成22年版自殺対策白書[6]によれば，自損行為による救急自動車の出場件数は72,814件であり，搬送人数は52,408人であった．搬送者数の自殺未遂歴ありの割合は，30歳代以下の女性が40％以上を占めていることから，自傷行為をコントロールできず常習的に救急搬送をされていることになる．自傷行為と自殺の目的は違うものの，その統計と動向から，自傷行為と自殺未遂の因果関係は強く，コントロールすることのできないという意味でアディクションとして理解することができる．

3. 自傷行為に関連した精神疾患

1) 統合失調症

幻覚・妄想に左右されることによって自傷行為や自殺といった衝動行為を起こすことがある．たとえば，陽性症状として「ご飯に毒が盛られているから食べるな」という幻聴が聞こえている患者がその言葉に従って食事を摂取しなくなる．「お前は生きている価値がない，消えろ」という幻聴を信じて行動化してしまうなどがあげられる．

小澤[8]は，「統合失調症の自殺は"硬い"手段が多く，過去の自殺未遂歴が有効な予知指標とならないことが知られている．つまり，『不意打ち的にやられてしまう』ことになりやすい．また，救命した場合も，火傷・骨折などの身体的な治療を要することが多く受け入れ可能な施設が少ないという問題もある」と紹介している．

統合失調症の症状に影響を受けた自傷行為は，アディクション行為とは性質が違う．そのため，総合失調症の対応としては，患者自身が病気と症状の理解を深め薬物療法を併用しながら対処行動を身につけていく必要がある．

2) 気分障害

抑うつ気分を主訴とした落ち込み，自己評価の低さ，悲観的な将来像，易疲労感，食欲・睡眠障害があり，重症化すると心気妄想，貧困妄想，罪業妄想が出現し，認知の修正が困難になることもある．全期間において「死んでいなくなりたい」という希死念慮があり，回復期には行動化しやすくなる．

林[9]は，「何らかの原因でセロトニンが体内に不足すると，うつ状態になりやすく，また，衝動性が高まり自殺や自傷行為を起こしやすくなる」としている．気分障害による希死念慮と脳内伝達物質セロトニンの減少は一般的であり，気分障害と自傷行為の治療は関連している．

気分障害を引き起こす要因としては，律儀，几帳面，完璧主義，自己表現が苦手，希薄な対人関係といった性格特徴があり，どんな苦境にあっても自分で何とかしよう

と抱え込み自爆してしまうタイプがある．抑うつや不眠を解消するために飲酒量が増えるケースも多い．

　松下[10]は，アルコール依存症とうつ病の合併頻度が高いことを指摘し，またアルコールと自殺にも強い関係があり，自殺した人の1/3が直前に飲酒していることを示し，習慣的な大量飲酒やアルコール依存は自殺の危険を高めると報告している．

　アルコールの離脱症状や長期大量飲酒によって抑うつ状態が悪化し，自殺企図や自傷行為を繰り返すこともある．社会生活における対人関係は避けられるものではなく，根底にある生きづらさ，虚無感を埋め合わせるために飲酒，抑うつ，自傷の悪循環となっている．

3）境界性パーソナリティ障害（borderline personality disorder：BPD）

　DSM-Ⅳ-TR[3]では，境界性パーソナリティ障害について「対人関係，自己像，感情などの不安定性および著しい衝動性の広範な様式で，成人期早期に始まり，種々の状況で明らかになる」とし，診断基準には，「自殺の行為，そぶり，脅し，または自傷行為の繰り返し」という項目が記載されている．

　牛島[11]は，パーソナリティとは，ものごとのとらえ方や考え方，感情，行動のあり方など，人それぞれのクセのようなものとしている．また，パーソナリティのあり

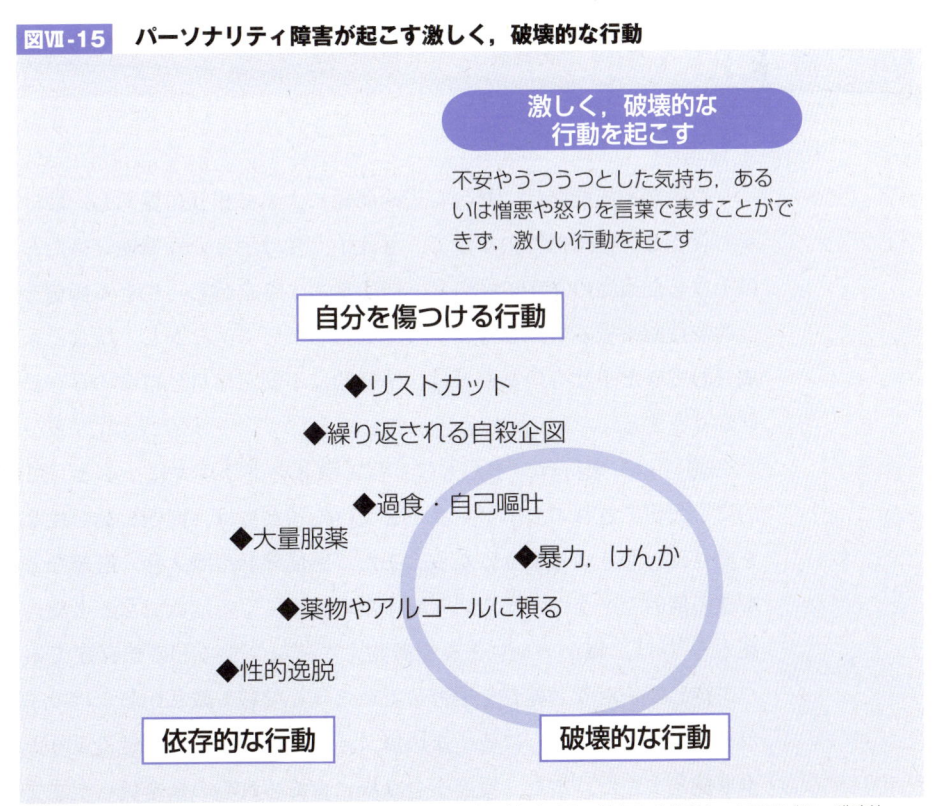

図Ⅶ-15 パーソナリティ障害が起こす激しく，破壊的な行動

激しく，破壊的な行動を起こす
不安やうつうつとした気持ち，あるいは憎悪や怒りを言葉で表すことができず，激しい行動を起こす

自分を傷つける行動
- ◆リストカット
- ◆繰り返される自殺企図
- ◆過食・自己嘔吐
- ◆大量服薬
- ◆暴力，けんか
- ◆薬物やアルコールに頼る
- ◆性的逸脱

依存的な行動　　**破壊的な行動**

（市橋秀夫監（2006）．パーソナリティ障害（人格障害）のことがよくわかる本＜健康ライブラリーイラスト版＞．講談社，p.34．より引用）

方ゆえに，様々な問題を抱えるようになっている状態をパーソナリティ障害とした．現在のところ，診断名は特徴ごとに分類されているが，明確に区別できず，特に境界性パーソナリティ障害と反社会性，演技性，自己愛性パーソナリティ障害は共通点が多いと紹介している．

市橋[12]は，境界性パーソナリティ障害の3つの特徴として，①自分や周囲を傷つける破壊的行為，②何かにのめり込む依存などの，問題行動が多発すること，またこの感情の源になっている③見捨てられ不安をあげている．さらに見捨てられ不安は，患者が言葉を覚える以前に生まれたもののため，そこから生じる感情を言葉で表現できず，行動に走ると考えられていると紹介している（図Ⅶ-15）．

その特徴から，精神科では，入院してくるBPD患者を病棟の秩序を乱すトラブルメーカーとしてみがちである．対応としても，適度の距離をおいて巻き込まれないようにしようというものである．BPDすべての患者が衝動的な問題行動を起こすわけではないが，社会生活において自分と他者・環境という関係性のなかで摩擦が生じ，見捨てられることへの不安や空虚さから抜け出すための対処行動として，薬物・アルコール・異性・ギャンブル依存，摂食障害，自傷行為が繰り返されることになる．

BPDから，薬物やアルコール依存症，摂食障害，気分障害など診断が移り変わることもあり，そこに自傷行為の問題も併発することになる．

4. 自傷行為を引き起こす要因

1）生育環境

一般的な家族機能は，対等な夫婦関係によって相互に協力し，助け合い，痛みを分かち合うという関係性のなかで，与え手，受け手という機能を果たしている．子どもはそうした家庭のなかで守られ，居心地のよさを感じ，生きる価値を見出しながら社会的な役割や振る舞いを身につけて成長していく．しかし，壊れた家族機能のなかで成長してきた子どものなかには，情緒的に不安定で自分自身の存在にすら否定的な一群が存在する．

三橋[13]は，虐待は，子どもにとって激しいトラウマになるとし，情緒的にも身体的にも大切にされず，ネグレクトを受けた子どもは，問題行動を生じたり，自傷行為を繰り返したりするようになる．また，感情鈍麻や離人症，解離などの症状は，子どもを圧倒的なトラウマから切り離すために出てくる症状であると紹介している．また，高木ら[14]は，親がアルコールや薬物，ギャンブルなどの依存症であったり，子どもを虐待していたり，養育を拒否していたり，受験や厳しいしつけで子どもを追い込んだりして，子どもの心に癒えない傷（＝トラウマ）を負わせるような家族を，機能不全家族とよんだ．また，機能不全家族に育てられ心の傷を負ったままでいると，成人しても生きづらさを抱え続け，対人関係もうまくいかず，傷を癒そうと自分も依存症

になったりすると紹介している.

こうした機能不全家族のもとで養育されてきた子どもたちは，各期の発達課題を獲得できず社会適応能力が極端に偏っていることがある．自分の存在を確かめ，生きるための手段として自傷行為につながることもある．

2) 脳内麻薬（エンケファリン）と解離症状

ナチュラルハイ，ランナーズハイ，クライマーズハイという言葉を耳にすることがある．スポーツや芸術，特殊な分野（マラソン，登山，禅や瞑想，断食など）で，ある特定の閾値に到達したときに湧き上がる心地よい情動体験をいい，脳内麻薬が自己生成されている状態にある．

松本[5]は，健常者の場合には，ストレスを加えられるとむしろ痛みに敏感になる傾向がみられるのに対して，自傷患者の場合には反対に痛みに対して鈍感になったと紹介している．さらに「脳内麻薬」エンケファリンについて，脳内で産生される物質であり，アヘンやヘロインといった麻薬と同じように，痛みを抑えるとともに快感をもたらす作用があるとしている．コイド（Coid J）ら[15]は，習慣性自傷者は対照群と比べて血液中のエンケファリンが高濃度であり，自傷行為を行った人のなかでも，最近になって重篤な自傷行為を行った者ほどエンケファリン濃度が高かったことを明らかにした．この結果から，コイドらは，習慣性自傷患者は自傷行為をすることで脳内のエンケファリン産生を刺激し，苦痛を緩和しているのではないかと考察した．さらにラス（Russ MJ）ら[16]は，コイドらの知見を発展させて，自傷行為を繰り返す者は，ちょうどアヘンやヘロインの依存症者と同じように，自傷することで脳内のエンケファリン産生をすることに依存しており，それゆえになかなか自傷行為をやめることができないと考察している．

心理的・身体的な苦痛を緩和するために神経生物学的モデルでは，自傷行為によって脳内物質であるエンケファリンが過剰に産生されていることになる．また，被虐待児は，愛されるべき親から受ける虐待の苦痛を緩和するために交代人格を生み出し，解離症状を呈する*こともある．これらのエンケファリンの離脱症状や解離症状は苦痛を伴い，それを回避するための自傷行為が常習化するという悪循環が起きている．

*解離症状：解離性障害について ICD-10[2] では，過去の記憶，同一性と直接的感覚の意識，そして身体運動のコントロールの間の正常な統合が一部，または完全に失われた状態と説明している．DSM-Ⅳ-TR[3] では，解離性同一障害として取り上げられ，以前は多重人格障害とされていた．繰り返される心的外傷体験に対して，耐え難い感情を自分自身から切り離すことによって，過去の記憶やいまここでの記憶が曖昧になり想起できなくなることから始まる．解離が進行すると，身代わりとしての新たな交代人格が形成されることもある．

3) アディクション

幼児期から思春期にかけて劣悪な生育環境で成長してきた子どもたちのなかには，社会での人間関係やストレスの対処行動が未熟なために，生きにくさを紛らわす手段

として，様々な物質や行為に依存することがある．

アディクションについて，安田[17]は，「その人にとって利益をもたらしていた習慣が，自己調整機能をもたずに続けられた結果，不利益をもたらすことになってしまった．それにもかかわらずその習慣が自動化し制御困難になった行動」と紹介している．アルコールで考えてみると，アルコールには，緊張を和らげ，ストレスを発散する効果がある．アルコール依存症者の初期の飲酒体験においても，「お酒を飲むと気持ちがよくなり，万能感をもつことができる」「自分には力があると思えた」「嫌な気分から解放された」など有益であった話を聞くことができる．しかし，飲酒を繰り返しているうちにアディクションとなりコントロールを失うことになる．

たなか[18]は，カッティングについて，今の現状が「つらい，苦しい」とか「あいつムカつく（手首の人格化）」「いらいらする」「不安定になった精神的苦痛を安定させるため」など，耐えられない（自分のなかで許されない）いろいろな精神的苦痛を吐き出せないからやってしまう行為と紹介している．アルコールという物質とカッティングという行為は，実質的には異なるが気分を切り替えるために使用されるということでは，意味内容は同質でありアディクションといえる．

松本[5]は，自傷経験者の大半が習慣的に自傷行為を繰り返すことを指摘し，それは自身でその嗜癖性を自覚し，意志によってその行為をコントロールすることに失敗した経験であることを意味しているとした．また，アディクションとなりやすい物質や行動にみられる3つの共通した特徴として，①その物質や行動には，快楽を惹起する効果もしくは不快気分を解消する効果があり，②そうした効果はきわめて即効的に発現し，③他者を介在しない，1人でもできるものであること，と紹介している．

近年，少女漫画や歌謡曲の歌詞のなかにもリストカットの題材が多く登場し，インターネットの普及によりリストカットの知識は小学生にも及んでいる．

自殺を意図してリストカットした結果，死には至らなかったが死にたいほどつらい気持ちから解放されすっきりした．「このとき，気分を変えるのに使えると思った」とか，友達に誘われて何気なくした行為が自分を生きやすくしてくれたなど，きっかけに差はあるものの自分の気分を変える手段として用いていた自傷行為が，いつしか制御できない行為となってしまったものである．

思春期や青年期の入院病棟では，リストカット経験者が未経験者に体験を語ることにより，リストカットが伝播していくこともある．情報を制御することは不可能であり，アディクションとしてのリストカットを禁止してもアディクションは対象を変えて成長し続けるものである．生きづらさに目を向け，自己洞察を深め，新たな生き方や対処行動の幅を広げていくことが必要である．

4) ボディアート

文化，風習，時代背景により刺青のもつ意味は変遷してきているが，その起源は古く，古代人の皮膚からも刺青が発見されている．その意味内容としては，個体認識，

刑罰，親衛隊や組織的結社，性的装飾，サブカルチャーなどがあげられ，彫師に施行してもらう芸術性の高いものから，自分自身で皮膚に傷をつけるなど瘢痕によるイニシャル入れ，たばこの火による焼き入れまで幅広い．『蛇にピアス』（金原ひとみ著）で紹介されるスプリットタン（舌ピアスの穴を広げ，ヘビのように裂いた舌）は目をそらしたくなるような衝撃的なものであった．

　ボディアートは身体改造であり，気分を変えること，芸術の追及，人とのつながりやきずな，自分が生きていることの証明，自傷行為であったりもする．何気なくおしゃれのつもりで開けたピアスが気づいたら身体の各所に無数にということもある．若者の文化と片づけることもできるが，生きづらさという根底にある問題の解決，気分を変えるための自傷行為として理解することもできる．

5. 自傷行為への看護

1) 看護職者の立ち位置

　看護職者と自傷行為をする人との出会いの場は，精神科外来や入院病棟，救急外来などが主となる．自傷行為という診断名がないことに呼応するように，看護業務においても自傷行為に焦点を当てたアディクション看護は皆無である．

　救急外来では，繰り返し搬送されてくるリストカットをした人に外科的な処置をし，迎えに来た家族に引き渡すことになる．そのたびに看護職者は，もどかしさや無力を感じる．

　精神科病棟では，入院時にアナムネをとり，自殺企図，希死念慮，自傷行為歴について確認をする．しかし，精神科看護においてもつらい体験を傾聴し共感はするが，あえてそこに踏み込んだ対応はしていない．安全・安楽を考えて刺激を避けた環境と薬物療法による精神症状の鎮静を図るという対応がなされる．

　自傷行為について踏み込むことは，本人が葛藤に目を向けることであり，心をゆさぶる体験となるため，精神症状が悪化すると考えられている．精神科病棟では，私物の管理がなされ物理的には自傷行為ができない環境にある．しかし，退院後には元の生活に戻るため，生活環境は入院前と何も変わってはいないことや，自傷行為がアディクションとなっている場合，自身の生きづらさの対処行動は，自傷行為に戻ってしまう．精神科病棟では，安全管理が第1に考えられているが，「自傷行為＝精神症状」から「自傷行為＝アディクション問題」という構図へのパラダイムシフトが必要であり，そこから回復のためのプログラムが開発され，自傷行為の看護も確立されていくことになる．

　自傷行為をする人は，苦痛を緩和するために，自分自身を生かすために，気分を変える手段として自傷行為を活用している．安易に自傷行為をやめるように働きかけることは，その人の生きる気持ちを否定することであり，自傷行為をする人からしてみ

れば，すべてわかっているような態度で接近してくる専門職に対して「お前たちは何もわかっていない」と心を閉ざすことにもつながる．

向谷地[19]は，リストカットを繰り返す人は，無意識のうちに自分に真剣に向き合ってくれるスタッフとの「充実したひととき」という切符を手に入れるために，リストカットと大量服薬というカードを切り続けると指摘している．また，聞きすぎに陥るスタッフも，自傷行為をする人に自己洞察を促し，つらい感情を吐き出させることで，現状の改善に役立つことを期待するとし，それがまったく無駄な作業ではないが効果は一時で，砂漠のなかで出会ったオアシスのように，時間とともに「渇き」が再びやってくるとした．この渇きが，自己効力感（自己に対する有能感・信頼感）と正反対の感覚だということがわかれば，自傷行為をする人の抱える悪循環を解消することは困難なことではないとしている．すなわち，看護する側が「聞きすぎ」と「苦労の請け負い」状態から脱却し，自己効力感を高める支援に切りかえればいいと指摘している．また，自傷行為をする人に対する独創的なアプローチや援助方法を探る必要性もあげ，看護する側が自分の「立ち位置」を変えればよいだけなのであると紹介している．

さらに向谷地の紹介する独創的なアプローチとしては，「今日から患者を助ける仕事の主役は患者自身であるということ，自分の助け方の研究を一緒に始めること，これから起きる生きづらさの苦労は大切な研究テーマとしてノートに書きとめて仲間と検討すること，自分の助け方の新しいアイデアを練習して身につけて，その効果を確認すること」と当事者研究について紹介している．

自傷行為をする人自身は，自分を生かすために自傷行為という最善の努力をしていることを受け止め，良し悪しで評価しないことが大切である．また，自傷行為のアディクション化，つまり自己コントロールできなくなること，効果が長続きしないこと，効果が薄れること，効果を求めて行為がエスカレートすることを理解してもらうことも大切である．そのうえで看護職者は，専門職として支援する立ち位置から対等に協力しながら一緒に対処行動を考えていくという態度が必要である．

2）アディクション化した自傷行為のパターンの確認

人間は感情をもった動物であり，五感をとおして日々刻々と気分は移り変わっている．自傷行為がどのようなパターンで行われるのか，自傷行為をしたいと思ったとき，行動化してしまったとき，その場の人間関係や状況，自分自身の気分，思考，認知，対処行動パターンを知ることが新たな対処方法を身につける鍵となる．

松本[5]は，援助にあたって最初にすべきこととして，自傷行為の「引き金」が何かを分析することとした．また，自傷行為の引き金は意外なものであることが少なくないが，通常そのことをあまり意識しないで生活している自傷行為をする人は，意外に多いと紹介している．また，引き金を知る方法として行動記録票（表Ⅶ-31）をつけることを勧めている．

10 自傷行為

表VII-31 行動記録票
(9月17日～9月23日)

名前（A山B子）

時間	日 何をしていた？	日 誰と？	日 自分を大事にしない行動	月 何をしていた？	月 誰と？	月 自分を大事にしない行動	火 何をしていた？	火 誰と？	火 自分を大事にしない行動	水 何をしていた？	水 誰と？	水 自分を大事にしない行動	木 何をしていた？	木 誰と？	木 自分を大事にしない行動	金 何をしていた？	金 誰と？	金 自分を大事にしない行動	土 何をしていた？	土 誰と？	土 自分を大事にしない行動
5																					
6				勉強	ひとり																
7				食事	家族		食事	家族		食事	家族		食事	家族		食事	家族				
8				登校			登校			登校			登校		○	登校		○			
9				学校 →			学校 →			学校 →			学校 →			学校 →					
10	起床																		起床		
11	食事	家族																	食事	家族	
12	テレビ																		ネット	ひとり	
13	→									デート	彼氏								デート →	彼氏	
14	読書									→											
15	→	ひとり																			
16	→			下校	友人		下校	友人					面接	松本先生							
17	買い物	友人		カラオケ	友人		食事	父親		帰宅			食事	母親・妹		部活	部員		食事	家族	●
18																					△
19	食事	母親・妹		食事	家族		食事	家族		口論	母親		回らん			下校	友人		電話	彼氏	
20																食事	父親		音楽	ひとり	
21	電話	彼氏	△	勉強	ひとり		回らん			電話	友人	△	ネット	ひとり	△	電話	彼氏	△	→		
22	入浴	ひとり	△	→			勉強	ひとり	△	勉強		×	チャット	友人		勉強	ひとり		食事	家族	
23	くつろぐ	ひとり	□	チャット	彼氏	◎	入浴	ひとり	◎	勉強		○	入浴	ひとり	◎	入浴	彼氏	◎	入浴	ひとり	
24			√			△	就寝		○	チャット	彼氏	△	就寝			ネット	ひとり	○	チャット	ひとり	△
1	就寝					◎				勉強	ひとり	△							くつろぐ	彼氏	△
2				(記憶なし)		√				入浴	ひとり	√				就寝			(記憶なし)	ひとり	√
3				就寝						就寝									就寝		√
4																					

自分を大事にしない行動：／自傷（切る、殴る、火傷させる、引っかく、突き刺す、治りかけの傷を開くなど）　△自傷したくなった　×人や物に暴力をふるう
◎置換スキルを使って「自分を大事にしない行動」を回避した　□飲酒　●嘔吐
自傷行為の理解と援助─「故意に自分の健康を害する」若者たち、日本評論社、p.191. より引用）

(松本俊彦 (2009). 自傷行為の理解と援助─「故意に自分の健康を害する」若者たち. 日本評論社. p.191. より引用)

表Ⅶ-32　自傷行為の対処方法

- 赤いサインペンを利用して，リストカットしたような気持ちで腕に線を引く，または紙に書いた腕の絵に赤いインクを垂らす．
- 枕に顔を埋めて大声を出す，枕をサンドバッグのようにしてなぐる．
- 腕にシッペをする，輪ゴムや棒ではじく，噛むなどの痛み刺激を与える．
- 氷を握りしめ麻痺させる，日頃痛みを伴うツボを探しておき，そこをぐりぐりと刺激する．
- ひたすら自転車をこぐ，走る，筋肉トレーニングをする．
- 掃除機をかける，部屋の不用品を捨てる．
- 好きな音楽を聴く，アロマなど好きなにおいをかぐ，好きな写真や絵を見る．
- SOSを出し，信頼できる人と話をする．
- 頓服薬を飲む（何も考えたくないから睡眠薬を内服して寝る．オーバードースには注意が必要である）．

3）対処行動の幅を広げる

(1) 切りたいという衝動から切らない対処行動へ

表Ⅶ-32は専門職が提案するということではなく，自傷行為をする人自身が経験をとおして習得してきた対処方法である．当事者研究を重ねながらより多くの効果的な方法を生み出していくことが，回復への鍵となる．

(2) 長期的に身につける対処行動

気分をリラックスさせ，自傷行為から気持ちを切り替える方法は，効果はあるがすぐには身につかないという欠点もあるので，日頃からの鍛錬が必要である．具体的には呼吸法，ヨガ，瞑想，自彊術，禅的体操，脱力体操，ストレッチ，リラックス体操，認知行動療法など多様であり，自傷行為の看護としてどのように取り入れていくかは，試行錯誤を伴う．

気分の変動や切りたいという衝動の前駆状態を理解しておき，あやしいと感じたときに，自分のなかにある道具箱から，その時々に合った対処方法を取り出して活用してみる．その過程をとおして自分を助ける方法が徐々に増えてくることが回復につながる．

病棟で訓練をする場合は，作業療法や社会生活技能訓練，認知行動療法として実施するケースと，もっと気軽に健康回復クラブなどのサークル活動形式，ベッドサイドで看護職者と自傷行為をする人が1対1の個別的な対応で実施することも可能である．場所や時間についても病棟の状況に合わせてプログラムを作成すればよい．たとえば，週に1～2回のペースで実施し，可能であれば専門家に月に1回程度指導に入ってもらい，そのほかの日は，ビデオ教材や紙媒体を活用して訓練を継続する．グループ以外のときも個人練習や活用ができるようにする．看護職者が主体となるグループから，自傷行為をする人が主体となる自助グループへの発展も期待される．

(3) グループ活動の実際

　入院環境のなかで自傷行為のケアということではなく,「日頃の対人関係,ストレス,いらいら,怒り,悲しみ,抑うつなどの気分変動はどのように生じてくるのかパターンを知り,そのときの解決策を一緒に考えていきましょう」という目的のグループ活動を週に1回開催する.自助グループ的な取り組みで,共通問題として自傷行為を含む自分の感情のコントロールを目指す人など,参加対象者やテーマの枠組みを設定してミーティングを開催し,情報共有の場,問題解決の糸口を探る場とする.グループ運営は,初期には看護職者が行ってもよいが徐々に参加者を主体としていく.グループ活動が困難な場合は,自傷行為をする人と看護職者の個別作業でも可能である.

　松本[5]の紹介した行動記録票を活用して,参加者に気分や行動変化の状況を記載してもらう.グループで行う際は自傷行為が伝播することを考慮して,自傷行為項目の名称や内容の工夫が必要になる.

　自傷行為に対してそれを見守る周囲の支援者は何とかしたいという思いを共通にもちながらも,何とかならない現実に無力さを感じている.自傷行為をする人も自分を助けようとしながら助けることができない現実に直面している.

　ここでは,重く受け止められがちな自傷行為に対して,個々の場においてユーモアのある名称をつけながらグループの活動を展開する.グループの名称については,たとえば「いらいら探究クラブ」「爆発解決クラブ」などアイデアを出し合いながら決めてもよい.

　参加者は,個々に1週間の生きづらさの報告,ベスト対処法の報告をする.善し悪しの評価はしない.最後に個々の感想を発表して終了とする.

　グループへの参加をとおして自分の気持ちや体調を調整して言葉にする.メンバーに伝え,聴いてもらえるという体験から,理解され受け入れてもらえるという感覚が生まれる.その一方で他のメンバーの聞き役にもなり,理解者・支援者ともなれる.

　看護職者が,自傷行為をする人にどのように向き合うのか,どんな看護ができるのかを考えると,自傷行為の看護には,アディクションとしての理解が必要不可欠であると感じる.アディクション看護の一領域として自傷行為をする人の回復支援のための研究・実践を積み重ねていくことが今後の課題である.

文献

1) 峯俊一平(2010).高齢者万引き20年で10倍,再犯防止に「地域活動を」.asahi.com. http://www.asahi.com/national/update/0823/TKY201008230186.html〔2010. Aug. 23〕

2) World Health Organization(1992). The ICD-10 Classification of Mental and Behavioural Disorders : Clinical descriptions and diagnostic guidelines. ／融 道男・中根允文・小見山 実・他監訳(2005).ICD-10精神および行動の障害―臨床記述と診断ガイドライン,新訂版.医学書院.

第Ⅶ章　アディクション看護の実際

3) American Psychiatric Association（2000）．Quick Reference to the Diagnostic Criteria from DSM-Ⅳ-TR．／高橋三郎・大野 裕・染矢俊幸訳（2003）．DSM-Ⅳ-TR精神疾患の分類と診断の手引, 新訂版. 医学書院.

4) Walsh BW（2005）．Treating Self-Injury : A Practical Guide. Guilford Press．／松本俊彦・山口亜希子・小林桜児訳（2007）. 自傷行為治療ガイド. 金剛出版. p.23-26.

5) 松本俊彦（2009）. 自傷行為の理解と援助－「故意に自分の健康を害する」若者たち. 日本評論社.

6) 共生社会政策統括官（2010）. 自殺対策, 平成22年版自殺対策白書. http://www8.cao.go.jp/jisatsutaisaku/whitepaper/w-2010/html/index.html〔2010. Aug. 23〕

7) 渡邉博幸（2005）. 医療と地域におけるケア－自殺未遂者の救急対応と外来での治療. 日下忠文・斎藤友紀雄編. 自殺と未遂, そして遺された人たち＜現代のエスプリ＞. 至文堂, p.60-70.

8) 小澤公良（2005）. 医療と地域におけるケア 自殺未遂者の救急対応と外来での治療. 日下忠文・斎藤友紀雄編. 自殺と未遂, そして遺された人たち＜現代のエスプリ＞. 至文堂, p.71-78.

9) 林 直樹監（2008）. リストカット・自傷行為のことがよくわかる本. 講談社. p.84-85.

10) 松下幸生（2008）. アルコールによる健康障害 アルコールとうつ, 自殺. e－ヘルスネット. http://www.e-healthnet.mhlw.go.jp/information/alcohol/a-01-006.html〔2010. Oct. 10〕

11) 牛島定信監（2008）. 境界性パーソナリティ障害のことがよくわかる本＜健康ライブラリー イラスト版＞. 講談社. p.24-25.

12) 市橋秀夫監（2006）. パーソナリティ障害（人格障害）のことがよくわかる本＜健康ライブラリー イラスト版＞. 講談社. p.34-35.

13) 三橋順子（1997）. ACoAP－虐待する親のもとで育てられた人々. 斎藤 学編. トラウマとアダルト・チルドレン＜現代のエスプリ＞. 至文堂, p.152-158.

14) 高木 敏・猪野亜朗（2002）. アルコール依存症－治療・回復の手引き. 小学館. p.50-51.

15) Coid J, Allolio B, Ress LH（1983）. Raised plasma metenkephalin in patients who habitually mutilate themselves. Lancet Sep 3；2(8349)：545-546.

16) Russ MJ, Roth SD, Lerman A, et al（1992）. Pain perception in self-injurious patients with borderline personality disorder. Biological. Psychiatry, 32：501-511.

17) 安田美弥子（2004）. 現代のこころの病 アディクション－事例にみるその病態と回復法. 太陽出版. p.12-13.

18) たなかみる（2008）. マンガ リストカット症候群から卒業したい人たちへ－ストップ・ザ・カッティング. 星和書店.

19) 向谷地生良（2009）. 技法以前－べてるの家のつくりかた. 医学書院, p.26-28.

索引

欧文索引

AC　149
CIWA-Ar　203
CoDA　295
DARC　225
DV　112, 146, 252
　——シェルター　181
　——防止法　12, 137, 253, 259
FAS　190
identified patient　15
IP　15
JCCA　226
NA　225
MAC　227
Parental Bonding Instrument　73
PBI　73
PTSD　254
SOC　25, 32
SSRI　69
SST　200

和文索引

あ

アセトアルデヒド　69, 185
アタッチメント　275
アダルトチルドレン　149
アディクション　2, 68, 129, 320
　——看護　72, 92
　——看護の目的　89
アドヒアランス　40
アルコール　184
アルコール依存症　4, 8, 193, 198, 212
　——社会復帰プログラム　199
アルコール性肝障害　187
アルコール離脱症状　202
　——重篤度評価尺度　203
アルコール離脱せん妄　204
アルコホーリクス・アノニマス　63
アレキシサイミア　243

い

いじめ　150
異常酩酊　187
依存症　3
　——からの回復　35
　——のプロセス　219
依存症候群　3
依存性薬物　221
イネーブリング　296
医療観察法　176
　——病棟　179
陰性感情　293
院内暴力　111

え

エンケファリン　319
エンパワメント　33
　——理論　34

お

オーバードース　313
オペラント条件づけ　26

か

外発的動機づけ　31
回避学習　26
回復　36, 54
　——の道具　301
　——モデル　37
買い物依存症　6
解離症状　319
学習理論　26
覚せい剤　216
過食症　171
学校保健活動　168
看護管理　96
看護管理者　97
看護組織　97
患者会　62
感情転移　247
感情労働　154

き

飢餓症候群　245
機能不全家族　2
気分障害　316
ギャマノン　308
ギャンブラーズ・アノニマス　308
ギャンブル依存症　6, 10, 303
急性アルコール中毒　185
共依存　7, 13, 74, 143, 166
共依存症　295
境界性パーソナリティ障害　158, 292, 317
拒食症　171
近親相姦　137

く

クリニカルラダー　99
クレイビング　219
クロスアディクション　142

け

経済的暴力　141
健康生成論　32

こ

行為依存　5
後期離脱症状　202
抗酒薬　27, 69
古典的条件づけ　26
高齢者虐待　11, 151, 280
　——防止法　12, 280
告発義務　80, 290
コンシューマー　227

索引

さ
在宅看護　162
三歳児神話　125

し
ジェンダー　124
　　——センシティブ　130
　　——バイアス　120
　　——バイオレンス　131
　　——フリー　130
自己分化　275
自殺企図　314
自助　61
　　——グループ　109, 200
自傷　313
　　——行為　12, 172, 313
システムズアプローチ　28
失感情症　243
指定入院医療機関　178
児童虐待　10, 149, 170, 265
　　——防止法　12, 137, 149, 272
児童相談所　267, 274
嗜癖　2
　　——行動障害　6
司法看護　180
司法精神看護　180
社会生活技能訓練　200
社会復帰調整官　179
重度アルコール依存症
　　入院医療管理加算　117
12のステップ　64, 226, 300
首尾一貫感覚　25, 80
守秘義務　80, 290
傷害　111
　　——致死　111
障害受容　39
情緒的自立　275
職場外訓練　98
職場訓練　98
女性に対する暴力の撤廃に
　　関する宣言　252
処方薬依存　10
自立した心性　21

心因性多飲症　250
神経性過食症　171
神経性食欲不振症　171
神経性大食症　19, 241
神経性無食欲症　19, 241
神経伝達物質　68
心神喪失者等医療観察法　176
身体的暴力　138
心的外傷後ストレス障害　254
信用毀損及び業務妨害　111
診療報酬　99, 116

す
膵炎　188
スティグマ　293
ストーキング　146
ストックホルム症候群　137
ストレスケア病棟　208
スプリットタン　321
スポンサーシップ　64
スリップ　153

せ
性依存症　294
精神看護学　92
精神作用物質使用における精神
　　および行動の障害　220
精神的暴力　139
精神保健審判員　178
性的虐待　171, 267, 269
性的暴力　140
性的問題行動　171
正の強化　26
セクシャルハラスメント　113, 153
世代間連鎖　11, 29, 270
摂食障害　7, 171, 240
　　——入院医療管理加算　117
セルフヘルプ　61
　　——グループ　61, 78
選択的セロトニン
　　再取り込み阻害薬　69
全日本断酒連盟　63
せん妄スクリーニング・ツール　204

そ
早期離脱症状　202
相互依存　302
相互援助グループ　295
相互扶助　61

た
ダイエットハイ　242
第三次薬物乱用防止五か年戦略　170
胎児虐待　128
胎児性アルコール症候群　129, 190
対人関係依存　7, 143
脱法薬物　216
ダルク　225
断酒会　64
単純酩酊　187

て
デーティングバイオレンス　11, 266
デートDV　11, 146, 266
デザイナードラッグ　216

と
当事者活動モデル　229
動機づけ面接　102
統合失調症　316
当事者研究　322
逃避学習　26
ドパミン　68, 239
ドメスティックバイオレンス　112, 252
トラウマ　318
　　——サバイバー　11
トラジェクトリー　44
トランジション　44

な

内発的動機づけ　31
ナルコティクス・アノニマス
　　225

に

ニコチン　233
　　——依存症　5, 9, 233,
　　　238
　　——代替療法　235
認知行動療法　30, 234
認知症　238
認知的不協和　27
　　——理論　27
認知のゆがみ　30

ね

ネグレクト　141, 269

の

脳内麻薬　319
ノーマライゼーション　39

は

パーソナリティ障害　158
ハームリダクション　32, 291
発病モデル　37
ハネムーン期　148
パワーハラスメント　111,
　　113, 152
反社会性パーソナリティ障害　158

ひ

ピアサポート　63
ピアボトマニー　250
被虐待児症候群　266
氷山モデル　14
病的賭博　18, 304
病的酩酊　187

ふ

フィッシュ哲学　98
フェミニストカウンセリング
　　131
フェミニズム　124
フェンシクリジン　17
複雑性外傷後ストレス障害
　　254
複雑酩酊　187
侮辱　111
物質依存　4, 16
物質関連障害　16
物質中毒　17
物質誘発性障害　17
物質乱用　16
物質離脱　17
負の強化　26
プロシューマー　227

ほ

暴言　111
暴行　111
暴力　137
　　——のサイクル　148, 256
母性　120
母性愛　121
　　——神話　10
母性看護学　121
ボディアート　320
ボトマニー　250

ま

マザーフッド　120
マタニティ　120
マック　227

み

水中毒　250

め

名誉毀損　111
メタンフェタミン　216

も

モデリング　29
モラルハラスメント　138

や

薬物依存症　5, 9, 80, 217,
　　290
薬物犯罪　290
薬物乱用　216
病みの軌跡　42

よ

養育の放棄　141
養介護事業　285
養介護施設　285
養護教諭　168

ら

ライフコース　44
　　——研究　44
乱用　15

り

リストカット　313
リラプス　40, 153, 223
倫理　80
　　——原則　81

れ

恋愛依存　7

アディクション看護学

2011年9月26日	第1版第1刷発行
2019年2月20日	第1版第5刷発行

定価（本体3,500円＋税）

編　著　　松下年子・日下修一 ©　　　　　　　　　　　　　　　＜検印省略＞

発行者　　小倉　啓史

発行所　　株式会社 メヂカルフレンド社

〒102-0073　東京都千代田区九段北3丁目2番4号
麹町郵便局私書箱48号　電話(03)3264-6611　振替00100-0-114708
http://www.medical-friend.co.jp

Printed in Japan　落丁・乱丁本はお取り替えいたします　　印刷／(株)広英社　製本／(有)井上製本所
ISBN978-4-8392-1458-6 C3047　　　　　　　　　　　　　　　　　　　　　　　　107106-266

本書の無断複写は，著作権法上での例外を除き，禁じられています．
本書の複写に関する許諾権は，(株)メヂカルフレンド社が保有していますので，複写される場合はそのつど事前に小社（編集部直通 TEL 03-3264-6615）の許諾を得てください．